認知症の医学と法学

慶應義塾大学医学部精神・神経科准教授 村松太郎

中外医学社

序文

　法と医の様々な接点の中で、最も臨床医と関係が深く、最も医の役割が重く、最も法の変革を迫るものの一つが、認知症である。

　高齢化社会となった日本で、すでに患者数が 400 万人以上に達している認知症は、財産管理や遺言や自動車運転、そして犯罪に至るまで、医師が責任を持ってかかわらなければならず、時には訴訟当事者になるリスクまでもが隣合わせである事態がますます増えるという意味で、最も臨床医と関係が深い。そしてひとたび法的争いになったとき、正確な診断と認知機能の評価があってはじめて正義が行使されるという意味で、最も医の役割が重い。さらには古来から法の世界にある意思能力や責任能力といった概念が、脳科学の知見の導入によって見直される可能性があるという意味で、最も法の変革を迫っている。

　これらの現実の実践の場が裁判である。判決文には訴訟関係者の努力を基礎とした法と医の相互理解と誤解、そして融合と離反が生々しく映し出されている。

　本書はそんな判例の中から 25 例を抽出して解説した。一部は著者が鑑定人等として直接かかわった事件である。どの判例も、民事、刑事、それぞれの領域のランドマークとなる貴重なケースである。認知症について法廷に提出された医学的意見を、裁判所はどのように理解し判断を下したか。その事実は、認知症の日常臨床の進め方に直接影響しないではいられないであろう。本書ではさらに、今後の医と法のより良い協働作業のあり方を提示し、そして未来の予測までを示すことで、Neurolaw, Neuroethics, Neurocriminology といった新しい学問分野の日本社会への適用の一端まで論じることを試みた。認知症は、医と法の接点であるとともに、自然科学と社会科学が出会う実践の場でもある。

2018 年 5 月　　　　　　　　　　　　　　　　　　　著者

CONTENTS

民事篇

第1章　財産被害   1

Case 1　**意思能力**　妻・長男 vs 長男の嫁 3
    解説　意思能力の相対性 13

Case 2　**公序良俗**　保佐人 vs 不動産会社 15
    解説　これはさすがに許せない 27

Case 3　**錯誤**　養子 vs 不動産会社 29
    解説　認知機能低下の波紋 36

第2章　養子縁組   39

Case 4　**一審。縁組は有効。** 41

Case 5　**二審、逆転。縁組は無効。** 54
    解説　人間関係の機微 63

第3章　遺言能力   65

Case 6　**長男 vs 次男。遺言有効。** 67
    解説　死者の認知機能 76

Case 7　**甥 vs 他人。遺言無効。** 78
    解説　人間関係の総合判断 87

Case 8　**母 vs 次女。遺言有効。** 89
    解説　揺れる意思、揺れる認知機能 115

第4章　徘徊事故   117

Case 9　**屋外での凍死** 119
    解説　損害賠償論と医療・介護 130

Case 10　**他害としての鉄道事故** 131
    解説　しかし責任は蒸発した 142

第5章　自動車運転　149

Case 11　症状としての自動車運転事故　152
解説　二重の葛藤を越えて　154

第6章　脳損傷　159

Case 12　交通事故後のアルツハイマー病発症　161
解説　原因も誘因も　165

Case 13　交通事故後せん妄、そして認知症　167
解説　因果の射程　175

Case 14　高次脳機能障害　177
解説　診断不能の判断根拠　191

Case 15　画像所見なき脳損傷　194
解説　司法的判断か医学的判断か　199

Case 16　アメリカンフットボール選手集団訴訟　203
解説　頭部外傷の遅発性後遺症―慢性外傷性脳症　207

刑事篇

第7章　刑事責任能力　215

Case 17　老老介護殺人　心神耗弱　218
解説　刑事責任能力と精神鑑定　221

Case 18　前頭葉障害と窃盗　心神耗弱　235
解説　距離感の錯覚　253

第8章　前頭側頭型認知症　261

Case 19　夫殺し　完全責任能力　263
解説　なぜ水はあふれたのか　270

Case 20　漬物泥棒　心神喪失　276
解説　脳科学にときめく刑事法廷　290

Case 21　リンゴ泥棒　完全責任能力　293
解説　一定の中の真実　296

Case 22　大型ディスカウントショップ連続放火事件　完全責任能力　298
解説　脳と倫理と責任能力　306

第9章　訴訟能力　317

Case 23　**アルツハイマー病。公判停止。** 319
　　　　解説　訴訟能力とは 332

Case 24　**コルサコフ症候群。公判停止。** 341
　　　　解説　法廷を駆ける認知機能 351

Case 25　**公判停止19年、裁判打ち切り** 369
　　　　解説　永続する一時停止 376

終章　法と医を結ぶ認知機能　379

民事篇

第1章

財産被害

高齢者ないしは認知症患者は、詐欺などの財産被害に遭いやすい。このような被害を未然に防止すべく判断能力を補うための制度が成年後見制度で、医師には対象者の判断能力についての意見が求められる。「判断能力」とはあまりに漠然としているが、同制度の診断書書式には「自己の財産を管理・処分することについての能力」についての記入欄があり、実際の成年後見申し立て動機の中で最も多いものが「預貯金の管理・解約」で、1年間の全件数約 67,000 のうち約 42% を占めている[1]。ここに不動産の処分（約 10%）、相続手続（約 9%）を合わせると、半数以上が財産関連であり、財産被害への対策が同制度の主たる目的であることは明白である。

　だがその能力は何を根拠に判定したらよいのか。この能力を実際より低く判定すれば、認知症当事者の自己決定権を侵害することになろう。逆に実際より高く判定すれば、認知症当事者を詐欺などの被害に遭うリスクにさらすことになろう。どちらも診断書作成責任を問われることになりかねない事態である。では裁判所は認知症の判断能力をどのように判定するのか。それが本章のテーマである。

Case 1

意思能力

妻・長男 vs 長男の嫁

土地建物抹消登記等請求事件
(本訴) 平成 21 年 (ワ) 東京地方裁判所第 23490 号
不当利得返還請求事件
(反訴) 平成 22 年 (ワ) 東京地方裁判所第 42604 号
平成 24 年 5 月 14 日民事第 33 部判決

認知症の男性 (74 歳) が騙されて家を売っ
てしまったとして家族が起こした訴訟であ
る。

争い

> 認知症本人: 男性A（本件売買契約の3年前にアルツハイマー病と診断）
> 原告: Aの妻WとS長男S。
> 被告Y: 長男Sの妻。
> 原告の訴え: 本件不動産売買は、Aに意思能力がない状態でなされたものであるから無効。仮に有効であったとしても、詐欺であるから取り消すべき。

認知症当事者Aは平成16年にアルツハイマー病と診断され、平成24年1月11日に死亡した。Aの存命中の平成19年に、当時長男Sの婚約者であったYがAの家を買い取った。それに対して平成21年に、Aの妻Wと長男Sは、当時Aは認知症で**意思能力**がなかったから無効である、また仮に意思能力があったとしても、この不動産売買は**詐欺**だから取り消すべきであると主張して本件訴訟を起こした。

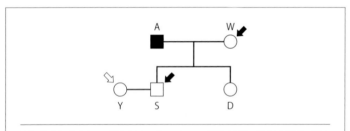

認知症当事者は亡A。原告はAの妻WとAの長男S(⬇)。被告は長男の妻Y(⇩)。Yは本件不動産売買契約当時はSの婚約者であった。

図1-1　Case 1: 家系図

原告は次の通り主張している。以下、ゴシックは判決文からの引用である。

(1) 意思能力を欠く売買の無効

　　Aは、平成10年頃から物忘れがひどくなり、平成16年12月にはアルツハイマー病に罹患していることが分かり、アリセプト服用を開始した。その後意思能力の減退が進み、平成19年3月頃には判

断能力、記憶力ともに極度に衰えて、例えば1分前の会話さえ覚えていられなくなった。

　意思能力は法律用語であるが、上の記載からも、医学でいう**認知機能**と大きく重なる概念であることがわかる。

　　　　このようにAが全く意思無能力であることを奇貨として、被告Yとその夫原告S（Aの長男）と原告W（Aの妻）とが、A所有の本件不動産を売買したとしてその登記名義をAから被告Yに移転させ、次にこれにGEの抵当権を設定させて、住宅ローン2000万円を被告Yが手にした。

　意思能力がない人の法律行為は無効である。したがって本件、認知症であるAに意思能力がないと裁判所が認定すれば、Aが契約した不動産売買は無効になる。もっとも、意思能力の定義は、法律には明文化されていないから、事例ごとに裁判所が判断することになる。

　　（2）　詐欺による取消し
　　　　被告Yは、原告らに対し、「本件不動産売買によって一旦Aから被告Yに所有名義は移転するが、入籍すなわち被告Yが原告Sと結婚して籍を入れることによって速やかに所有名義はAに戻す、宅建主任の資格を持つ自分が言うことだから信用していい」などと申し向け、原告らをその旨誤信させた。原告Wは「一旦名義が変わっても直ちに元に戻せるなら金を借りたい」と考えてAを誘導して、Aに本件不動産の売買契約を締結させた。

　ところがY（Aの長男Sの婚約者。後にSの妻）はその後、名義を元に戻さず、本件不動産を所有し続けた。そこで原告らは次のように主張した。

　　　　被告Yは当初から、宅建主任の資格ある専門家として、入籍したからといって登記名義がAに戻ることはないことを熟知しながら、原告らを欺き、更に原告らを通じてAを欺き、契約を締結させたものである。

JCOPY 498-22904

第1章　財産被害　　5

つまり Y は W（A の妻）を、そして W らを通じて A を欺いた。だとすれば
これは詐欺である。

> **詐欺**
> 他人を欺罔して錯誤に陥らせ、瑕疵ある意思表示をさせる違法行為

本件においては意思表示とは不動産売買を指す。そして民法には次の条文が
ある。

> **民法 第 96 条**
> 詐欺又は強迫による意思表示は、取り消すことができる。

すなわち、本件原告の訴えは二段構えの構造を取っている。第一段階は、A
には意思能力がなかったという主張である。これが認められれば、本件不動産
売買契約は無効になる。第二段階は、詐欺だという主張である。これが認めら
れれば、本件不動産売買契約は取り消すことができる。

結論を先に述べると裁判所は、A は意思能力を有しており、また、本件は詐
欺ではないと認定した。すなわち A が家を売ったのは法的に有効という結論
で、裁判は被告の勝利である。その根拠となったのは、A の認知症の程度と、
本件不動産売買の背景にある原告 W の多額借金であった。

裁判所が認定した事実

A の認知症

平成 19 年 3 月 26 日の本件売買契約当時は、74 歳であった。
平成 17 年 3 月に退職後は妻である原告 W と 2 人で本件不動産にお
いて年金生活をしていた。
A は、平成 16 年 12 月頃より物忘れが多くなり、同じことを何回
も聞く、時間に対する見当識障害がみられるなど、アルツハイマー
型認知症を発症した。しかし、理解・判断力に関しては、ある程度
残されていた。

JCOPY 498-22904

6　　民事篇

原告 W の多額借金

　本件不動産は、一戸建ての住宅とその敷地で、ローンはすでに完済していた。家計の管理は、原告 W がしていたが、原告 W は、年金生活となった後も、夫の退職以前と同じような生活を続けたことなどから借金をし、その支払に追われるようになり、平成 19 年 1 月現在、借金総額は 2303 万 9946 円で、1 カ月の返済額は 64 万 4000 円に上り、年収約 370 万円しかない A と原告 W の家計は、支払不能の状態にあった。

A の具体的状態

　本件不動産売買の約 2 カ月前である平成 19 年 1 月における A の具体的状態が録音に残され裁判所に提出されている。

(3)　家族会議における A の発言

　　　原告らと D（A の娘）は、原告 W が作った借金が、D の集計により約 2200 万円にも上り、その中に高利の借金もあるため、A と原告 W の自宅である A 所有の本件不動産を売却して返済にあてるほかはないと考え、そのことを A に理解してもらうため、平成 19 年 1 月 7 日と平成 19 年 1 月 21 日に家族会議をした。

　　　これらの家族会議では、A は、家族の説明及び問いかけに対し、次のとおり応答しており、原告 W の多額の借金を返済するために自宅である本件不動産を売却するしか方法がないことを理解していた。すなわち、A は、高金利の借金を含め約 2200 万円の借金があること、高金利とは銀行以外からの借金であること、借金返済のために自宅を売却すれば自宅を退去し、引越し先の住宅を確保する必要があることなどにつき、家族からの誘導ではなく自らの発言として述べ、借金返済のために自宅を売却することが自己に不利益で嫌なことであることを十分に理解しながら売却がやむを得ないことを述べている。家族会議の中で、A は、借金の額やその原因については、繰り返し説明を受けても忘れてしまうか、あるいは原告 W の使途の説明に納得せずに説明要求を繰り返しているが、原告 W が家族会議の内容を録音しており、家族会議後は、これを聞かせれば納得した。

〔1〕 平成 19 年 1 月 7 日の家族会議

A「(D が作った借金説明の用紙を見ながら) 何、これ、ばあちゃんと○○ちゃん (A の姉) のために借りたお金？」(中略)

D「(紙を見ている A に対して説明) だから、借金を返済するためにこの家を早く売らないと…」

A「この家売って、ばあちゃんと○○ちゃんの借金を返すのかよ。」

D「そうなんだって。」

A「そしたら、なくなっちゃうじゃないかよ。」(以上 3 頁)

D「家を売るように業者の人に来てもらって、見積もり出してもらって、こういうふうに物件売るようにしないとって言わないと」

A「やだな～、もうなあ～、ぶっ壊れちゃったじゃないかよ。え～、なんだこれ一体。」

D「こういうふうに売りますよって、こういうところ (広告) にのせて、売るように手続きとらないと金利かさむから。」(中略)

A「これは確実なんだな、借金の 2200 万っていうのは。」(以上 12～13 頁)

S「まず買うほうも考えなければいけない、要するに引越し先も。」

A「う～ん、だけど、この家がいくらで売れるかわかんないんじゃ、買うったって買えないじゃないか。」

S「だから、借金返したときに、買うのは中古とか、そういうものになると思うから。」

W「いまの相場は 3500 万から 4000 万っていってたから。」

A「だったらさ、買わなくたっていいよな。賃貸でな。賃貸だっていいわけだろ。」

W「固定資産税かからないしね。」

A「賃貸で借りてて、家賃払ったっていいわけだろ。そういう形にならざるをえないだろ。」(以上 14 頁)

A「しょうがない。引っ越すか」

D「そういうことだよね。今度は、売って引っ越すかっていったときの段取りだよ。どうするかってことで…」

A「どこ引っ越すかっていっても、これから考えなきゃいけないから。」

D「ここ売る手続きをしなきゃいけないから。」

A「もちろん。もちろん」

D「パパ、希望の業者とかあるの？」

A「いや、まだそんなこと何も考えてないよ、具体的にいま。こういうことになって…」

D「だけど、金利が、借金の金利がかさむから、早めにそれは動かなきゃ駄目だよ。もしパパが動けないというのであれば、私が不動産屋さんのところを回って歩いてもいいし。」

A「そんなの電話で言えば、来るし。不動産屋っていうのは話で動かないから、実際にここに来てね…」

（中略）

D「私、こういうの、とってあるんだわ（広告を見せながら）無料でやりますっていうこういうの。」

A「そんなのあるよ、いくらだって。そんなの商売だからね、いくらだってあるんだよ。こんな住友不動産だってね、年中やってるんだろうな。これ。そうだろ…」

S「じゃあ、話はこれでおしまいでいい？」

A「いいよ、こっちもちょっと考えるよ。あ～、これはそう簡単にはいかねえんだよな、実際にな。」

（以上 17 項）

〔2〕 平成 19 年 1 月 21 日の家族会議

A「高金利のやつか？」

S「高金利っていうか、そうそう、だけれども 5 年のうちに 2000 万近くまで膨れ上がってしまって、それだったらね、早く手を打たなきゃいけないだろう…」

A「もちろん、もちろん」（以上 2 頁）

A「高金利っていったら、銀行以外ってことだろ。」

W「カードローンがある。」

A「ああ。」（以上 3 頁）

W「2000 万？」

S「うん。」

A「借金が、か？」（以上 4 頁）

S「2000 万ちょっとの借金があるってことも話して、父ちゃんが納得して、だったらここを売っても大体金額的に言ったら 4000 万、4000 ちょっとで、4500 はいかないだろうって言われてる、BB の土地の、×丁目のこの辺の土地の売買を見たら、4500 万

　　　　円とか、高くても」
A「4500万？」
S「うん、高くても。だから、ここの建物自体ははっきり言ってあまり価値がない状態なの。」(中略)
A「それは家と土地を全部含めて4500万？」(以上4〜5頁)
A「2000万の借金って、中身はどうなってるんだ。」
S「だから高金利の…おばあちゃんに貸したときの、5年間ぐらいたまったものって話したじゃん、さっき。金利の高いところから借りてるじゃない。1万円借りて8000円とか利子がついてるところよ。そういうのがあるから、毎月毎月たまっていく。今年このままほっといたら、もっと高くなっちゃうじゃない。」
A「何やってんだよ…嫌だな…そんなのうちがなんでかぶんなきゃいけないだよ！おかしいな、まったく！あたし、おかしいだろうや、頭どうかしてるんじゃないのか！ったく！そんな高い金利で借りて、なんで払えるんだよ。最終的にはこの家、売っ払わなきゃいけないだろ、そんなんだったら！返せねえもん、だって。」

　以上、一家の経済状態が破綻しており、家を売らなければ借金を返せないという家族からの説明をAは十分に理解していることが読み取れる録音記録である。

裁判所の論考

(1) Aの意思能力の有無について
　　当時、Aないし妻である原告Wは、別紙2の表のとおり、毎月64万4000円もの高利の借入返済に追われ、家計が支払不能の状態にあったものが、毎月7万7000円の長期低利の住宅ローンの返済に置き換わり、約370万円の年収の範囲内で支払っていくことが可能となって支払不能を脱却し、しかも担保設定のための信託譲渡であるためAと原告Wの居住も引き続き確保された。
　　したがって、上記信託譲渡契約は、Aの債務整理と居住確保の必要性を両立させながら当面の資金調達を図る目的を実現するため合理

的なものである。

　当時、Aの家計が破綻していたことは前述の通りであるが、本件不動産売買によって、破綻状態は大きく緩和されることになった。すなわち、家の所有権を得たYがその家を担保に住宅ローンを借りることで、それまでは毎月64万4千円であった返済額を7万7千円に減ずることとなった。Aが家を売ったのは、当時のAの経済状況からみて合理的な判断であったと言える。

　　　　そして、Aは、アルツハイマー型認知症を発症して物忘れはひどくなっていたが、本件売買契約の2か月前にされた家族会議の発言においても、自らの家計が高利の借金で支払不能状態となっていること、したがって自宅を売却してでも資金を調達してなるべく早く高利の借金を返済する必要があること、自宅を売却すれば所有権を喪い、それにより居住場所がなくなることなど、債務整理に伴う自宅売却の必要性とそれに伴って生ずる法律上の義務の重大性について正しく認識していたと認められる。

　家計が破綻していたことをAが認識していたことは前記録音記録から明らかと言えよう。

　　　　また、売買契約にあたっては、同居の妻である原告Wや長男である原告Sの助言を得ながら、「Yさんがこの家を担保に安い金利でお金を借りてくれる」との原告Wの説明を受けて納得し、売買契約書や登記委任状を作成し、委任した司法書士からの意思確認も応じている。売買契約の趣旨に関して原告WがAにした説明内容は、上記認定の信託譲渡契約の内容を的確に要約したものといえ、しかもその内容は簡潔なものであって、高利の借金を整理するために自宅を売却することの意味を理解していた家族会議におけるAの発言内容からすれば、Aがその意味を理解できないような複雑な内容ではない。

　破綻状態から脱却するためには、家を売ることが適切であることも理解できていた。

第1章　財産被害　11

このような契約の性質やＡの理解の程度、さらには同居の妻である原告Ｗから簡にして要を得た説明がされていることなどの事情を総合勘案すれば、Ａは、アルツハイマー型認知症により物忘れはひどくなっていたものの、債務整理資金借入のために被告Ｙに本件不動産を信託譲渡する必要性や、契約の法的な効果については、同居の妻である原告Ｗや長男である原告Ｓの助言をも受けて十分に理解していたと認められ、したがって上記の信託譲渡の契約をする意思能力を有していたと認められる。

　Ａはアルツハイマー病に罹患してはいたが、的確な助言があれば合理的に判断できるだけの認知機能を有していた。家族会議記録から常識的に判断すればその通りである。すなわち、原告らの主張の第一段階の意思能力欠如は否定された。そして第二段階の詐欺についての裁判所の判断は次の通りである。

　（2）　被告Ｙによる詐欺の成否について

　原告らの主張の通りＹは、Ｙが原告Ｓと結婚して入籍した場合には名義をＡに戻すことを約束したのである。そしてＹがその約束をはたさなかったことは事実であるが、その事情を裁判所は次の通り認定している。

　　　　Ａないし原告Ｗが登記費用等の負担を明確にしなかったために登記名義をＡに戻していなかったにすぎないと認められる。すなわち、被告Ｙが、「権利書を元に戻す」と約束した際、初めから登記名義をＡに戻す意思もないのにこれがあるかのように嘘を言ったとは認められない。

　つまりＹはＡらを騙す意図なく、詐欺の定義であるところの**「他人を欺罔して錯誤に陥らせ、瑕疵ある意思表示をさせ」**たとは認められない。
　かくして、意思能力、詐欺という二段構えの原告らの訴えはいずれも否定され、裁判は被告Ｙの勝利となった。

12　　民事篇

解説　意思能力の相対性

「Aが認知症で判断能力が低下していることにつけこんで騙し、家を売らせた」

これが本件原告らの主張である。Aが認知症であったことは事実であるから、こう主張されるといかにも正義は原告側にあるように感じられる。だが争いを外から見て表面に浮上している事実からの印象だけにとらわれることは禁忌である。事実とは複雑な重層構造を成しているのが常である。本件でいえば、Aが家を売ったのはなぜか。YがAに家を売るよう勧めたのはなぜか。そこにはA（ひいては原告であるAの妻W）の経済的破綻があった。この事実認定を起点とする本件裁判所の論考から読み取れるのは、事実の重層性とともに、意思能力というものの相対性である。すなわちある認知症の人物における意思能力とは、有り・無しの二分法で論じられるものではなく、彼／彼女が判断を求められる事項の内容との関係において論じられるものなのである[2,3]。本件判決文に記されている通り、Aが「意思能力を有していた」と裁判所が認めたのは、「契約の性質やAの理解の程度、さらには同居の妻である原告Wから簡にして要を得た説明がされていることなどの事情を総合勘案」してのことであって、その意思能力はあくまで本件「信託譲渡の契約をする意思能力」である。逆に、仮にAが判断を求められていた事項が非常に複雑なものであれば、同時期のAには意思能力がなかったという判定もまたあり得たということになる。

前述の通り意思能力とは、医学用語の中に最も近いものを見出そうとすればそれは認知機能である。朝起きてから夜寝るまで、人の日々の生活とは認知機能を駆使して様々な課題を解くことの連続である。裁判で答えを求められるのはある特定課題（本事例では不動産売買の適否）を解くための認知機能の有無であり、したがって医学的な認知機能検査のみを如何に詳細に行っても正解を出すことはできない。課題の具体的難易度に応じた認知機能が、法でいうところの意思能力である。

認知症にしても、他の精神障害にしても、ある時点から突然認知機能がゼロ

になるという事態は仮にあったとしても例外的で、認知機能は、疾患の進行にしたがって、段階的、漸次的に喪失されていくものである。すると、認知症に罹患して認知機能が低下していても、法律行為の内容によっては残存能力で十分に自己決定可能であると考えられ、その法律行為の難易度や、合理性、本人にとっての不利益の有無・大きさなどを総合して、意思能力の有無が判定されることになる。家族会議の録音記録に基づいた本件裁判所の論考は、その手法にそったものである。

　日常臨床で医師が作成を依頼される成年後見診断書では、自己の財産を管理・処分することについての能力を明記することが医師に求められている。それは意思能力の判定にほかならないが、上記の通り意思能力とは相対的に決定されるものであって、いかに医学的に正確に認知機能が評価されたとしても、そこから自動的に財産管理・処分能力が導かれるわけではない。そうなると成年後見診断書の財産管理・処分についての記載は、その「財産管理・処分」の具体的内容が明らかにならない限り記載不能ということになるが、同診断書はそこまで求めるものではなく、ごく常識的にみてできるかできないかということを求めているにすぎないと解するべきであろう。

参考
1) 成年後見関係事件の概況. 平成 28 年 1 月～ 12 月. 最高裁判所事務総局家庭局.
2) 新井　誠, 岸本雄次郎: 民法総則. 日本評論社. 東京. 2015.
3) 高村　浩 (編): 民事意思能力と裁判判断の基準. 新日本法規. 名古屋. 2002.

Case 2

公序良俗

保佐人 vs 不動産会社

所有権移転登記抹消登記手続請求控訴事件
大阪高等裁判所平成 21 年 (ネ) 第 595 号[1]
平成 21 年 8 月 25 日民事第二部判決

不動産会社が認知症の女性 (85 歳) から土地を買い取ったのは不当か否かの争いである。

争い

認知症本人: 女性 A（本件売買契約以前には認知症と診断されたことはない）
被控訴人: A 及び A の保佐人（弁護士）B
控訴人: 不動産会社 Y
被控訴人（一審原告）の主張: 不動産売買契約は A の意思無能力ないしは契約の公序良俗違反により無効

　不動産売買契約当時（平成 18 年。A は 85 歳）、売り主の認知症 A に意思能力があったか、もしあったとして、この売買は公序良俗に反するものであったかどうか。この二つが争点である。どちらかが認められれば売買は無効となる。一審裁判所は売買無効との判決を下した。本件は控訴審で、被控訴人が認知症 A 側、控訴人が A から土地を買い取った不動産会社 Y である。A は成年後見制度に基づき弁護士 B が保佐人に選任されており、本件の被控訴人は A 本人及びこの保佐人 B という形になっている。
　本件不動産売買は無効であるとする被控訴人（認知症当事者 A の側）は、A の意思能力について次の通り、医師 P、不動産鑑定士 Q による 2 つの鑑定に基づき主張を展開している。

（1）意思無能力
　　（被控訴人の主張）
〔1〕本件売買契約は、被控訴人の意思無能力により無効である。
　　鑑定人 P が適切に指摘するとおり、被控訴人は、認知症と不安状態のために日常生活が破綻し、心身が著しく疲弊していて、本件売買契約当時、現実に即した合理的判断は困難であって事理弁識能力が著しく低下していた。その中で奈良市の不動産仲介業者ないしその従業員である Y1 と Y2 は、猫の餌やりをするなど被控訴人に対し受容的に振る舞って取り入り、預金通帳を管理して金員を引き出したりするなど被控訴人を言うがままに操ったものである。
（2）本件売買価格は、鑑定人 Q による鑑定結果によっても適正価格の約六割、控訴人の転売価格からすると二割四分ないし三割程度という、著しく低廉で被控訴人に不利なものであった。そして、本件土

地は賃貸され相当高額な賃料収入があり（なお、被控訴人には、引き出せる精神状態ではなかったものの、その他に年金収入があった。）、本件土地を売却する必要がそもそもなかった。

これらの点からも、被控訴人の事理弁識能力、判断力の低下が基礎付けられる。

このように被控訴人は、本件不動産売買が価格的に不合理であることも、Aに意思能力がなかったとする根拠であると主張している。つまりこれほど不利な条件なのに売ってしまったのは意思能力がなかったからだ、という趣旨で、意思能力の相対性が読み取れる内容である。「**猫の餌やりをするなど被控訴人に対し受容的に振る舞って取り入り**」は、それ自体に倫理的問題があるか否かの判断は容易でないが、被控訴人としてはこれはYがAを騙そうとする行為であるとみなしている。

（控訴人の主張）
〔1〕 被控訴人の知能程度は、どのテストを見ても平均程度か軽度の障害しか窺われないものである。通常人に比して著しい判断能力の低下が認められるとしても、意思能力の欠缺をも意味するものではない。

現に、被控訴人に対しては、後見開始の申立てがなされたものの、保佐が開始されるにとどまっている。

被控訴人の認知症、記憶障害は老齢に基づくものであり、本件売買契約当時も、意思無能力ではなかった。

〔2〕 そもそも、Y1が、猫の餌やりなどをして、被控訴人が言いなりになる状態を作出したことはない。仮にそのような状態があったとしても、被控訴人に対する絶対的強制や、意思の自由を奪うようなものではないから、同人を意思無能力に至らしめる間接事実ではない。

Yは「**猫の餌やり**」などはしていないと主張している。猫が登場するとどこか微笑ましい印象が醸し出されるが、もちろんそんな気楽な話ではない。猫はともかくとしても、Aには意思能力があった、そして本件売買契約の内容は適正であるというのがYの主張である。

（2） 公序良俗違反
　　（被控訴人の主張）
〔1〕　前記のとおり、本件売買は、その価格が著しく低廉であり、かつ、
　　　控訴人が短期間に巨額の転売利益を得るという、暴利行為である。
　　　また、控訴人は、仲介業者（の従業員）と通謀して、被控訴人が事
　　　理弁識能力が著しく低いことにつけ込み、かつ、家族、保佐人など
　　　被控訴人の権利と利益を保護する者がいないことに乗じて、本件売
　　　買契約を締結している。
〔2〕　以上を総合すれば、本件売買は、公序良俗に反して、無効というべ
　　　きである。

　公序良俗。これは民法 90 条の「公の秩序又は善良の風俗」を指している。

> **民法 第 90 条**
> 公の秩序又は善良の風俗に反する事項を目的とする法律行為は、無効とする。

　つまりは倫理に反することは無効だという条文である。
　これは、当然の法律のようにも見えるし、奇妙な法律のようにも見える。何が倫理に反するかを記すのが法律ではないかと言いたくなるが、とにかく我が国の民法にはこの条文が存在し、本件では公序良俗に反するか否かが争われている。

（控訴人の主張）
　公序良俗に反するという被控訴人の主張は、第一に、売買そのものが暴利行為であるし、そして第二に、かかる不合理な売買をさせたのは認知症 A の判断力低下につけこんだものである、という 2 つの要素から成っている。控訴人は当然にその両方を否定する。第一に、これは暴利行為ではないと言う。第二に、「**被控訴人は、極めて自尊心の強い人物である。判断能力の低下につけ込まれて、他人の言いなりになるようなことはない**」と言う。第一の点については専ら商売の領域の判断事項であるが、第二の点については常識的に考えてもいかにも手弱い主張だと感じられるが、さて、裁判所はどのように判断したか。

裁判所が認定した事実

A（大正10年6月24日生）は浄土真宗本願寺派S寺の住職の長女である。母、父、妹を亡くし、平成5年からはS寺で単身生活をしていたところ、Aの生活能力の欠如から寺は荒れ放題となり、信徒が見るに見かねて境内の掃除や草むしりをしようとしたが、Aは、「何しに来た」などと言って人の出入りを拒絶。信徒等の関係者はS寺に寄りつかなくなった。

単身生活中のAの具体的様子は判決文に次の通り描写されている。

> （5） 被控訴人は、家事を全くせず、生活の荒廃は著しいものとなった。服を何枚も重ね着し、入浴や洗濯をしないことから身体から著しい臭気を発し、たまに檀家まいりに出かけた際にも檀家は被控訴人の臭気に辟易し訪問を嫌がる有様であった。また、被控訴人には収集癖があり、整理整頓能力のなさも相まって、家の中はゴミで埋まる有様であった。

本件不動産売買契約の約10年前、Aが70歳代半ば頃の様子である。この時点でAの精神に何らかの異常があったことは明らかと思える記載である。

> 被控訴人は、平成11年8月のお盆ころ、栄養失調で倒れ、被控訴人の身を案じてS寺の様子をのぞきにいった寺の婦人部の信徒に発見されて入院したことがあった。後にS寺の住職代行となるJや被控訴人の再従姉弟であるCが被控訴人住居内をみたところ、住居内はゴミで埋まり、居室内に500万円が無造作に入った紙袋や株券などが放置されていたため、Cが一時保管した。この様子をみたJは、同年10月ころから、S寺の寺務の一切を代行し始めた。
>
> 被控訴人は、入院先の病院を退院した後、マンションに入居したこともあったものの、ここでもゴミをため込んだりして近所から苦情を受けるようになったため、平成14年2月に改装したS寺の庫裏で生活するようになった。この後も被控訴人は、ゴミをため込み、着替えも入浴もせず服を何枚も重ね着し、その上から汚れてテカテカに光った袈裟をまとい、預金通帳などを入れたリュックサックを背負い手に数個の紙袋を持つという異様な風体で近くのコンビニに

JCOPY 498-22904

第1章 財産被害 19

買い物にでかけたりしていた。

(7) 被控訴人は、平成 17 年夏ころになると、C にもわかるほど物忘れ
が多くなり、共済年金が振り込まれる通帳や印鑑の所在が不明にな
るなど財産管理が十分にできないようになった。

(8) Y1 と Y2 は、平成 18 年 6 月ころから S に出入りするようになった。
Y1 は、被控訴人から頼まれたとして、同年八月ころから被控訴人
名義の預金通帳を所持し、同月 22 日にそれを使って被控訴人名義
の預金口座から 500 万円を引き出し、そのうち 200 万円をもらい
受けるようなこともあった。Y1 と Y2 は、平成 19 年 2 月ころまで、
2 ～ 3 日に一回程度被控訴人に会っていた。また、同人宅にいる猫
にエサをやりに行ってもいた。

Y1 と Y2 が猫の餌やりをしていたというのは事実であった。

(11) S 寺近くの住民は、本件売買契約と本件登記の直後の平成 18 年 11
月下旬ころ、西淀川地域生活センターに対し、被控訴人について、
「浮浪者よりも汚い格好でお風呂にも何年も入っていない。介護保
険制度も利用していないらしい。制度の説明と申請の方法を教えて
やってほしい。」と通報した。同センター所属の保健師 N は、同通
報案件に係る被控訴人の担当となり、同月 29 日から被控訴人宅を
訪問するなどして被控訴人のケアに当たった。

A の異常な様子を見かねた住民の通報によって福祉が動き出す。

N 保健師は、業務日誌に被控訴人の生活状況などを書き残していた
が、同日誌の同年 12 月 1 日の項には、「本人は庫裏の玄関まで出て
きた。想像を絶する汚い風態。閉っている玄関ドアの外まで臭気。
玄関はゴミに埋まりたたきと上り口が同じ高さになっていた。本人
は玄関の中へ招じ入れようとしなかったし又入れなかった。奥の居
間を覗くと新聞紙、広告の紙、包装紙、空になった食料品のパッ
ク、スーパーの袋、ダンボール等々床の上に 20 センチメートルほ
ど一面に積み重なり床が畳か板の間か見えなくなっていた。居間の
隅に畳んだ布団が置かれていたがその上にもゴミが山積みになって
居り布団が使われた形跡はなかった。」と記載していた。

N保健師は、被控訴人に対し、介護保険制度や成年後見の説明をしたところ、被控訴人は、説明内容は一応理解したが、制度がどういうものであるかは理解できないように見受けられた。

なんともすさまじい描写である。が、描写そのものよりも、この描写が記載されて残されていたという点に注目しなければならない。裁判では、争いが始まる前の時期になされた記載は証拠として強く物を言うのである。N保健師の記載はさらに続く。

(13) 被控訴人は、被控訴人訴訟代理人を申立代理人として、平成19年1月ころ、大阪家庭裁判所に成年後見の申立てをし、同月30日に同庁で面接を受けた。N保健師は、面接の前日である同月29日に着替え用の服を持って被控訴人宅を訪問し、被控訴人に着替えさせた。N保健師は、そのときの様子について、業務日誌に、「汚れて垢でてかてかに光り臭気すさまじい袈裟の下に10枚以上の服を重ね着していた。脱がせても脱がせても服、最後の肌着は、繊維がボロボロに崩れ肌にこびりついており原形を留めていなかった。数年以上着たままで入浴もしていないと思われた。下半身はタイツの上に長ズボン、その上に半ズボンをはきパンツははいていなかった。脱いだ衣服をセンターに持って帰り洗濯機で洗った。三度、四度と洗い直しても汚い水で臭気取れず。最後に固くひからびた糞塊が3-4個、洗濯機の底に残っていた。服は着替えても頭、爪は真黒で臭気は残ったまま。ごく表面的ながら話は通じ、抑うつ感情も窺えなかった。」と記している。

Aの惨状がありありと描写されている。意思能力は相対性を有する概念であるから、上記をもってAに意思能力無しと断ずることはできないが、意思能力（一種の認知機能）に一定程度の障害があることは外見からも明らかというべきであろう。

同年5月29日、被控訴人について保佐を開始する旨の審判が出され、控訴人代理人が保佐人に選任された。

Aの状態からすれば、成年後見制度によって援助するのは当然である。成

年後見では対象者を後見・保佐・補助の3類型に分類する。

法定後見の3類型

	後見	保佐	補助
事理を弁識する能力	欠く常況にある	著しく不十分	不十分
自己の財産を管理・処分すること	できない	常に援助が必要	援助が必要な場合がある

　Aは保佐、すなわち「自己の財産を管理・処分することには常に援助が必要」であると平成19年5月に審判が下された。本件裁判で争われている不動産売買契約がAとYの間に締結されたのはその半年前、平成18年11月である。

　　　（14）　P鑑定人は、知能検査や面接等の結果に基づき、被控訴人の知能の内部構造には、被控訴人の長期的な記憶や知識などの言語的能力や図形の認知などについては高い能力が保たれているが、短期的な記憶は相当に不十分となっており現実的・実際的な理解力や観察力、社会的な判断力、時系列に沿った予測力、推理力などは明らかに衰退して低くなっているという、相当の不均衡が生じており、自己防衛努力としての集中力や若いときに身につけた教養などによって検査場面ではそれなりの好成績を残しているが、現実生活場面では自己防衛努力にもかかわらず日常生活能力の支障は高度であると診断した。

　P鑑定人は「知能検査や面接等の結果に基づき」「被控訴人の知能の内部構造には、被控訴人の長期的な記憶や知識などの言語的能力や図形の認知などについては高い能力が保たれている」と判断した。この「長期的な記憶や知識などの言語的能力や図形の認知などについては高い能力」の具体的内容は不明だが、そのような高い能力を有していたとすれば、Aの認知症という診断は疑問である。

　　　　　また、被控訴人の人格面については、細部に固執するあまり全体像を見失う傾向がみられ、ロールシャッハテストの結果からは口唇愛的傾向が認められ、面接時の態度も総合すると被控訴人には顕著な愛情依存欲求があるが、現実には充足されず、相当強いフラスト

レーションがあったとみられると診断し、やさしく接し被控訴人の
依存欲求を全面的に受入れる態度（営業マンが勧誘相手に見せる態
度としてまま見受けられるものである。）をとる相手との関係では過
剰に状況依存的に適応しようとする傾向があると診断した。

　前記 N 保健師が業務日誌に記載した A の状態からすると、ロールシャッハ
テスト等で A の人格傾向をどこまで正確に判定できるかはかなり疑問だが、
とにかく P 鑑定人は上記のように診断した。

　　　　そして、P 鑑定人は、被控訴人は本件売買契約当時、軽度ないし中
　　　等度の認知症に罹患していたと診断した上で、さらに、被控訴人の
　　　現在の丁寧な対人姿勢と妹が死亡してから成年後見を申し立てるこ
　　　ろまでの周囲に対する態度との著しい隔絶ぶりや、認知症や収集癖
　　　では説明が付かない同時期における生活の荒廃ぶり、税金問題に関
　　　する記憶状況などに見られる記憶の時系列的混乱ぶりに基づいて、
　　　被控訴人は未熟な依存性を持ちながら排他的・閉鎖的な生活環境の
　　　中で家事能力を欠き、妹死亡後単身生活となったことで著しい不安
　　　状態にあり税務署から催促されていると思い込んで追い詰められた
　　　心理状態にあり、被控訴人の事理弁識能力は著しく不十分になって
　　　いたと判断した。

　A が認知症であるという診断は前記の通りにわかには納得し難い。むしろ
統合失調症が無治療のまま放置された結果としての人格荒廃状態とみるほう
が、A の状況をよく説明できるように思える。また、A の診断がいかなるもの
であるにせよ、彼女の状態の説明として性格傾向を持ち出すのは相当に疑問で
あるが、結論としての「事理弁識能力は著しく不十分」という点は、単身生活
後の生活状況や、直接接した保健師の報告からみて、妥当であろう。すなわ
ち、法的な判断を下すにあたっては、P 鑑定人の結論は適切であると言える。
　裁判所はこの鑑定を十分に信頼できるとして採用している。なお、事理弁識
能力という言葉は民法 7 条の「事理を弁識する能力」を指しており、意思能力
とほぼ同義であるとされている[2]。

> **民法 第7条**
> 精神上の障害により事理を弁識する能力を欠く常況にある者については、
> 家庭裁判所は、本人、配偶者、四親等内の親族、未成年後見人、未成年後
> 見監督人、保佐人、保佐監督人、補助人、補助監督人又は検察官の請求に
> より、後見開始の審判をすることができる。

　控訴人は当然に反論する。不動産会社側が立てた証人Ζは、Ａについて次の
ように証言する。

　　　　この点、Ζは、本件売買契約の決済に際し、被控訴人に会っており、
　　　　外見的にはやや不潔な印象があったものの、意思能力を疑わせるよ
　　　　うな状況は全くなかった、しっかりしたお婆さんという感じであっ
　　　　た旨供述している。

　いや、そんな供述は通用しないであろう。もちろんΖよりＮ保健師が信用
できると直ちに断ずることはできないものの、前述の通りＮ保健師はＡの生
活状況を本件争い以前に具体的に記録しているうえ、他の客観的証拠によって
もＡの惨状は示されているのであって、Ζが会ったときにたまたま「しっかり
したお婆さんという感じであった」などとは到底考えられない。いくら裁判と
いう争いの場だからといって、そこまででたらめを言っていいものか。

　　　　しかし、前記認定のとおり、平成19年1月末にＮ保健師が被控訴
　　　　人に会ったときの状態からは、冬季であることも考慮すると、その
　　　　二か月前の本件売買契約の時点においても、被控訴人は一見して異
　　　　常を感じるほど、極めて不潔な状態であったと優に認定でき、Ζの
　　　　供述は採用できない。

　採用できるはずがない。

　さらに裁判所は、不動産鑑定士Ｑの6670万円という評価も十分に信頼でき
るとして採用している。すなわち、Ｙによる買い取り価格は著しく低額であっ
たという認定である。

JCOPY 498-22904

24　　　民事篇

裁判所の論考

　前記一に判示した前提事実を総合すれば、被控訴人は、本件売買契約当時、平成15年ないし17年ころに発症したとみられる認知症と妹の死をきっかけとする長期間の不安状態のために事理弁識能力が著しく低下しており、かつ、被控訴人に受容的な態度を取る他人から言われるがままに、自己に有利不利を問わず、迎合的に行動する傾向があり、周囲から孤立しがちな生活状況の中で、Y1らから親切にされ、同人らに迎合的な対応をする状態にあったこと、Y1らは、これらのことを知悉して十分に利用しながら、被控訴人を本件売買締結に誘い込んだこと、控訴人代表者は、被控訴人がそのような事理弁識能力に限界がある状態であったことを、本件売買契約が行われた際の被控訴人の風体、様子から目の前で確認して認識していたと推認することができる。

　上記は本件についての裁判所の事実認定の要約として、2点を述べている。第一はAの認知機能の低下である。第二はY1がAの状態を認識し利用したことである。

　　また、本件土地の収益性、被控訴人の客観的な経済状態（賃料収入、年金収入及び本件売買に先立つ土地の売却金）からは、被控訴人にとって本件売買をする必要性・合理性は全くなかっただけでなく、それは、客観的に適正に鑑定された本件土地の価格の六割にも満たない売買価格の点で、被控訴人に一方的に不利なものであったこと、長年にわたり不動産業を営む控訴人代表者は、それらのことを十分に認識し尽くし、上記のとおりただちに転売して確実に大きな差益を獲得することができると踏んだ上で本件売買を締結したと推認することもできる。

　そして上記は第三、本件売買価格がYによる暴利行為であったことである。

　　このような事情を総合考慮すれば、本件売買は、被控訴人の判断能力の低い状態に乗じてなされた、被控訴人にとって客観的な必要性

の全くない（むしろ被控訴人に不利かつ有害な）取引といえるから、
公序良俗に反し無効であるというべきである。

　かくして裁判所は、本件不動産売買を公序良俗に反すると認定した。判決は
控訴棄却である。

解説　これはさすがに許せない

　全体を通して、控訴人である不動産会社Yはいかにも悪徳業者という印象が強く、本件取引が公序良俗に反するという裁判所の判断はいかにも妥当に思える。もっとも、裁判所の論考のまとめにあたる最後の前記3行は注意深く読む必要がある。Aの歓心を買うためにY1が猫の餌やりをしたことはそれ自体非難されるべき行為ではない。他人に取り入るときに、様々な形の贈り物をするのは人の常である。猫も喜んだであろう。安く買って転売する目的の商行為もそれ自体非難されるべき行為ではない。利益を追求するのは商売の常である。これらは本件を判断するうえでの周辺事実にすぎない。裁判所が公序良俗に反すると言うポイントは、Aの認知機能低下に乗じて、Aにとって不利かつ有害な取引をさせたという点である。公序良俗違反は法に記されているといっても曖昧な概念であるが、弱者の弱点につけこむ行為が非難に値するのは人間社会の共通認識であるから、これはさすがに許せない。公の秩序又は善良の風俗に反するという判断に異が唱えられる可能性は寡少であろう。
　ところで、本件裁判所は、P鑑定は採用したものの、Aの意思能力については判断していない。公序良俗違反を認定すればそれで話は決着なので、意思能力を判断する必要がなかったのである。
　たとえ対象者が認知症であっても、意思能力の相対性に鑑みれば、意思能力の判定は容易でない。それに対して、特に本件のようなケースでは、公序良俗違反の判定は、事実関係さえ正確に認定されればさほど困難ではない。すると認知症の財産被害救済には使いやすい概念といえるかもしれない。だが公序良俗に反するとはすなわち、倫理に反するということとほぼ同義であり、すると「裁判所が悪いと思ったことは悪い」という判定原理にかなり近いということになり、無法地帯の判定と言えないこともない。「これはさすがに許せない」で話がすむのであれば法律も裁判も必要ないであろう。使いやすさのすぐ裏には、深刻な危険が潜んでいるのである。

参考
1) 判例時報 2073 号 36 頁; 別冊判例タイムズ 32 号 40 頁.
2) 我妻　栄, 他: 我妻・有泉コンメンタール民法　---　総則・物権・債権　第 2 版追補版. 日本評論社. 東京. 2010.

Case 3

錯誤

養子 vs 不動産会社

所有権移転登記抹消登記手続請求事件
東京地方裁判所平成 23 年（ワ）第 33729 号
平成 26 年 10 月 29 日民事第 33 部判決

Case 2 と同様、認知症者の不動産売買契約
の無効を主張する訴訟である。本事例では
「意思表示の誤り」が認められた。

争い

認知症本人: 女性Ａ（本件売買の約１カ月前に軽度認知症と診断されている）

原告: Ａの養子Ｔ（Ａの甥Ｎの子。本件売買の約半年後にＡと養子縁組）

被告: 不動産会社Ｙとその代表取締役Ｚ

原告の主張: 不動産売買契約はＡの意思無能力などにより無効

　認知症Ａ（90歳）が不動産会社Ｙに土地と建物を売った契約は、Ａの意思無能力などを理由に無効あるいは取り消されるべきであるとして起こされた訴訟である。なおＡは本件契約の１年後に死亡している。また、原告ＴとＡの養子縁組がなされたのは本件契約の約半年後である。

　原告は「主位的主張」として意思無能力を、「予備的主張」として公序良俗違反、錯誤などを挙げている。

＜主位的主張＞

　　（ア）　亡Ａは、本件売買契約当時、認知症に罹患し、意思能力を欠いていたこと

　　　　　亡Ａは、本件売買契約当時、90歳の高齢者であり、以前から、認知症に罹患していた。亡Ａは、平成23年３月31日の調査員による亡Ａの心身の状況についての調査により、同年４月27日、ST区介護認定審査会によって、「要介護２」の認定がされており、その症状は、徐々に悪化していった。本件売買契約書が作成された平成23年５月頃は、本件養子縁組の届出がされた時点より前であるが、亡Ａは、本件売買契約につき、その内容及び効果を認識する意思能力を欠いていた。

　Ａに意思能力はなかったから、本件不動産売買契約は無効。原告Ｔの主張はこの種の訴訟として典型的なものである。ただ本件の特徴は、その売買契約の半年後に、ＡとＴが養子縁組をしているという点である。養子縁組については本書２章で述べるが、養子縁組も一つの法律行為であるから、縁組を有効とするためには意思能力があることが必要である。するともしＡの認知機能

30　　民事篇

が原告の主張通りであれば、不動産売買契約時には意思能力なし、その6カ月後の養子縁組の時点では意思能力ありということになる。進行性疾患である認知症において、意思能力なしから意思能力ありに変化することがあり得るのか。本件被告は当然にそこを攻撃する。Aが不動産売買の時点で意思能力なしなのであれば、その6カ月前の養子縁組の時点でも意思能力はなかったとの主張である。一見すると被告の論理が正しいようにみえる。これに対して原告は、意思能力の相対性を根拠に次の通り主張している。

(イ) 本件売買契約は亡Aにとって著しく不利な内容であること
養子縁組のような身分行為と取引行為の中でも本件売買契約のような高額な不動産の売買契約では、要求される意思能力の程度も異なる。行為能力が制限されている成年被後見人においても、単独でなした取引行為（日常生活に関する行為は除く。）は常に取消しの対象になる一方、身分行為については意思能力さえあれば単独で行うことができる。本件売買契約のような取引行為における意思能力の有無については、意思能力が問題となっている者の日常生活の様子の他、当該契約締結の有益性・価値、取引行為に対する積極的関与及び将来へ向かっての予測や判断等を考慮すべきである。

ややまわりくどい文章であるが、要は、「養子縁組のために必要な意思能力（≒認知機能）のレベルは、不動産売買のために必要な意思能力（≒認知機能）のレベルよりも低いのだ」という主張である。

＜予備的主張＞

(ア) 公序良俗違反
亡Aは、前記のとおり、本件売買契約当時、90歳という高齢であり、重度の認知症に罹患し、判断能力は著しく低下していた。不動産業者である被告は、亡Aの前記状態に乗じて、複数人で亡A宅に押し掛け、亡Aに虚偽の説明をし、亡Aは本件売買契約書に署名・押印している。前記のとおり、本件売買契約の代金は、本件不動産の時価と比べ、三分の一程度の著しく低廉なものであり、被告は、本件売買契約により巨額の利益を得ている。本件売買契約は、亡Aの判断能力の低下に乗じて、被告が不当に巨額の転売利益を得

第1章 財産被害　31

るという暴利行為であり、公序良俗に反し無効といえる。

　Ａの判断能力低下につけこんで、著しく低い価格で買い取った。本書 Case 2
で裁判所が認定したのと同じ、公序良俗違反の主張である。

　　（イ）　錯誤
　　　　　Z1、Z2、Z3、Z4 及び Z4 が、平成 23 年 5 月頃、亡Ａ宅に押し掛け
　　　　　てきて、本件売買契約書につき、「本当に売るわけではない。お金
　　　　　を出すための便宜上の物だ。」、「担保を消すために必要だ。」などと
　　　　　言い、亡Ａは、Ｎの指示の下、住所の記入、署名及び押印をした。
　　　　　したがって、そもそも、亡Ａは本件不動産を売る意思はなかったの
　　　　　であり、本件売買契約は錯誤により無効である。また、被告は、亡
　　　　　Ａが錯誤に陥っていることにつき悪意であった。

　民法上の錯誤とは、表意者が無意識的に意思表示を誤りその表示に対応する
意思が欠けていることをいう。錯誤が認定されれば、当該法律行為（本件でい
えば不動産売買）は無効になる。これは民法 95 条に定められている。

> **民法 第 95 条**
> 意思表示は、法律行為の要素に錯誤があったときは、無効とする。ただ
> し、表意者に重大な過失があったときは、表意者は、自らその無効を主張
> することができない。

裁判所が認定した事実

Ａ の認知症

　　（ア）　平成 23 年 3 月 31 日に行われた亡Ａについての ST 区の要介護認
　　　　　定の調査における認定調査票には、質問にもしっかり答えるが、何
　　　　　でもできるのと答えるので日頃の状況とは大分違う、直ぐ忘れるの
　　　　　で何度も同じ話を聞く、日常生活は見守りや一部介助を必要とする
　　　　　部分が多く、一人生活のため、寝たり起きたりの生活をしている、
　　　　　意思疎通はできるが、何でもできるというので整合性はない、ひど

JCOPY 498-22904

32　　民事篇

い物忘れがあり、お金、薬の管理ができないとの記載があり、主治医の意見書では、認知症高齢者の日常生活自立度についてランク〈1〉（何らかの認知症状を有するが、日常生活は家庭内及び社会的にほぼ自立している。）とされ、同調査に基づいて、ST区介護認定審査会によって、亡Aは、同年4月27日要介護2の判定を受けている。

本件不動産売買は平成23年4月であるから、上記認知症の認定はその前月である。ランク〈1〉すなわちAの認知症は軽度との認定であった。

（イ）　平成23年9月6日に行われた亡AについてのST区の要介護認定の調査における認定調査票には、調査時のやり取りの中では意思の伝達が出来た、主介護者の甥からの聞き取りによれば何とか出来ているとのこと、最近は物忘れがひどくなって来ており、対応に手間がかなりかかっているとの記載があり、主治医の意見書では、認知症高齢者の日常生活自立度についてランク〈2〉b（家庭内外で、日常生活に支障をきたすような症状・行動や意思疎通の困難さが見られても、誰かが注意していれば自立できる。）とされ、同調査に基づいて、ST区介護認定審査会によって、同年10月3日要介護3の判定を受けている。

最初の認定から半年後にはランク〈2〉bになった。すなわち認知症の進行が認められている。

不動産をめぐる状況

本件売買契約締結当時について、裁判所が認定したのは次のa、b、cである。
- a　亡Aは、本件建物の3階に一人で居住していた
- b　他に居住予定先があったとは認められない
- c　本件売買契約における本件不動産の売買代金4500万円は、固定資産評価証明書における評価額と比較しても低額

a、b、cからは、客観的には、Aが本件不動産を売ったのは不合理であると言えそうである。

JCOPY 498-22904

第1章　財産被害　33

裁判所の論考

養子縁組の有効性

　上記Ａの認知症の状態に加え、養子縁組届けをＡが自書しているから有効と認定した（養子縁組をめぐる裁判については本書第２章で述べる）。

本件売買契約の有効性

　　（1）亡Ａの意思能力の有無（原告の主位的主張）について
　　　　原告は、養子縁組のような身分行為と取引行為の中でも本件売買契約のような高額な不動産の売買契約では、要求される意思能力の程度も異なると主張するが、本件売買契約は、本件養子縁組よりも半年ほど早く、前記1（1）によれば、亡Ａの認知症もそれほど進行している状態ではなかったのであるから、原告の主張は理由がない。

　すなわち、本件不動産売買当時、Ａには意思能力があったという認定である。
　原告の「養子縁組のような身分行為と取引行為の中でも**本件売買契約のような高額な不動産の売買契約では、要求される意思能力の程度も異なる**」は、まさに意思能力の相対性をいう主張であるが、裁判所は意思能力の相対性に関連する直接の判断は避け、「亡Ａの認知症もそれほど進行している状態ではなかった」と認定するにとどめている。
　（「前記1（1）」とは、**裁判所が認定した事実**の冒頭、Ａの認知症についての記述を指している。）

　　（2）原告の予備的主張について

　予備的主張の中で、裁判所は錯誤を取り上げた。すなわち、前記ａ、ｂ、ｃに基づき、次の通り結論した。

　　　　　　本件売買契約において亡Ａが、本件不動産を売却する意思があったとは到底いえない。・・・本件不動産を売却するのではなく形式上

契約書を作成するものと誤信して、本件売買契約を締結したものというべきでから、本件売買契約は錯誤により無効である。

かくして、本件は原告認知症 A 側の勝利となった。

解説　認知機能低下の波紋

　認知症患者を詐欺などの財産被害から保護・救済することは、認知症臨床の一つの大きな課題である。
　「認知症につけこんで騙されて契約させられた。だからそんな契約は無効だ」
これが認知症とその家族の率直な叫びであろう。これを法の言葉に翻訳すれば、認知症で判断能力がなかった、意思能力がなかった、したがって契約は無効、ということになる。それは合理的な主張であるが、実際の裁判においては、意思無能力という認定を得ることのハードルは高い。非常に重度で生活が精神的にも身体的にも完全介護の状態の認知症であればともかく、日常生活の場面では自分で意思決定をして行動している認知症患者が、ある部分についてのみ（裁判で問題となっている契約についてのみ）意思能力がないことを証明するのは難しいのである。本件、原告は認知症患者Aの意思能力が、養子縁組については有り、不動産売買については無い、と主張したが、裁判所から退けられた。意思能力は相対性を有する概念であるから、原告のこの主張そのものは理論的には不合理ではないが、実際には通りにくいのである。仮に養子縁組より不動産売買のほうが高度な認知機能を必要とする判断であるとしても、では彼女の認知機能が、養子縁組は可能で不動産売買は不可能であることを医学的検査で示すよう求められてもまず不可能である。
　そこで、認知症の原告側は、意思能力以外の法的概念を持ち出すことになる。本件原告側の予備的主張がそれである。裁判所はそのうちの錯誤だけを取り上げ、他については判断を示していないので記載は省略したが、本件では予備的主張として、公序良俗違反、心裡留保、通謀虚偽表示、詐欺も主張されていた。認知機能を軸にこれらの概念をまとめたのが図1-2である。
　認知症患者を財産被害から保護・救済するためには、各ケースの事情ごとに、図1-2に示した複数の概念が有効になる。もっとも、これらの各概念は必ずしも元々認知症の当事者を想定したものではないから、実際の認知症事例においては彼／彼女の認知機能を十分に考慮して論ずるという創造的な作業が必要になる。認知機能が低下していれば、悪意を持った人物による詐欺にあいや

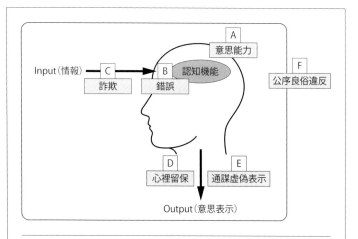

人は Input された情報を自らの脳(認知機能)で分析して Output としての意思表示をする。認知症の当事者が法律行為としての意思表示をするとき(不動産売買契約など)、悪意を持つ相手方によって被害を受ける率が高いが、このとき、A-F の法的概念を活用することによって認知症当事者を保護・救済することができる。
A 意思能力は一種の認知機能であり、医学的評価を要する概念である。B 錯誤があれば意思表示は無効になる(民法 95 条)。C 詐欺による意思表示は取り消すことができる(民法96条)。D 心裡留保とは、意思表示を行う者(表意者)が自己の意思と表示行為の内容との食い違いを自覚しながら行う意思表示で、通常その意思表示は有効であるが、例外として、意思表示の相手方が表意者の真意を知り、又は知ることができたときは、無効となる(民法 93 条)。E 通謀虚偽表示とは、表意者が相手方と通謀してなした虚偽の意思表示で、無効である(民法 94 条)。F 公序良俗違反は、公の秩序又は善良の風俗に反する事項を目的とする法律行為で、無効である(民法 90 条)。

図 1-2　認知症を財産被害から保護・救済し得る法的概念

すいであろう。単純な錯誤もしやすいであろう。自分の意思を正確に表出できないという事態もあり得る（失語症など）。本書 Case 2 のように、ある契約をさせること自体が当事者の認知機能を含めた全体像からみて公序良俗に反することもある。いずれも、認知機能の正確な評価がベースとして必要であるから、そこには医学的判断の関与が求められることになる。認知症の診療にあたる医師は、患者の権利擁護のためにも、図 1-2 のような構造は把握しておくことが望ましいと思われる。

但し、正義が常に認知症の側にあるとは限らない点にも十分な注意が必要である。弱者であることを擬態ないしは誇張して、本人が、あるいは第三者が、

不当な利益を得ようとする事例は世に膨大に存在する。本書 Case 1 は「認知症のため騙されて家を売ってしまった」として家族が買い主を訴えた事件であるが、客観的事実を精密に検討した結果、非は家族の側にあったことが見出されている。「認知症のため騙されて家を売ってしまった」という表面的な情報からの印象に基づいて、浅薄な正義感を駆動するのは禁忌である。常に患者の利益を第一に行動するという医の倫理は、法廷という争いの場では非倫理になる危険を孕んでいる。公正中立な立場で認知機能を評価する。それが、この種の事例における医の責務である。

民事篇

第2章

養子縁組

養子縁組が争いを生む大きな理由の一つは、それに伴う遺産相続の発生である。

　親族からみれば「アカの他人が認知症につけこんでまんまと養子縁組の手続きをさせ、遺産を横取りした」ということになる。

　逆に養子縁組をした他人からみれば「親族なのに何も世話をしない。両者の仲も悪かった。ただ親族だというだけで遺産だけ取ろうというのはひどいではないか」ということになる。

　養子縁組をするためには、本人に意思能力があることが必要である。だがもとより意思能力とは相対性を持つ概念であり、養子縁組という様々な人間関係の微妙な要素が関連する事項についての意思能力の判定には独特の難しさがある。

Case 4

一審。縁組は有効。

養子縁組無効確認事件
金沢家庭裁判所平成 26 年（家ホ）第 42 号
平成 28 年 3 月 9 日判決

認知症 A が他人 Y と養子縁組をした。そ
れを知った親族は A には意思能力がなく縁
組みは無効だと主張した。養子縁組をめぐ
る訴訟の典型例である。

争い

認知症本人：男性 A。本件養子縁組の 3 日後に中等度の認知症と診断された。本件訴訟時すでに死亡。
原告：A の妹 I
被告：Y（A との血縁関係なし）
原告の主張：A と Y の養子縁組は、A が意思無能力であったため無効
背景：認知症及びアルコール依存症で救急入院した 3 日目に、病院内で Y との養子縁組がなされた。

認知症 A は大正 9 年生まれで、平成 27 年 10 月に死亡した。妻はそれに先立つ平成 6 年に、二人の子は昭和 26 年、平成 23 年にそれぞれ死亡した。A は平成 25 年 8 月 20 日に他人である Y（昭和 39 年生まれ）と養子縁組を行った。その養子縁組は認知症 A に意思能力がなく無効であると A の妹 I が訴訟を起こしたものである。

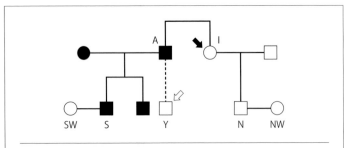

認知症当事者は亡 A。原告は A の妹 I (⬇)。被告は A と養子縁組をした他人 Y (⇩)。なお I の子 N は A の成年後見人である。

図 2-1 Case 4：家系図

養子縁組の 3 日前である平成 25 年 8 月 17 日、A は自宅で泥酔状態で失禁した状態で倒れていたのを発見され、D 病院に救急入院した。入院時診断は認知症、アルコール依存症であった。養子縁組がなされたのは同院入院中の 8 月 20 日である。

平成 25 年 8 月 22 日、A の長男（平成 23 年死亡）の妻 SW から後見開始の審判の申立てがなされた。添付された診断書には、「以前より記銘力低下、認知

能力の低下を認めていた。平成 25 年 8 月 17 日、認知症疑い、他に、アルコール酩酊状態にて、当科を初診した。HDS − R（注：長谷川式を指す。）11 点、MMSE19 点と、中等度以上の認知症を認めている。」と記載され、判断能力判定についての意見として、「自己の財産を管理・処分することができない（後見相当）。」に、判定の根拠として「見当識障害　著しい障害あり」「記憶障害著しい障害あり」「計算力　計算できない」に、それぞれチェックがなされている。と記されていた。

　平成 25 年 8 月 23 日、A は精神科病院 B に転院した。医療保護入院であった。
　この一連の入院期間中、A に施行された長谷川式の点数は 6 点から 11 点、MMSE は 14 点から 19 点であった。

◆　原告の主張

　本件養子縁組届出がなされた平成 25 年 8 月 20 日時点の A は後見の要件を満たしており、かつ、認知症及びアルコール依存症で、意思能力はなかった。そしてその状況は平成 24 年 11 月も同様であった。
　また、本件養子縁組届出までの間に、A と被告との間にはいさかいがあり、また、A と被告との付き合いがあった期間は短かったことからすれば、A において、被告を養子とする動機はなく、また、被告の人物を十分に把握した上で真意から被告との養子縁組を合理的に求めたとは考えられない。

◇　被告の主張

　A と被告との養子縁組の合意自体は平成 25 年 2 月頃に成立している。その当時、A の意思能力には何の問題もなかった。養子縁組がなされた平成 25 年 8 月当時も同様であった。
　A との間でいさかいのようなものはない。また、本件養子縁組届出までに、A が被告の人物を把握するには十分な期間があった。
　仮に、本件養子縁組届出当時、A に意思能力がなかったとしても、事前に両者の間で合意があった以上、養子縁組は有効である（これについては、最高裁が昭和 45 年に、「当事者間で養子縁組の合意が成立していたときは、届出が受理された当時当事者が意識を失っていたとしても、その受理前に翻意したなどの特段の事情が存在しない限り、届出の受理により養子縁組は有効に成立する

と解すべきである」と判示している）。

裁判所が認定した事実

家族間の関係について

　　　SW（Aの長男Sの妻）について、Aは、Sが死亡したのはSWの責任であると考えてその悪口を言うなど、SWに対して悪感情を抱いていた。
　　　また、原告Iは認知症で施設に入所していたところ、その子であるNについて、Aは、原告を施設に入れたことに対して不満を持っており、Nのことも快く思っていなかった。NがAと関わるようになったのは、後記（3）で判示する、平成24年11月にAの後見申立てが検討された以降であった。
　　　Aは、妻に先立たれてからは、長く一人暮らしをしていた。
　イ　そのような事情もあり、Aは、誰かを養子にして、自分の財産を譲り、墓を守ってほしいということを考えていた。

　以上、Aは生前、家族に悪感情を持っていたことが指摘されている。

　一方、被告Yは、Aの所有する土地を借りる必要が生じたことから、Aに接するようになっていた。平成23年頃のことである。
　もっとも、その土地物件はそれまでも複数の不動産業者が目をつけていたが、Aの精神状態を見てあきらめていた。ところが。

　　　ところが、被告は、Aの下に頻繁に通うようになり、いつしか、Aから、補聴器の電池を買ってきてほしいなどの身の回りの世話の依頼を受けるようになった。また、Aの自宅を訪問するヘルパーやケアマネージャーCMを通じて、洗面所の羽アリ駆除や台所の水漏れ修理への対応を依頼されることもあった。Aが、CMに対し、被告Yのことをいい人だと言うこともあった。

　このように、YとAの接近が始まる。YがAの身の回りの世話をしたのは、

純粋な善意からか、不動産取引を有利に進める意図からか、知る術はない。

　一方、ケアマネージャーはAの認知機能低下に気づき、後見申立に向けて行動を開始した。

　　　　（3）　平成 24 年 11 月頃、CM は、A に通帳の保管場所を忘れたり、迷子になってケアマネージャーに連絡が来るなどの症状が出ていたことから、預貯金と不動産を管理するため A に対する後見申立てをすることを検討し、A を病院に連れて行って医師の診察を受けさせた。
　　　　　　　その際、A の親族として N がいることが判明したので、CM は、N と会って後見の申立てをするかどうかを検討した。もっとも、このときは N が反対したため、後見開始の申立てをしなかった。

　他方、A と Y の間に養子縁組の話が出ていた。

　　　　（5）ア　また、A は、被告 Y に対し、自分の養子にならないかという話をするようになり、被告も、A の話を受けることとして、養子縁組届を作成することになった（前記（1）イで判示したとおり、以前から A は誰かを養子にすることを考えていたものであり、また、前記（2）イで記載したような A と被告の関係からすると、A から養子になる話が出たという被告の供述は信用することができる。）。

　「前記（1）イ」とは、A が妻に先立たれてから長く一人暮らしをしていたことを指している。それは確かな事実であるものの、それだけを根拠に A が養子を求めていたと推認するのは著しい飛躍であり、また、被告 Y との関係が良好であったとしても、それは被告 Y の何らかの下心によって成立したものかもしれず、そもそも、関係が良好であることと養子縁組をするという法律行為との間にはかなりの距離がある。「**A から養子になる話が出たという被告の供述は信用することができる**」という認定には疑問を禁じ得ないが、とにかく裁判所は「**A は、被告 Y に対し、自分の養子にならないかという話をするようになり、被告も、A の話を受けることとして、養子縁組届を作成することになった**」と認定したのである。

　そして前記、平成 25 年 8 月 17 日、A の救急入院について。

イ 翌 18 日の時点での A の状況は、会話、意思表示、話の理解とも「正常」であり、話の理解については、「普通の会話はできるが嫁（SW のこと）になると理解できなくなる。」というものであった。

また、前提事実 (5) 記載のとおり、平成 25 年 8 月 19 日から 28 日にかけての長谷川式の点数は 6 点から 11 点、MMSE は 14 点から 19 点であり、A は、長谷川式を基準にすれば高度の認知症、MMSE を基準とすれば中等度の認知症と診断される状態であった。

(8) 被告は、平成 25 年 8 月 20 日、養子縁組届を出した後、CM が同席した上で、Z とともに A に面会した。その席上、被告は、A に対し、E 町の物件の雨漏り修繕に係る見積書を提示したが、A は見積書の金額が高くぼったくりであるなどと怒り、「詐欺師」などと言った。見積書の内容に対し、Z が、その場で修理業者に電話する場面もあった。

（Z は中国人。被告は平成 21 年から Z の経営する飲食店の従業員として働いていた）

(9) ア B 病院に転院後の平成 25 年 8 月 26 日、被告は A と面会した。その際、被告が A を「じいちゃーん」と呼びかけ、被告と A が抱き合った。

イ 翌 27 日も被告は A と面会した。被告について、A は、看護師に対し、「あの人は家のあとを継いでくれる人なんや」と話していた。同日、A は、医師に対し、「わしはちょっこりお金もっているから財産分与せんならん、一人だけわかった、一人だけでいい、名前は忘れた、男の人、その人の奥さんは中国の人で日本に住んでいる」と、被告に対して保有する財産を譲る意向があることを述べていた。

ウ 平成 25 年 8 月 29 日、被告と Z は、A と面会した。翌 30 日、A は、医師に対し、「いつも面会に来ている YO さんわかりますか」という質問に対して「…YO…どこの人や」、「昨日も面会に来てたよ」という質問に対して「…（回答なし）」、「YO という名前聞いたことない？」という質問に対して「聞いたことない」と述べた。

（YO は Y の別姓）

養子縁組をした当人の名を聞いたことがないと A は言っている。それでは養子縁組は成立していないと考えたくなるが。もっとも、養子縁組をしたのはその 10 日前であって、認知症の認知機能は変動するものであるから、これだ

けをもって養子縁組の時点で意思能力がなかったとは言えない。そして3日後の9月2日からのAの一連の発言は、かなり頼りないながらも、Yを養子にするという意思があったと判断できないこともないものであった。以下の通りである。

エ　平成25年9月2日、Aは、医師に対し、「Yって知ってますか」という質問に対して「Y知らない」、「ここにも面会に来ているよ」という質問に対して「…あーそうか　名前は忘れてしまったその人が私の名前にかえて話をしてきた　私のあとつぎであります」と述べた。

カ　平成25年9月5日、Aは、医師に対し、「家が心配で早くみにいかな　SWという人が心配　SWが精神病で」「迎えにくる人と一度家に帰りたい。名前忘れたけど弁護士さんと、名前は忘れた」「息子は精神病の女SWというもんに殺されてしまった　養子をもらったがまだ登記していない　名前は忘れた　その人はいい人や　いっぺんあったことがある」と述べ、また、「迎えにくるのは」という質問に対して「弁護士さんと家をかしてある所にあるのみ屋をしている人です　男の人・名前は忘れた」と述べた。
ここでいう家を貸してある所にある飲み屋をしている男性とは、被告のことを指している。

キ　平成25年9月11日、被告は医師と面談し、Aには家に帰ってもらって、ヘルパーを入れ、必要なら同居も視野に入れていると述べた。

　このあたりまで、前述の通り、AはYを養子にする意思があったと判断できないこともない。だがこの後、様相が変わってくる。

コ　平成25年9月19日、Aは、医師に対し、「YOさん」という質問に対して「YOって誰か　どんな字や」、「養子に入れた人」という質問に対して「あれは何て言ったかな　Gという名字　わしんとこの財産をわしが死んだらみんなこの人に　早く家へ帰って直に話する　銀行の通帳も印ももっていった」と述べた。

（11）ア　平成25年9月27日、Aは、医師に対し、「すぐ忘れてしまって…

あ　Nさん　妹の子供や　あの人は…」と述べ、「YさんとNさんとどちらがたよりになる」という質問に対して「Nさんや、Nさんが一番いい人や」、「Yさんは」という質問に対して「あれは思いがちがう　侵略的なことをする　あれは駄目や　私の家を侵略しようとしている　三つの家がある　財産7千万ある　Nさんはわしの縁者やから」、「Yさんは養子」という質問に対して「あれは自分で勝手にやっている　あれはややこしい　Nさんが一番いい　あれは血が通っている」と述べた。

ウ　平成25年10月2日、Aは、医師に対し、「退院の話は誰と相談したらよいか」という質問に対して「みんな認知症でまともな人おらん　SSのNにTELして来るようにしてほしい　あれはわしの妹の長男」、「Yさん」という質問に対して「Yさんは裏があって駄目やE町の家の屋根が壊れた請求が来た　それをわしに何も言わんとお金の半分は自分がとる　それが裏側と思う　これからのつきあいはやめる　気持ち悪い」、「養子縁組」という質問に対して「あれは勝手にやった」と述べた。

(12)　それ以降のAの発言（筆談を含む。）からは、被告については悪口しか見られなくなり、Aは、本件養子縁組を解消したいなどと主張するようになった。

以上、Aの言動についての情報は断片的ではあるが、最大公約数的にまとめると、
・平成25年8月から同年9月半ば頃までは、AはYを養子にする意思を持っていたと判断できないこともない。
・平成25年9月半ば以後は、AとYとの養子縁組の解消を望んでいた。
ということになろう。

裁判所の論考

Aの養子縁組の意思について、次の通り裁判所は論ずる。

（1）　前記一（5）イで判示したとおり、Aは、本件養子縁組届に自ら署名押印しているものであるが、Aのように認知症の影響で判断力が低下していると認められる者に関しては、それだけで縁組意思があったと推認することは相当でなく、養子縁組をする動機、養親と養子、養親と他の親族との関係、養子縁組当時の養親の精神状況などを総合的に考慮し、縁組意思の有無を認定する必要がある。

　養子縁組届けに自ら署名押印しているというだけでは、養子縁組の意思があったとは言えない。まず裁判所はこのように述べ、「**総合的に考慮**」することの必要性を言っている。その考慮内容は、Aの精神状態と、人間関係である。

（2）　Aの親族としては、認知症のため施設に入所していた原告を除けば、SWとNがいたものであるが、前記一（1）アで判示したところによれば、Aは、SWに対しては悪感情を抱いており、Nのことも快く思っていなかったものである。また、Nは、平成24年11月にAの後見申立てが検討された時期まで、Aへの関与はほとんどなかったものであり、「疎遠」と評価すべき関係であった。

　Aは親族とは疎遠であった。

この点、少なくとも、SWに対する悪感情についてはAの妄想としかいいようのないものであるが、理由はどうあれ、Aは、SWやNといった親族ではなく、誰かを養子にして、自分の財産を譲り、墓を守ってほしいということを考えていたものであって、Aには親族以外の者を養子とする動機があり、そのようにAが考えたことは、当時のAの感情を前提とすれば合理的なものであるといえる。

　つまりAには養子縁組の意思があった。この結論に至る裁判所の論考は非常にラフに見えるが、争いになっている以上、「養子縁組の意思があったか、それともなかったか」という二者択一の問いに対する答えを裁判所は迫られているのであって、本件、「養子縁組の意思はなかった」と断ずることができるほどの証拠もないので、論考がラフであるという批判は失当であろう。もっとも、「養子縁組の意思があった」という結論の裏には、親族に財産を譲る意思

はなかった、という認定がある。そしてそれは**「理由はどうあれ」**、Ａの意思なのである。親族に対する悪感情が妄想であろうとなかろうとそんなことは関係ないというのが本件裁判所の考え方のようである。

(3) ア　また、前記一（2）及び（9）で判示したところによれば、Ａと被告との関係は、平成 25 年 9 月 25 日にＮとその妻がＡと面会するまでは良好なものであったと認められ、誰かを養子にしたいと考えていたＡが、被告を養子にと望んだ点に不合理なところはない。

「養子縁組の意思があった」との認定の次の段階は、当然、では誰を養子に選ぶか、という問いである。そしてそれは被告Ｙであると裁判所は述べる。

イ　この点、原告は、Ａと被告との間にはいさかいがあったと主張し、ＣＭも、証人尋問において、平成 25 年 8 月の時点で、Ａは被告のことを「詐欺師」と言い、被告に不信感を持っていた、Ａは、修繕費用の見積以外のすべてのことについて、被告のことを詐欺師だと考えていたなどと供述する。そして、このような供述を前提とすれば、Ａが被告Ｙを養子にする動機はないこととなる。

原告のこの反論は合理的に思えるが。

(イ)　前記一（9）で判示したところによれば、少なくとも平成 25 年 9 月 19 日まで、Ａは被告のことを悪く言う言動をしていない。かえって、被告とＡが同年 8 月 26 日にＢ病院で面会した時の様子からは、Ａと被告は良好な関係を維持していたものであると認められる。

たとえＡがＹに悪感情を持っていた時期があったとしても、養子縁組の頃はそうでなかったという認定である。

(ウ)　ＣＭは、心情的に本件養子縁組がおかしいと考えていることや、ＣＭが被告から脅すような電話を掛けられたと感じていることなどから、被告をうさん臭い人物だと思っていると認められるところ、そのような感情から、無意識的か意識的かはともかく、ＣＭの供述には被告に対するバイアスが入っていることは否定することができな

50　　民事篇

い。これは、被告の養子縁組が財産目的と思うと供述しながら、そう思った根拠については曖昧な供述にとどまっていることにも現れている。

　Yを批判するCMの証言は事実上却下されている。それはCMの供述にバイアスありと裁判官が感じ取ったからのようである。裁判官の心証をそのように誘導したのは被告側弁護士の法廷尋問技術によるところも大きいと推定できるが、判決文だけからはそう断ずるほどの判断はできない。

　　(4)　前記一（9）で判示したとおり、Aは、少なくとも平成25年9月19日まで、被告のことについて、「家のあとを継いでくれる人」「あとつぎ」と述べるとともに、被告に財産を譲り渡す意思があると述べている。
　　　　このことは、Aが、被告を養子にし、財産を相続させることの認識を有していたことを示すものといえる。

　以上は、Aと本件関係各人との心理的関係についての検討である。次に裁判所はAの精神状態（認知機能）の検討に入る。

　　(5)ア　平成24年11月頃と平成25年8月頃のAの精神状況は、前提事実（4）ないし（6）アで記載したところによれば、いずれも後見相当、すなわち自己の財産を管理・処分することができない程度に至っていると認められる。
　　　　イ　しかし、後見相当の精神状況であるからといって、直ちに、意思能力に欠けるものではない上、自己の財産を管理・処分する能力と、身分行為に必要な意思能力が必ずしも一致するわけではない。

　もちろんその通りである。意思能力は相対性を有する概念だからである。しかしでは、養子縁組と財産管理・処分は、どちらが高度な意思能力を要するだろうか。裁判所は次のように述べる。

　　　　養子縁組が、実子以外の者との間で親子関係を創設し、相続という効果を生じさせるものであり、かつ、成人同士の養子縁組の場合には家名や祭祀の承継、扶養又は相続という効果を生じさせることに

重要な目的があることが多いと考えられるから、成人同士の養子縁
組をするのに必要な意思能力としては、実子以外の者との間で親子
関係を創設することで家名や祭祀の承継、扶養又は相続という効果
を生じさせることを認識することができる能力で足りると解すべき
である。

　この論調からは、必要とされる認知機能は、養子縁組のほうが、財産管理・
処分よりも低いとする判断が読み取れる。しかしながら、養子縁組するという
ことは、相続によって財産管理・処分をその人物に委ねるということであるか
ら、養子縁組のほうが財産管理・処分より上位にあるとも考えられるが、本件
裁判所はそのような考え方は採用していない。

　　　ウ　これを本件についてみるに、Ａが、相続及び祭祀承継という効果を
　　　　　生じさせるための養子縁組を希望していたことは前記一（1）イで判
　　　　　示したとおりである。
　　　　　また、前記一（7）イで判示したとおり、Ａの平成 25 年 8 月 18 日の
　　　　　時点での状況は、会話、意思表示、話の理解とも「正常」であり、
　　　　　話の理解については、「普通の会話はできるが嫁（SW のこと）にな
　　　　　ると理解できなくなる。」というものであり、平成 25 年 8 月当時、
　　　　　Ａには上記のような養子縁組の効果の認識はあったものと認められ
　　　　　る。Ａにそのような認識があったことは、前記一（9）で判示した平
　　　　　成 25 年 9 月 19 日までのＡの言動にも表れている。

　「普通の会話はできる」ことが、「養子縁組の効果の認識はあった」と認定す
る根拠だとしている。いかにも雑な印象を受ける認定だが、つまり養子縁組に
必要な認知機能はかなり低くても足るというのが本件裁判所の基本姿勢なので
ある。
　かくして、Ａは養子縁組に必要な意思能力を有していたと裁判所は結論し
た。
　だがその後Ａは、この養子縁組を解消したいと主張しているのであるが、
それについてはどうなるのか。裁判所は次のように述べる。

　　　　　理由はどうあれ、平成 25 年 9 月 27 日以降、Ａは本件養子縁組の解
　　　　　消を希望していることが窺えるが、これまでに判示したところによ

52　　　民事篇

れば、本件養子縁組は有効に成立しており、Aの希望は縁組を事後
的に解消させる手続、すなわち養子縁組取消し又は離縁の手続で実
現すべきものである。Aが養子縁組取消調停事件を取り下げ、既に
死亡した以上は、縁組を事後的に解消する余地はなく、にもかかわ
らず、縁組の解消を、本件養子縁組が無効であったと判断すること
で実現すべきものではない。

　たとえAが養子縁組の解消を希望していたとしても、すでに養子縁組をし
ているのであるから、希望するだけで取消手続をしていない以上、養子縁組の
成立は揺るがない。そしてAが死亡している以上、もはや取消手続は不可能
だ。裁判所の論は、冷たいようだが筋は見事に通っている。もっとも、Aが養
子縁組の解消を希望していることを示した原告の意図は、それをもってすでに
成立している養子縁組の取消を求めるものではなく、解消を希望したのはそも
そもAには養子縁組の意思はなかったことの証拠だという主張だったのであ
るが、裁判所は聞き入れず、逆に、Aが取消を求めたのは、A自身が養子縁組
をいったんは有効に成立したと認めたことの証であると述べている。冷たいよ
うだがこれも理屈は確かに通っている。

　かくして原告の請求は棄却され、養子縁組は有効と認定されたのであるが、
原告は控訴した。次の**Case 5**が控訴審である。本事例の解説は**Case 5**にまと
めて記す。

Case 5

二審、逆転。
縁組は無効。

養子縁組無効確認請求控訴事件
名古屋高等裁判所金沢支部平成 28 年（ネ）第 73 号[1]
平成 28 年 9 月 14 日第一部判決

Case 4 の控訴審である。一審判決は取り消
され、養子縁組は無効と結論された。

争い

認知症本人：男性 A。本件養子縁組の 3 日後に中等度の認知症と診断され
た。本件訴訟時すでに死亡。
控訴人（一審原告）：A の妹 I
被控訴人（一審被告）：Y（A との血縁関係なし）
原告の主張：A と Y の養子縁組は、A が意思無能力であったため無効
背景：認知症及びアルコール依存症で救急入院した 3 日目に、病院内で Y
との養子縁組がなされた。一審ではこの縁組は有効と認定された。

　一審では裁判所が認知症 A（すでに死亡）と一審被告 Y の養子縁組が有効と
の判決を下した（本書 Case 4）。これを不服とした認知症 A の親族が控訴した。
結論を先に述べると、高裁は一審判決を取り消し、本件養子縁組は無効と認定
した。一審と二審の結論の相違は、以下に示す通り、①認知症 A の認知機能
②認知症 A と関係者の人間関係　についての評価の相違に基づくものであっ
た。関係者は Case 4 の図 2-1 の通りである。

裁判所が認定した事実

　　　　　　　　認定事実は、次のとおり補正するほかは、原判決「事実及び理由」
　　　　　　　　欄の第三の一に記載されたとおりであるから、これを引用する。

　高裁はこのように述べ、一審からの補正部分を列記する。「**次のとおり補正
するほかは、原判決・・・に記載されたとおり**」という記述からは、ほぼ原判
決の認定を踏襲したような印象を受けるが、実際にはこの補正部分が大きな意
味を持っている。以下、一審と二審の事実認定の相違の比較対照を表の形で記
す。

JCOPY 498-22904

第 2 章　養子縁組　　55

①認知症 A の認知機能についての補正部分（抜粋）

表の左に記した一審判決文の認定事実を、二審では表右の通り補正した[2]。

（下線は著者による）

一審	二審
SW について、A は、S が死亡したのは SW の責任であると考えてその悪口を言うなど、SW に対して<u>悪感情を抱いていた</u>。	SW について、A は、SW が認知症であるとか、S が施設に入れられて死亡したのは SW の責任であると考えてその悪口を言うなど、SW に対して<u>理不尽な妄想を抱いていた</u>。
（一審に記載なし。二審で右を追加）	B 病院での検査の結果、A は、食事や排泄等の生活動作及び会話はできるが、年齢（当時 92 歳）相応の脳萎縮がみられ、見当識障害及び著しい記憶障害（特に遅発再生が不良）があって、アルツハイマー型認知症に罹患しており、後見相当（自己の財産を管理・処分することができない状態）であると診断された
翌 18 日の時点での A の状況は、会話、意思表示、話の理解とも「正常」であり、話の理解については、「普通の会話はできるが嫁（SW のこと）になると理解できなくなる。」というものであった。	CW によれば、入院前の A の状況は、会話、意思表示、話の理解とも<u>「正常」</u>であるが、<u>認知症（アルツハイマー型認知症）がみられ</u>、いつも同じこと（特に嫁に対する不満）を話し、普通の会話はできるが嫁（SW のこと）になると理解できなくなる。」というものであった。
また、前提事実（5）記載のとおり、平成 25 年 8 月 19 日から 28 日にかけての長谷川式の点数は 6 点から 11 点、MMSE は 14 点から 19 点であり、A は、長谷川式を基準にすれば高度の認知症、MMSE を基準と	A には著明な脳萎縮が認められ、また、入院中、「何で私はここにいるのでしょうかぁ…する事があるし…大変なんですが…」、「家に泥棒が入り 5 千万盗まれたので早く帰りたい」などと<u>帰宅願望を述べて、点滴針を自ら抜</u>

56　　民事篇

すれば中等度の認知症と診断される状態であった。

B病院に転院後の平成25年8月26日、被告はAと面会した。その際、被告がAを「じいちゃーん」と呼びかけ、被告とAが抱き合った。

（一審に記載なし。二審で右を追加）

去し離院を試みて<u>徘徊を繰り返したり</u>、夜間トイレに行って病室に戻れなくなるなどしていたほか、同月19日の検査によれば長谷川式11点、MMSE19点で、見当識障害及び記憶障害が著しく、計算もできず、尿失禁等の周辺症状も認められることから、<u>高度認知症により後見相当と判定される状態</u>であった。そして、精神科治療について専門医による診断・評価を要するとして、B病院に転院することになった。」

「Aは、平成25年8月23日、CMに連れられてB診療所を外来受診したが、このときはD病院を退院して帰宅できるものと思っており、自宅ではヘルパーが帰ってしまったら一人だったので寂しかったなどと述べた。しかし、Aは、そのままB病院に移され、<u>アルツハイマー型認知症、アルコール依存症、妄想状態</u>などと診断されて入院治療の必要性が認められたが、<u>自己の病状等を説明されても理解できず、自宅に帰ることもできないとして</u>、Nの同意を得た上、医療保護入院となった。同日におけるAの精神状態は、長谷川式6点、MMSE14点であり、知能の重度障害、記銘障害、見当識障害、健忘、易怒性・被刺激性亢進の症状がみられた。

「ウ　平成25年8月28日、Aに対する知能検査が実施されたが、長谷川式9点、MMSE14点で、見当識及び短期

	記憶の低下が変わらず著明であり、些細な負荷で認知レベルが大きく変動する様子がうかがわれた。Aは、同日、帰宅願望を繰り返し訴えて、医師に対し、「私のいとこが泊まっていく。ヘルパーも来る。」などと述べた。また、被控訴人とともに面会した弁護士（氏名不詳）は、看護師に対し、被控訴人から後見人の依頼があった旨述べた。」

②認知症Aの人間関係についての補正部分（抜粋）

表の左に記した一審判決文の認定事実を、二審では表右の通り補正した。

一審	二審
（5）アまた、Aは、被告に対し、自分の養子にならないかという話をするようになり、被告も、Aの話を受けることとして、養子縁組届を作成することになった（前記（1）イで判示したとおり、以前からAは誰かを養子にすることを考えていたものであり、また、前記（2）イで記載したようなAと被告の関係からすると、Aから養子になる話が出たという被告の供述は信用することができる。）。イAは、上記賃貸借契約が締結された以降、本件養子縁組届の「届出人署名押印 養父」欄を自署し（《証拠略》のほか、Aが自署したと認められる各種書面の記載との対照による。）、「F」という印（実印ではない。）を押捺した。	（5）その頃、Aは、被控訴人に対し、独り暮らしの寂しさを訴えて、被控訴人の帰宅を引き留めたり、自分の養子にならないかとか、被控訴人が養子になればE町の物件を無償で貸すなどと申し向けたが、被控訴人は、当初、養子の話は冗談でないかと考え、無償貸与の話も断った。他方、Aは、被控訴人との間でこのような話をしたことを、親族を含め他の者に告げなかった。そして、上記賃貸借契約が締結された後、「届出人署名押印 養父」欄にAの氏名が記載され、名下に押印のある本件養子縁組届が作成された。
（一審に記載なし。二審で右を追加）	そして、被控訴人は、Aに対し、SW

58　民事篇

（一審に記載なし。二審で右を追加）	やNは三年間Aの世話を何もしておらず、Aの直系の子は自分だけであるとか、Aと一緒に暮らそうと思っていたが、子供もいるので別々に暮らしていてA宅の鍵を持っていなかったなどと話すとともに、医師と面談して、Aは退院を希望しているし、自分もそうさせたい、せめて一回自宅に外出させたいなどと述べた。Aも、医師や看護師に対し、<u>自宅に帰りたいとしきりに訴えた。</u> Aは、平成25年12月25日及び平成26年3月3日、G弁護士と面談し、<u>本件養子縁組届を作成したことはないなどと述べて、本件養子縁組を解消すべく法的手続を執るよう望み、</u>養子縁組取消調停の申立書及び手続代理委任状に署名指印した。
被告に対して保有する財産を譲る意向があることを述べていた	（二審で削除）

裁判所の論考

　裁判所は、1) 本件養子縁組届出の時点　を中心に、それを起点とし、2) 届出前におけるAの言動　及び　3) 届出後におけるAの言動　をそれぞれ分析し、AがYとの養子縁組の意思を持っていたことを否定した。次の通りである。

(1) 本件養子縁組届出の時点

　　Aは、かねてからSWとの関係で妄想がみられ、遅くとも平成23年8月頃から認知症の症状が現れていたほか、既に平成24年11月時点で、医師により、年齢（92歳）相応の脳萎縮があって、見当

識障害及び著しい記憶障害によりアルツハイマー型認知症に罹患し、後見相当の精神状態にあると診断されていた。そして、このような状態は、本件養子縁組届が作成され、かつ、その届出がされた平成25年8月20日前後の時点において更に進行し、客観的な所見として著明な脳萎縮が認められたほか、長谷川式及びMMSEの数値は高度の認知症があることを示し、しかも、見当識障害及び記憶障害が著しく、尿失禁等の周辺症状もみられたのである。

そうすると、Aは、本件養子縁組届が作成され、かつ、その届出がされた当時、精神上の障害により事理を弁識する能力を欠く常況にあったということができるのであって、仮にAが本件養子縁組届に署名押印したとしても、これをもって直ちに縁組意思があったと推認することはできないというべきである。

「精神上の障害により事理を弁識する能力を欠く常況にあった」とはすなわち、本件養子縁組届出の時点で、Aは認知症のため意思能力を欠いていたと高裁は認定したということである。

(2) 本件養子縁組届出前におけるAの言動

一審すなわち本書 **Case 4** に前記の通り、一審被告Yは、AとYとの養子縁組の合意自体は平成25年2月頃に成立しているから、たとえ平成25年8月の本件養子縁組届出の時点でAに意思能力がなかったとしても、養子縁組は有効に成立していると主張している。これについての高裁は次の通り述べる。

> なお、Aは、それ以前、被控訴人に対し養子にならないかなどと述べていたことがうかがえるが、それ自体、Aが独り暮らしの寂しさから被控訴人の歓心を得るために養子の話を持ちかけたというにすぎず、被控訴人もこれを冗談と受け止めたというのであるから、両者の間で養子縁組の合意がされていたものではなく、ましてや縁組届出の委託がされていたわけでもない。したがって、Aの縁組意思の存否は、本件養子縁組届の作成・届出がされた平成25年8月20日に接着した時点において問題とされるべきである。

> (2) 上記認定によれば、被控訴人は、Cの従業員としてE町の物件を賃借する交渉のため、平成24年11月以前から、しばしばA方を訪

問し、その際にＡの身の回りの世話をしたり話し相手になるなどして、それなりに親しくなっていたことが認められる。しかし、Ａと被控訴人は、本件養子縁組届出がされるまで、本件養子縁組を周囲の関係者に対し公にしようとした様子は全く見受けられず、また、被控訴人が養子になった後のＡに対する扶養や祭祀承継等の在り方について、具体的な話合いがされた形跡はなく、同居又はこれに類する生活を送ることについても同様であり、かつ、そのような生活が具体的に予定されていたものでもない。

そうすると、Ａと被控訴人との間で、親子関係を創設するための真摯な協議はなく、少なくともＡについて、被控訴人と親子関係を創設する意思があったとみるべき事情はない。

　一審被告Ｙの言う平成25年2月頃の時点では、ＡとＹの間に養子縁組の合意はなされていなかった。そして平成25年8月の時点でも、Ａには、Ｙと養子縁組をする意思があったとみるべき事情はない。一審とは180度異なる認定となった。

(3) 本件養子縁組届出後におけるＡの言動

　一審すなわち本書 **Case 4** に前記の通り、Ａはその後、本件養子縁組取消を希望しているが、一審裁判所は、それはＡ自身が養子縁組をいったんは有効に成立したと認めたことの証だとした。これについての高裁は次の通り述べる。

　　　　被控訴人は、本件養子縁組届出後のＡの言動を指摘して、本件養子縁組が有効に成立したことを前提とする旨主張する。

　　　　確かに、上記認定によれば、Ａは、本件養子縁組届出後、Ｂ病院の医師や看護師に対し、被控訴人のことを自分の跡継ぎであるとか、養子をもらったがまだ登記していないなどと、被控訴人と養子縁組をしたかのような発言をしていた事実が認められる。しかし、養子をもらったがまだ登記していないというＡの発言は、被控訴人との間で養子縁組の話が出たものの、養子縁組の届出はしていないという趣旨に解されるし、そもそもＡの一連の発言は、Ａとして、予期に反して入院が続いたことで帰宅願望を強めていたところ、被控訴人がＡとの面会において同居を示唆するなどし、Ａをして退院を期

待させるようなことを述べたのを受けてされたものである。そうす
ると、これらの事情に加えて、当時のＡの精神状態を併せ考える
と、Ａの発言は、帰宅願望の文脈で理解されるのであって、被控訴
人が自分の面倒をみてくれるから退院させてほしいと医師や看護師
に訴えることに主眼があったとみるのが相当であり、本件養子縁組
が有効に成立したことを前提とした発言と解するのは相当でない。

　Ｙは、Ａの退院願望につけこんでまんまと養子縁組をしてしまった。いやそ
こまでは言っていないが、裁判官の口からそう出かかっているかのような文章
である。

なお、Ａは、平成 26 年 3 月、Ｇ弁護士に依頼して養子縁組取消調停
を申し立てているが、その際の主張はまさしく本件養子縁組の無効
をいうものであり、要するに法的な意味合いで縁組取消しを求めた
趣旨ではなく、養子縁組の話はなかったことにしてほしいとの通俗
的用法にすぎないと解されるから、本件養子縁組の法的有効性を自
認していたなどとは到底いえない。

　かくして高裁は、1) 本件養子縁組届出当時、Ａは、養子縁組を有効に成立さ
せるだけの意思能力を欠いていた　2) それ以前にＡとＹの間に養子縁組の合
意はなかった　3) それ以後にＡが養子縁組の取消を希望したのは、この養子
縁組はなかったことにしてほしいという意味であった　と認定し、本件養子縁
組は無効であると結論した。

62　　民事篇

解説　人間関係の機微

　養子縁組の意思能力について、一審と二審は全く逆の判断を示した。二審判決文の結論部分だけを読めば、高裁はAの意思能力を認知機能に基づき判断したという形が取られている。現に判決文には、Aの認知症の状態について、一審より精密な認定がなされている。認知症についての一審認定部分に修正を重ねていくという二審判決文のスタイルは、意思能力の認定を逆転させるものとして合理的である。

　だが、修正が重ねられているのは認知症についての部分だけではない。Aと被控訴人（一審被告）Y、そしてAの親族との関係についても多くの修正認定がなされている。それらを読めば、「AがこのYと養子縁組をするのは全く不自然」という情景が浮かび上がる。そして親族との不仲についても、Aの妄想に基づく要素があることが強調されている。また、AがYに対して一時的にせよ持っていた好感は、Aの信用を得ようとするYの策略的な言動によると認定していることが感じ取れる判決文になっている。すなわち高裁は、純粋にAの認知機能だけを評価したのではなく、Aの具体的な人間関係に目を向け、AはYと養子縁組をする意図をどれだけ持っていたのか、仮にある程度でも持っていたとしたら、それは正当と言える理由によるものか、という点まで総合的に判断したうえで、判決を下したのである。

　一審は確かにAの認知症そのものの検討が甘かったと言えないこともない。加えて一審の論考は、「理由はどうあれ」というフレーズに象徴される、一種行動主義的な色彩を持っている。一審判決文（Case 4）には「SWに対する悪感情についてはAの妄想としかいいようのないものであるが、理由はどうあれ、Aは、SWやNといった親族ではなく、誰かを養子にして、自分の財産を譲り、墓を守ってほしいということを考えていたものであって」という記載があった。一審裁判所は「理由はどうあれ」、つまりそれが妄想である・ないにはこだわらず、結果としてAが表出した意図を重視したのである。

　高裁はそういう考え方はしなかった。表面的には認知機能の評価に基づき判断を下したという形だが、実のところはAの表面的な言動の底にある心理を

読み取り、養子縁組は真意ではなかったことを認定したのである。

参考
1) 判例時報　2327 号 39 頁.
2) 判決文中「痴呆」という記載は「認知症」に置き換えた.（本書の他の事例もすべて同様）

民事篇

第3章

遺言能力

認知症 A の死後に遺言書が開示され、その内容を不服とした相続人が（すなわち、遺言書に従えば遺産を受け取れない相続人が）、そんな遺言書は無効だと訴えるのが遺言能力訴訟である。このときの原告の典型的な主張の一つが、A は認知症だったから遺言能力はなかったというもので、すると医師は、遺言当時の A の認知機能の判定を求められることになる。これは「死者の認知機能」であり、判定には様々な困難がある。

Case 6

長男 vs 次男。遺言有効。

遺言無効確認等請求事件
東京地方裁判所平成 23 年（ワ）第 41014 号
平成 27 年 3 月 30 日民事第 28 部判決

死亡の 3 年前、父 A は、全財産を次男 S2
にゆずるという書面を残した。それを知っ
た長男 S1 が、この遺言は無効であるとして
訴えを起こした。

争い

認知症本人：男性 A。91 歳で死亡。遺言書日付けの 1 年半前にアルツハイマー病と診断。
原告：A の長男 S1
被告：A の次男 S2
原告の訴え：A が死亡 3 年前に作成したとされる遺言書「全財産を S2 にゆずる」は無効。

91 歳で死亡した A の死後に開示された遺言書には、3 年前の日付が記されていた。遺言内容は全財産を次男 S2 にゆずるというものであった。長男 S1 は黙っていない。そんな遺言は無効だと訴訟を起こした。

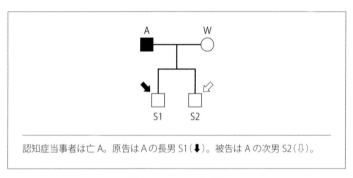

認知症当事者は亡 A。原告は A の長男 S1(⬇)。被告は A の次男 S2(⇩)。

図 3-1　Case 6：家系図

原告の主張は 3 段構えである。
1　遺言書としての体裁をなしていない。
　「全財産を S2 にゆずる」との記載しかなく、かつ、同書面には遺言書等の題名も一切ない。これでは遺言書とはいえない。
2　偽造である。
　A がこのような文書を書けたはずがない。なぜなら、当時 A は要介護度 5 と認定されるほど身体が不自由になっており、眼科の治療も受けていた。そんな A は肉体的にも精神的にも、本件遺言書のような文章を書けるはずはない。また、筆跡が A のものとは異なる。

3 遺言能力がなかった。

　根拠は二つ。医療の経過、及び、医師による成年後見診断書である。

・A は、平成 17 年 7 月、要介護度 5 と認定され、同年 9 月にはアルツハイマー病と診断されている。また、本件遺言書の作成当時には、1 日に 2 回以上の失禁が認められていたから、A のアルツハイマー病の状態はかなり重かった。

・被告 S2 は、平成 19 年 2 月に A の成年後見用診断書の作成を医師に依頼していた。これは、A には、早急に成年後見人を選任するほどの能力の欠如が認められたことを示している。そして、上記依頼に基づき F 医師が作成した診断書には「補助相当」と記載されていたが、F 医師は平成 24 年 2 月にそれを「後見相当」に訂正した。したがって平成 19 年 2 月当時には A には後見相当の判断能力しかなかった。

裁判所が認定した事実

(1) 亡 A が入院等をする以前の原告、被告及び亡 A の状況等について

　　ア　原告 S1 とその家族は、30 年前ころから、当時 SJ にあった実家（以下「SJ の実家」という。）で、亡 A 及び W（以下上記両名を「亡 A ら」ともいう。）と同居を開始した。原告は、上記同居に当たって、約 500 万円の支出をして SJ の実家を増築した。

　　イ　その後、原告 S1 夫婦と亡 A らとの関係は W が原告の妻に辛く当たったこと等から悪化するなどし、平成 2 年ころ、原告及びその家族は SJ の実家を出て、亡 A らと連絡を取らなくなった。

　長男である原告 S1 と A は、嫁姑の確執（S1 の妻と A の妻 W の確執）により、20 年以上にわたり音信不通になっていた。それに対し次男である被告 S2 は、以下に示す通り、A との良好な関係を続けていた。

　　ウ　亡 A は、平成 3 年ころに脳梗塞を発症したため、被告は当時居住していた HS から上京して、入退院の手続や付き添い等を行った。
　　　　亡 A は平成 6 年ころにも、再度、脳梗塞で入院するなどした。

　　エ　亡 A は、SJ の実家を売却して、平成 6 年 9 月下旬に本件各不動産

第 3 章　遺言能力　　69

（BB の実家）を購入し、同年 11 月 3 日に転居した。

被告 S2 は、上記不動産の売却及び購入手続を手伝うなどし、BB の実家の購入にあたっては、SJ の実家の売却代金が入るまでの間、高齢のためにローンを組めない亡 A に代わり、形式上、ローンの名義人になるなどした。

オ　被告 S2 は、平成 11 年ころに YH に戻り、その後は、以前より頻繁に亡 A らの様子を見に行き、買い物や用事等を依頼されるなどしていた。

(2) 亡 A の身体及び精神能力等について

A には上記脳梗塞の後遺症に加え糖尿病もあって歩行困難となり、平成 17 年 6 月には要介護度 5 と認定され、同年 7 月 8 日からアルツハイマー型認知症、陳旧性脳梗塞及び糖尿病との診断を受け約 4 カ月入院し、同年 11 月 10 日退院後は介護老人福祉施設 K に入所した。その後、認知症関連の薬の処方はない。入所 2 週間後には身体状況の改善から要介護度 4 と認定された。

判決文には、A を診断した医師の文書の記載内容が列記されている。

・平成 17 年 10 月 20 日の、同病院の G 医師の介護保険にかかる主治医意見書
　　短期記憶は「問題あり」、日常の意思決定を行うための認知能力は「判断できない」とされており、精神・神経症状としては「認知症」と記載されていた

・平成 17 年 11 月 10 日退院時の退院証明書
　　アルツハイマー病については、会話は可能で問題行動もない旨が記載されている

・平成 18 年 10 月 20 日、介護老人福祉施設 K の嘱託医である F 医師の診断
　　短期記憶に問題はなく、日常の意志決定を行うための認知能力があり、自分の意志の伝達能力がある

・平成 19 年 2 月 2 日、F 医師の成年後見申立診断書
　　「自己の財産を管理・処分するには、援助が必要な場合がある。（補

70　　民事篇

助相当）」にチェックがされており、判定の根拠として、「判断力不安定 短期記憶問題なし、日常の意志決定を行うための認知能力あるが法的な判断、手続には補助を必要とする。」と記載されている。なお、上記診断書には、「自己の財産を管理処分することができない（後見相当）」にもチェックが入っているが、同チェックの上に横線を引いて訂正印が押されている

　原告の前記主張の通り、平成19年に作成されたAの成年後見診断書は、作成した医師の手により、作成5年後に「補助相当」から「後見相当」に訂正されている。常識的に考えていかにも不可解であるが。

・平成19年10月 介護保険の主治医意見書
　　　　　診断名として「糖尿病、網膜症、アルツハイマー症」と、認知症高
　　　　　齢者の日常生活自立度は「自立」、短期記憶は「問題なし」、日常の
　　　　　意思決定を行うための認知能力は「自立」、自分の意思の伝達能力
　　　　　「伝えられる」と記載されている。

　そして、平成19年11月7日には要介護3と認定され、要介護度はさらに改善したこと、平成20年5月ころまでは、介護老人福祉施設Kで行われる習字教室に参加するなどしていたことも認定されている。

(3) 亡Aと原告ないし被告の関係及び亡Aの財産関係並びに本件遺言書作成
　　の経緯等について

　前記（1）で、Aは長年にわたり、原告S1とは疎遠、被告S2とは良好な関係を保っていたことが認定されている。本項（3）は、本件遺言に直接かかわる部分においてのAとS1、AとS2の関係についてである。

　　　　　ア　被告は、平成17年1月ころから、亡Aの通帳及び印鑑等を預かる
　　　　　　　ようになり、以後、被告の妻とともに亡Aの財産管理を担当してい
　　　　　　　た。また、被告は、亡Aが介護老人福祉施設Kに入所する際の契
　　　　　　　約者にもなっていた。
　　　　　イ　亡Aは、介護老人福祉施設Kの相談員に対し、平成18年6月1日
　　　　　　　には、原告夫婦とは絶縁状態であり、現在も関わり合いを持ちたく

第3章　遺言能力　　71

なく、亡Aの情報も教えて欲しくないとの意向を伝えていた。また、同年8月14日及び、同年10月5日にも原告との絶縁及び被告に任せているので同人に相談して欲しいとの趣旨の発言がなされていたうえ、同月10日には、原告のことを面会禁止にして欲しいと伝えていた。

このように、Aと原告S1とは疎遠であったのに対し、Aと被告S2とは良好な関係が続いていた。

そして平成19年、Aの財産をめぐるS1とS2の争いが始まる。

ウ　原告は、平成19年2月ころ、被告が亡Aの財産を横領している疑いがあるとして、亡Aの預金通帳を開示するように求める調停を横浜簡易裁判所に申し立てた。

エ　被告S2は、原告S1が亡Aの財産を全て自分のものにしようとしていると感じ、本件訴訟の被告代理人であるMM弁護士に相談したところ、同弁護士から、亡Aらの財産を守るためには、亡Aの財産を全て被告に相続させる旨の内容の遺言を公正証書で作成すべきだと助言された。

オ　被告S2は、亡Aに対し、Wを守るために必要であること等や上記調停のことを報告するなどして、遺言書を作成して欲しいと伝えたところ、亡Aも了解し、平成19年3月4日、本件遺言書が作成され、以後、介護老人福祉施設Kの亡Aの居室内のタンスに保管されていた。

すなわち本件遺言書は、S1の不穏当な動きに対抗して、S2がAに依頼して作成されたものである。

カ　原告は、平成20年6月中旬ころ、MT銀行及びSK信金本店の各お客様窓口係並びにYC銀行に対し、「要請書」と題する書面を内容証明郵便で送付した。同書面には、亡A及びWの資産に関し、現在親族間で係争中であること、上記両名の口座の入出金については、厳格な本人確認を要請する旨が記載されていた。

72　民事篇

その後MT銀行については平成20年8月13日に、SK信用金庫については平成20年8月13日及び同年12月6日に、いずれも介護老人福祉施設Kにおいて、銀行の担当者が亡Aの意思を確認し、定期預金及び普通預金の解約手続きを行った。手続そのものは被告S2が行った。
　そして亡Aは、平成22年1月28日に死亡した。なお、被告S2は、原告S1に対し、亡Aが死亡した事実や同人の葬儀について知らせなかった。

(4) 原告とWとの関係について

　　　　（WはAの妻。原告と被告の母である）
　　ア　原告は、平成18年3月、Wに同居の申出をし、同人とBBの実家での同居を開始した。
　　イ　しかしながら、原告S1は、同年5月、BBの実家内の壁に掛かっているカレンダー等に赤のカラースプレーで×印を書いたり、「看病してあげ、人の金を盗るな」と言った貼り紙をするなどし、BBの実家内を荒らすなどした。
　　ウ　Wは、平成18年6月から、BBの実家を出てアパートで暮らすようになり、BBの実家には、現在に至るまで原告とその家族が住んでいる。

　何と酷い事実が明らかにされたことか。つまり長男S1一家は母（Aの妻W）を追い出し、そこに住み着いたのである。

裁判所の論考

　原告の主張は前述の通り、遺言書としての体裁をなしていない・偽造である・意思能力がなかった、の3段構えであった。このうち、第一の体裁について裁判所は、当時においてAが遺言を残すのは自然な行為であることを指摘し、体裁にこだわらず遺言であると認定した。第二の偽造であるとの主張の根拠は、当時のAの精神的・身体的状態からみて書けるはずがなく、また、筆跡も違っているというものであったが、裁判所は前者については、当時の医師の意見書に「自分の意思が伝えられる」と記されていること、習字教室に参加していたこと、生活状況から見てS2に全財産を譲ることは不自然でないとし、

後者については「一見して亡Ａの筆跡が異なるとも言い難いうえ、**本件遺言書作成時から1年半近く経過していることからすれば、亡Ａの身体状況の変化により筆跡の乱れが生じることもあり得る**」として退けている[1]。かくして争点はＡの遺言能力に絞られた。裁判所は次の通り論考する。まず原告S1の主張について。

(1)ア 　遺言能力とは、遺言事項を具体的に決定し、その効果を理解するのに必要な能力であると考えられるところ、原告は、本件遺言書が作成された当時、亡Ａには遺言能力がなかった旨主張し、その根拠として

〔1〕 亡Ａは、平成17年7月当時、要介護度5と認定されており、同年9月にはアルツハイマー病と診断され、認知能力が欠如していたこと等からすれば、その改善が図られること自体あり得ないこと、

〔2〕 本件遺言書作成当時には、失禁が認められたこと、

〔3〕 被告が亡Ａの成年後見申立ての準備をしており、本件成年後見申立診断書を作成したＦ医師が平成24年2月下旬に同診断書の記載を「後見相当」に訂正したことを挙げる。

　このうち、〔1〕については、アルツハイマー病そのものの改善は確かに期待できないが、その認知機能はある程度までは変動することをどう考えるかという問題がある。またそれより何より、平成17年7月に認知症と診断され、認知機能が低下していたからといって（原告のいう認知機能の「欠如」は極端な表現で不適切である。「低下」が正しい）、平成19年3月の遺言書作成当時に遺言能力が失われるほどの認知機能低下があったとは限らず、そのころの医師の診断を含めた具体的状況が問題である。〔2〕については、失禁と認知機能は比例しないから医学的には全く不合理な主張である。〔3〕が不可解なことは前述の通りである。以上が医学の立場からの見解であるが、裁判所は次の通り論考した。

イ 　しかしながら、前記のとおり、被告の状態は、本件遺言書作成当時には平成17年7月当時に比し改善の方向にあったといえ、平成18年10月及び平成19年10月の医師の診断書や意見書によれば、短期記憶には問題はなく、日常の意思決定を行うための認知能力は自立、意思の伝達能力はあると診断されており、実際に介護老人福祉

施設Kの相談員に対し、原告と関わり合いを持ちたくない旨を表明するなどしていること、平成20年の夏の時点で、金融機関は亡Aの意思確認のために面談した結果、定期預金等の解約に応じていることからすると、亡Aは自らの意思を伝えることが可能であり、一定の理解力もあったといえる。そして、前記のとおり、本件遺言書の内容は簡潔で、その記載事項も高度な理解力を要するようなものではなく、亡Aにおいて本件遺言書を作成する動機も存することからすれば、亡Aが本件遺言をする能力がなかったとは認められない。

　以上、裁判所は遺言書作成の頃のAの認知機能を多角的な側面から評価する。そして、本件遺言書が簡潔であったことも指摘する。遺言能力も意思能力の一つであるから、このように相対性を有しているのである。すなわち、遺言書が複雑であればそれだけ高度な認知機能が要求されることになるが、本件は「全財産をS2にゆずる」という、遺言書としては最も簡潔な内容であるから、必要な認知機能はそれほど高くないのである。

　　　　上記〔2〕の点も、上記判断を左右するようなものではない。

　失禁についてはこのように一蹴した。

　　　　〔3〕のF医師が本件成年後見申立診断書の記載を「後見相当」に訂正したとする点も、確かに平成24年2月28日付けで、上記訂正の内容が記載された、F医師から原告に宛てた「確認書」と題する書面が存在するものの、本件成年後見申立診断書が平成19年2月に作成されてから5年が経過した後に、医師が診断書の判定を訂正するというのは不可解である。しかしながら、F医師が訂正に至った首肯できる理由は明らかではない以上、上記訂正をもって、直ちに、本件成年後見申立診断書が作成された当時に亡Aが「後見相当」の状態にあったことを裏付けるとはいえない。

　作成5年後の診断書訂正はやはり認められなかった。この主張はかえって原告への不信感を高めたことは否めないであろう。

　かくして原告の主張はすべて退けられ、遺言は有効と結論された。

解説　死者の認知機能

　遺言書を作成した本人はすでに死去。そして遺言書に記された者と記されなかった者の骨肉の争いが発生する。遺言書としての体裁をなしていない・偽造である・意思能力がなかったという三点が原告の主張の定番で，本件は遺言をめぐる訴訟として典型的なものである。

　遺言が有効であるかどうかは，遺言書作成という過去の一時点についての判断である。このとき，医に求められるのは遺言能力についての判定であるが，そもそも過去の一時点における認知機能を判定するための医学的手法は存在しないことに加え，すでに本人が死亡している以上，判定は残された資料に基づいて行うほかはない。本件，複数の医師による複数の診断書等に基づき，また，当時のAの生活状況に基づき，裁判所はAに遺言能力はあったと認定した。その認定には，本件遺言書が簡潔なものであったことも大きく考慮されている。遺言に必要な認知機能は，当該遺言書の内容によるのは当然であり，遺言能力もまた，相対性を有する意思能力の一つなのである。そして，Aと原告，Aと被告との関係がどのようなものであったかも重要な論点となっている。養子縁組と同様に，関係者との人間関係も十分に考慮したうえで総合的な論考を裁判所は行うのである。それにしてもF医師が成年後見診断書を5年後になって訂正したことにはどのような背景があったのであろうか。もし原告の依頼により医学的判断を曲げたのであれば，医の倫理という観点からも強い非難に値する行為であろう。医師が訴訟にかかわるときは，依頼者の意向に左右されることなく公正中立な立場から医学的意見を述べなければならないことは，いくら強調してもしすぎることはない[2]。

参考
1) 本件では行われた形跡がないが，遺言書が偽造であるという訴えにおいてはしばしば筆跡鑑定がなされ，立派な装丁の筆跡鑑定書が証拠として提出される。
2) Ethics Guidelines for the Practice of Forensic Psychiatry. American Academy of Psychiatry and the Law. (http://www.aapl.org/ethics.htm) "When psychiatrists

function as experts within the legal process、they should adhere to the principle of honesty and should strive for objectivity. Although they may be retained by one party to a civil or criminal matter、psychiatrists should adhere to these principles when conducting evaluations、applying clinical data to legal criteria、and expressing opinions." なお，日本司法精神医学会の倫理ガイドラインは刑事精神鑑定に特化しており（http://jsfmh.org/oshirase/pdf/kanteirironGL.pdf），民事精神鑑定についてのガイドラインは存在しない.

Case 7

甥 vs 他人。遺言無効。

所有権移転登記抹消登記請求事件
本訴東京地方裁判所 平成 26 年（ワ）第 33360 号
遺言無効確認請求事件
反訴東京地方裁判所 平成 27 年（ワ）第 4650 号
平成 27 年 9 月 3 日民事第 33 部判決

時期を違えた三つの遺言書が存在し、それ
ぞれの有効性が争われた。

争い[1]

認知症本人: 女性 A。　平成 25 年 5 月 13 日に死亡
原告: N: A の亡夫 H の姉の子。
被告: Y: A の会社の元従業員。
原告の訴え: 第二遺言と第三遺言は無効。
背景: 平成 17 年、18 年、19 年に作成された 3 通の遺言書が存在し、それぞれ内容が異なっている。

　本事例では、A が作成したとされる三つの遺言書が存在する。第一が、親族 N に譲るという平成 17 年遺言書（平成 17 年 2 月 19 日）、第二、第三が他人 Y らへ譲るという平成 18 年遺言書（平成 18 年 11 月 30 日）と平成 19 年遺言書（平成 19 年 3 月 11 日）である。このように時期を違えた複数の遺言書が作成され、それぞれの有効性が争われることも珍しくない。

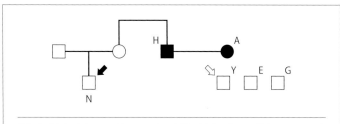

認知症当事者は亡 A。原告は A の甥 N(⬇)。被告は他人 Y(⇩)。Y は A の夫 H が生前に設立した PP 工業組合の元従業員で、訴訟当時は代表理事。

図 3-2　Case 7: 家系図

3 つの遺言書の内容は次の通り。
・平成 17 年遺言書
　「私のいさんは全部 U 木工所にいる N（昭和二十二年〇月〇〇日生）にあげます。」との「ゆいごん書」（平成 17 年 2 月 19 日付）
・平成 18 年遺言書
　「A の全部の財産を Y と G にそうぞくさせます」との「ゆい言書」（平成 18 年 11 月 30 日付）

・平成 19 年遺言書

「A の一切の財産を E と Y にゆづります」との「ゆい言書」（平成 19 年 3 月 11 日付）

本件は、第二、第三の遺言書が無効であるとして、親族 N が訴えを起こしたものである。

（遺言書中、N 以外はすべて A と縁戚関係のない他人）

A の夫 H は生前、以下に示す PP 協同組合と U 木工所を設立した。

PP 協同組合は昭和 47 年 6 月 29 日設立。平成 8 年 2 月 8 日に代表理事が H から A に替わり、平成 11 年 7 月 23 日からは被告 Y が代表理事となり、現在（本件訴訟時）に至っている。

株式会社 U 木工所は昭和 33 年 7 月 21 日設立。

H が死亡したことから平成 7 年 12 月 20 日に A が代表取締役に就任し、平成 15 年 9 月 25 日に A が退任して E が代表取締役に就任し、平成 18 年 12 月 27 日には E が辞任して原告 N が代表取締役に就任し、現在（本件訴訟時）に至っている。

すなわち、PP も U も、夫 H の死後は A が受け継ぎ、その後は他人である Y と E がそれぞれ受け継ぎ、PP 協同組合については訴訟時も Y が代表理事を務めていた。

◆　原告 N の主張

＜A と被告 Y の関係＞

- ・被告 Y は、A と親戚関係になく、PP の元従業員に過ぎず、時折 A の自宅を訪れ、茶菓子等を食べながら A と雑談するなどしていた者で、A に「尽くした」事実など全くない。
- ・A が長年取引をしていた SB 信用金庫 AA 支店に赴き、A の預金口座から 500 万円を引き出そうとして拒否されたため、後刻 A を同伴して AA 支店を訪れ 440 万円を引き出して持ち帰った。引き出した 440 万円のうち、200 万円を Y が、240 万円を E が、それぞれ取得した。
- ・平成 18 年 11 月 10 日、AA 支店長は、A に対する権利侵害を案じ、

NN 区 BB（権利擁護センター）に、上記事実を告げて相談した。
これを契機に、NN 区社会福祉協議会、NN 区及び NN 区本町地域
包括支援センターの三組織が、A の権利保全のための情報収集を
開始し、とりあえず区長申立てを前提に、成年後見開始申立ての
準備に着手した。

・平成 18 年 12 月 1 日、NN 区社会福祉協議会は、上記三組織の合
意に基づき、A に対する財産侵害をおそれ、成年後見人が付くま
での仮の措置として、A の預金通帳を預かった。

<A の遺言能力>

　平成 18 年遺言書も平成 19 年遺言書も、A が老年アルツハイマー型認知症の
進行により遺言能力を失った後に、被告 Y に強制されて作成させられた無効
な遺言書である。なぜなら A には次の通りの病歴があるからである。

　・平成 18 年 12 月 11 日
　　K クリニックの P 医師が老年アルツハイマー型認知症と診断した。
　・平成 18 年 12 月 26 日
　　N の姉 L の協力を得て成年後見開始の申立てをした。
　・平成 19 年 1 月 5 日
　　東京家庭裁判所が鑑定人 P に対し A の鑑定を依頼した。
　・平成 19 年 4 月 27 日、
　　A について後見開始。被告訴訟代理人である I 弁護士が代表理事を務める
　　有限責任中間法人成年後見センター PS を成年後見人として選任した。

　以上の経過からして平成 19 年遺言書作成時点、平成 18 年遺言書作成時点の
いずれにおいても A は遺言能力を有していなかったというのが原告の主張で
ある。

◇　被告 Y の主張

　要旨次の通り：

　認知機能が後見に相当することと、遺言能力の有無は異なり、後見が開始さ
れたからといって直ちに遺言能力を喪失するものではない。平成 18 年遺言書
作成のころ、A は銀行残高メモ（平成 18 年 9 月）、中元用、お寺用メモ（平成

18 年 12 月）などを記していることからみて、当時 A は遺言能力を有していた。

　また、A は生前、原告に財産を譲ることは拒んでいた。他方、被告 Y と A は親しかった。

裁判所が認定した事実

　　1　A の精神状態について
（1）　平成 18 年 11 月から 12 月頃の A の状態
　ア　平成 18 年 11 月 7 日、被告 Y 及び E は、A を同伴して、A が長年取
　　　引をしていた AA 支店に赴き、440 万円を引き出して持ち帰った。
　　　引き出した 440 万円のうち、200 万円を被告 Y が、240 万円を E が、
　　　それぞれ取得した。
　　　平成 18 年 11 月 10 日、以前から A と面識があった AA 支店の支店
　　　長が、「認知症があって、本人の意思とは関係なしにお金を下ろさ
　　　れているのではないか」と、A について NN 区の権利擁護担当者に
　　　相談した。

　被告 Y の悪行を言う原告 N の主張内容が事実であるという認定である。
もっとも被告 Y は、A と被告が親しかったからこそ 200 万円は好意で譲り受
けたと主張しているのであるが。

　　　平成 18 年 11 月 21 日、被告 Y が、公証役場に任意後見の相談に行っ
　　　たが、困難と判断されたとして、A を伴い、NN 区社会福祉協議会に
　　　相談に来た。
　　　平成 18 年 11 月 27 日、NN 区の権利擁護担当者の F と地域包括支
　　　援センターの J が A の自宅を訪問したが、A 一人では話を聞いても
　　　わからないとのことで、後日、被告 Y にも同席してもらい、話を進
　　　めることになった。
　　　平成 18 年 12 月 1 日、A、被告 Y、E、NN 区社会福祉協議会の二人、
　　　NN 区の権利擁護担当者の F 及び地域包括支援センターの J の間で
　　　話合いが行われ、その際、被告 Y は、「原告 N が養子縁組を画策し
　　　ていた。定期預金、印鑑証明のカード、宝石多数、金塊 30g ～
　　　50g が見あたらない。」などと話した。そこで、持参した A の普通

預金の通帳2冊（合計残高1億5000万円以上）と実印を、NN区社会福祉協議会において、緊急に預かることになった。また、被告Y及びEは、その際、「AやHは、会社の利益は社員に分配すると言っていた。甥（原告のこと）や姪（Lのこと）への相続はHが亡くなった時に済んだはずで、もう金などもらう権利なんてないはず。」などと話していた。なお、社会福祉協議会においてAの通帳を預かって以降、被告Y及びEが、たびたび「Aが望んでいるから預けた通帳を返せ。」などとNN区に訴えてくるようになった。

被告Yの言動には怪しい雰囲気満載である。

平成18年12月6日、P医師に対し、Jから権利擁護しなければならないと思われる高齢者がいるが、状態を診てもらいたいという連絡が入った。一方、Lが、Aから医師の診察を受ける旨聞いたものの、要領を得ないため、事情を聞きに地域包括支援センターに来所した。

平成18年12月11日、P医師は、認知症の診断と自己の財産の管理・処分の判断能力の診察及び介護保険の申請のための意見書作成目的のために、Aを診察した。その結果、Aについて、同年2月と9月に白内障の手術をしたことや、同年12月1日に多くの人たちと会議を開いて区が通帳を預かることにしたことなどを全く記憶しておらず、判断にも一貫性がなく、詐欺にあっても全くおかしくない状況であるなどとして、老年アルツハイマー型認知症と診断し、自己の財産を管理・処分することができないとの意見を付した診断書（成年後見用）を作成した。

財産被害の予防という趣旨が鮮明な成年後見用診断書の作成である。Aの具体的な様子は次の通り。

〔1〕 電話は自分からはかけられない。
〔2〕 小銭での買い物はできる。食器を洗ったりはできる。一人で洗濯はできる。
〔3〕 食事の用意はパンなどであればできるが、作ることはできない。

〔4〕 付添があれば外出はできるが、一人ではごく近所の買い物のみ可能。

　そして、成年後見のための精神鑑定が行われ、Ｐ医師が平成19年3月9日付けで精神鑑定書を家裁に提出した。鑑定は以下の資料に依拠するものであった。

〔1〕 地域包括支援センターのＪによって作成された平成18年11月から同年12月11日の初診までのＡの状態に関する情報
〔2〕 平成18年12月11日のKS診療所頭部単純CT画像の結果
〔3〕 平成18年12月11日及び平成19年1月26日の診察の結果

　Ｐ鑑定書には次の記載がある。

　　　　Ａに関わる多くの人が、Ａの権利擁護のために成年後見制度の利用が必要であると考えたのは平成18年12月であるが、頭部単純CT画像やMMSEの点数、現在の日常生活レベルから推定すると、2年から3年前から認知症は始まっているのではないかと推測される。記銘力の低下は次第に進行し、それに対するＡの自覚は不十分である。会社運営やＨから残された財産の管理はＡもよくわからないという自覚はあるものの、それゆえに、昔からの知り合いや会社の従業員に頼ってしまい、その結果、銀行や信用金庫でのお金の出し入れに関わった人は、その不明確さゆえ、Ａの財産を都合の良いように使われてしまっていると疑われることになる。
　　　　平成18年12月11日に行った検査の結果では、明らかに初期から中期認知症の状態になっていた。
　　　　そして、もう一度平成19年1月26日に同じ検査をしたが、結果は同じであった。記憶力の低下と見当識の障害が目立っていた。
　　　　長くやり慣れた簡易な日常生活は、食事作り、入浴以外は不十分ながらできている。しかしながら、10日前の記憶を保持することができないことから、予約注文買いをする、契約を結ぶといった「先々を予測、計画する行為」は、後にその行為自体を忘れてしまうために、事実上困難である。
　　　　MMSEで17点という中等度知能低下の状態では、「その場その場

の判断の妥当性」さえも危うい状況になりつつあることを意味する。したがって、自己の財産のみならず、会社を管理運営する能力の有無という観点から見れば、事実上遂行困難である。

既に中等度認知症の状況にあり、今後とも緩解することなく進行していくことが予測される。

P鑑定の主文は次の通り。

〔1〕 精神上の障害の有無、内容及び障害の程度について
Aは平成16年頃に発症したアルツハイマー型老年認知症で、3年以上が経過していると推測。中等度知能低下状態にある。会話の疎通性は良好だが、記憶、見当識が著しく悪く、整合性のある判断能力に欠ける。

〔2〕 自己の財産を管理・処分する能力について
自己の財産を管理・処分する能力は低下している。

〔3〕 回復の可能性について
認知症は進行性で回復可能性はない。

この鑑定結果を受けて平成19年4月27日、家裁は、Aについて後見を開始する、成年後見人として有限責任中間法人成年後見センターPSを選任する旨の審判をした。

P鑑定に記された通りの認知機能であれば、当時（平成19年）、Aが遺言能力を有していなかったことは明らかに思えるが、裁判所の論考はどうであったか。

裁判所の論考

Aは、平成16年頃にアルツハイマー型老年認知症を発症し、その影響により遅くとも平成18年11月頃には既に中等度知能低下の状況にあり、記憶、見当識が著しく悪化し、整合性のある判断能力に欠ける状態にあったものと認められる。したがって、平成19年3月11日付の平成19年遺言書作成時はもちろんのこと、平成18年11月30日付の平成18年遺言書作成時点でも、既に遺言能力を

有していなかったものと認めるのが相当である。

　かくして裁判所はP鑑定をほぼ全面的に採用する形で、平成18年遺言書、平成19年遺言書のいずれもが無効であると認定、原告が勝利した。

解説　人間関係の総合判断

　遺言能力について裁判所は、上記の通り短文でかなりあっさりと判断を下している。但しその判断に至るまでには、長文の事実認定があった。認知機能の評価については、平成 19 年 3 月付の P 医師による精神鑑定書が大きかったことに疑いはない。成年後見開始のためには精神鑑定は必須ではなく、簡易な診断書で足りるのであるが、本件のように争いが発生したり、あるいは将来争いの発生が予想される場合は精神鑑定を実施した方が望ましいことが読み取れる。

　もっとも、P 鑑定の主文の記載は「自己の財産を管理・処分する能力は低下している。」(下線は著者による) であるから、ここから「遺言能力なし」と結論するまでには本来ならまだまだ長い距離がある。本書 **Case 6** の解説にも記した通り、遺言能力は相対性を有する意思能力の一つなのであって、遺言に必要な認知機能は当該遺言書の内容に応じて変わってくる。本件平成 18 年遺言書は「A の全部の財産を Y と G にそうぞくさせます」、平成 19 年遺言書は「A の一切の財産を E と Y にゆづります」というきわめて単純なものであるから、当時の A にこれらの遺言書の記載そのものが理解できないほどの認知機能低下があったとは考えにくく、また、「自己の財産を管理・処分する能力は低下している。」ことをもってこれらの遺言をなす能力を有していなかったと直ちに言えるものではない。

　するとやはり裁判所の判断は、認知機能だけに基づくものではなく、周辺事情についての事実認定の影響も大きかったと思われる。A と原告の関係、A と被告の関係についての事実からみて、平成 18 年遺言書と平成 19 年遺言書はいずれも不自然である。A が誰に財産を譲るのが A の真意と考えられるか。人間関係を総合してそれを判定するのが、遺言能力についての訴訟における裁判所の認定手法であると言えよう。

参考

1) 本事例は本訴と反訴から構成されているが，Case 7 としては遺言無効確認請求事件（遺言の有効性を争う事件）である反訴のみを取り上げる．したがって Case 7 の記述中，「被告」は反訴原告，「原告」は反訴被告を示している．

Case 8

母 vs 次女。遺言有効。

所有権移転登記抹消登記手続請求控訴事件
名古屋高裁平成 5 年（ネ）第 466 号 [1,2]
平成 9 年 5 月 28 民事第三部判決

禁治産者（現代でいう成年被後見人にほぼ
相当）の遺言能力が肯定された事例である。

争い

認知症本人：男性 A。昭和 63 年 9 月 13 日死亡。
被控訴人（一審原告）：A の妻 W
控訴人（一審被告）：A の次女 D2
被控訴人の訴え：第二遺言は有効（よって、A から D2 への不動産移転登記は抹消されるべき）。
背景：全財産を次女 D2 にゆずると記された第一遺言書と、その約 1 年後に作成された、全財産を妻 W にゆずると記された第二遺言書が存在する。A は第二遺言書日付の約 4 カ月前に禁治産者と確定している。

本事例では、全財産を次女 D2 にゆずると記された第一遺言書（昭和 58 年 3 月 8 日付）と、全財産を妻 W にゆずると記された第二遺言書（昭和 59 年 11 月 12 日付）が存在する。次女 D2 が第一遺言書に基づき A の不動産を獲得したのに対し、妻 W が第二遺言書に基づきその不動産の取り返しを求めた訴訟である。したがって第二遺言書の有効性が問題であるところ、A は第二遺言書作成の約 4 カ月前（昭和 59 年 7 月 19 日）に禁治産者と確定しており、次女はこの点に言及するなどして第二遺言書作成時に A には遺言能力はなかったと主張した。他方、A はワンマン経営者で、認知症罹患以前から元々気分の変動が激しく、家族に対する好悪もしばしば揺れ動いていた。

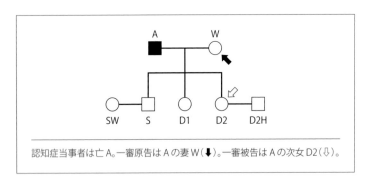

認知症当事者は亡 A。一審原告は A の妻 W（⬇）。一審被告は A の次女 D2（⇩）。

図 3-3　Case 8：家系図

A の病歴と遺言は次の通り：
昭和 57 年 8 月 6 日　第一回目の脳梗塞発作　　12 月退院。

昭和 58 年 3 月 8 日　第一遺言書:「全財産を次女 D2 にゆずる。」

昭和 58 年 9 月 26 日、心不全を起こして第二回目入院。11 月 24 日の CT で再度脳梗塞を起こしていることが判明。

昭和 59 年 7 月 19 日　禁治産が確定

昭和 59 年 11 月 12 日　第二遺言書:「全財産を妻 W にゆずる。」

＜人間関係＞

◇　控訴人（一審被告）・次女 D2 の主張

　A とその親族においては、長年にわたり、A と次女夫婦の系列（A-D2-D2H の系列）と、妻 W と長男夫婦の系列（W-S-SW の系列）が対立関係にあり、その確執は決定的であり、この事情からすると全財産を妻にゆずるとする第二遺言書は常軌を逸した内容であり、A の真意から出たものとは考えられない。

◆　被控訴人（一審原告）・妻 W の主張

・昭和 57 年頃の A の状態

　第一回入院時（昭和 57 年 8 月）、W は A に終日付き添い看護した。その間に控訴人夫婦は、これを奇貨として、A 宅に家財道具を運び込んで生活するようになった上、A の管理していた実印、権利証、預金通帳などを取り込み、次女 D2 の夫 D2H が本件会社の社長のように振る舞い始めた。

　A は、昭和 57 年 12 月 21 日、大学病院を退院したが、全く仕事のできる状態ではなく、抜け殻のような人間になってしまった。第一遺言書（昭和 58 年 3 月 8 日付）はこのような状態で作成されたもので、A に十分な判断能力が回復しないまま、控訴人夫婦によってなされたものである。

・昭和 58 年頃の A の状態

　第二回入院（昭和 58 年 9 月 26 日）に至って、W らは禁治産の申立をしたが、昭和 58 年 11 月 11 日、控訴人夫婦らは、意思能力のない A の病床を訪れ、A が本件会社の社長を辞任し、D2H が社長に就任したと一方的に宣言し、後日これをもって取締役会と称して、本件会社の代表者変更の登記手続をした。

　さらに、昭和 58 年 12 月、控訴人夫婦は病床の A を訪れ、虚言を弄して

白紙の委任状用紙に A の署名をさせ、これを利用して印鑑の再登録をなした上、ほしいままに A 名義の不動産二〇筆以上に、控訴人や D2H を権利者とする所有権移転登記、根抵当権設定仮登記などを経由した。

・昭和 59 年頃の A の状態

　A は昭和 59 年春ころから次第に是非弁別の能力を回復し、折に触れて控訴人夫婦の行った不動産の名義移転などの財産略奪行為に激怒していた。逆に、長い間、ワンマン的行動でつらい思いをさせていたにもかかわらず、入院中、つきっきりで看病してきた W に対して深い感謝の念を抱くようになり、第二遺言（昭和 59 年 11 月 12 日付）をすることを決意するに至った。

＜遺言能力＞ 第二遺言当時

◇　控訴人（一審被告）・次女 D2 の主張

(a)　第二回目の入院当時の A の精神状態

　　カルテ等によると、A は、大学病院に第二回目の入院をした当時、

ア　見当識まだ。意識レベル清明。テレビでいろいろ観ても内容を記憶していない。排尿時は分からない。（昭和 58 年 10 月 20 日）

イ　意識清明。「この前面会に来た人はだれ？」の問に対し、「（しばらく考えた後）近所の人」、「名前は？」の問に対し、「覚えていない。」との応答。（昭和 59 年 1 月 13 日）

ウ　認知症（記銘力低下、自発性低下、記憶の障害）は見られる。（同年 2 月 9 日）

エ　認知症が進行？自発性ほとんどなし。（同年 3 月 7 日）

　　の状態であり、意識清明状態であっても、見当識、記銘力障害が根強く残っていて、これらは、単に意識障害に由来した回復可能な一過性の症状ではなく、多発性脳梗塞に基づく認知症の状態というべきである。

　　このことは、昭和 58 年 11 月 24 日の CT スキャナー検査で判明した右尾状核付近の梗塞の明瞭化とともに、左側視床に加えて右側視床前角にも新たな梗塞が生じていたこと、さらに脳室と脳溝の拡大も進行し、全体として脳萎縮が進んでいたことからも明らかである。

（b） 禁治産宣告当時の A の精神状態

A に対する禁治産宣告申立事件において、N 医師による精神鑑定が行われた昭和 59 年 3 月当時、A は、

ア 記銘力が著しく衰え、新しいことの記憶が困難であるのみならず、昔の記憶もかなり混乱し、物事を理解した上で行動することはほとんどできない。

イ 自発性の欠如が著しく、すべてに無関心で、何かをやらせるといやがりもせず、素直に応ずる。

ウ リハビリに他の病棟へ出かける以外は、終日呆然としてベッド上で無表情に口も聞かずに過ごすか眠っている状態であり、話しかけなければ一日でも黙っているし、食事も食べさせなければ催促することもなく、排便のためにおむつを着用している。

エ もっとも、具合のいい時は、応答もはっきりし、かなりのことも思い出すことができ、トイレもたまには自発的に行くこともあった。また、自分の生年月日、自宅の住所、終戦の年などは正確に答えることができ、簡単な暗算、三桁の数字の逆唱も可能である。

以上の状態であったところ、これらは、DSM-Ⅲ の認知症の判断基準の 5 項目を満たす。

それ故に、N 医師は、A を多発性脳梗塞認知症と判断し、今後の見通しとして、悪化することはあっても、著しい改善は望み難いと結論づけている。

（c） 昭和 59 年 5 月から第二遺言までの A の精神状態

カルテ等によると、A は、昭和 59 年 5 月以降も、「ボーとしている。」ことが頻繁に見られる反面、自ら看護婦等に対して積極的に働きかけたり、問いかけたりした旨の記載が非常に少なく、自発性の低下、無感動、無関心といった症状が継続していたことが明らかである。

すなわち、A は、「記銘力見当識障害あり（同年 5 月 12 日）」、「認知症（記銘力低下、自発性の低下、記憶の障害）（同月 25 日）」、「認知症（同年 6 月 4 日、7 日、12 日、15 日、20 日、22 日、26 日、29 日）」、「記銘力障害（同年 7 月 2 日）」、「相変わらず前認知症・記銘力障害（同月 16 日）」、「現在のところ、今までの CVA による症状が徐々に悪化してきている（同年 9 月 11 日）」、「ボケひどくなっている（同月

18 日）」状態であり、認知症が次第に悪化しつつあった。ちなみに、Aが月日を正確に答えたのは、5 月中は 18 回中 1 回、6 月中も 1 回（しかもカレンダーを見ている。）、7 月中も 1 回にすぎず、食事をとった事実は全て忘れている。

このことは、長谷川式簡易知的機能評価スケールによる A の検査結果（一般に、20 点以下は認知症を疑い得るし、10 点以下はかなり確実に認知症と判断できるとされている。）が、14.5 点（同年 7 月 3 日）、17.5 点（同月 11 日）、11 点（同月 25 日）、15.5 点（同年 8 月 3 日）、12.5 点（同年 9 月 1 日）と全般的に低落傾向を示し、しかも全て前認知症（中程度の認知症）の結果となっていることからも裏付けられる。

(d) 第二遺言当時の A の精神状態

A は、昭和 59 年 9 月に入ると、脳病変の悪化を疑わしめる言動を示すことが多くなった。すなわち、カルテ等によると、A は、「お手洗に行ってから自室が分からなくなる。」（同月 7 日）、「リハビリに行ったことも覚えていないし、トイレがどこにあるか分からなくていつも探している。」（同月 8 日）という症状が現われた上、「今日はわしが当番だから下の受付に行かんといかん。」（同月 8 日）、「明日は当直だから行かなくてはいけない。」（同月 11 日）など、せん妄といってよいような不可解な言動が頻発するようになった。

体力面でも、「リハビリ後は睡眠とらないと食事とれない位疲れる。」（同月 7 日）、「リハビリで疲れる。」（同月 18 日）、「リハビリ中に嘔吐」（同月 27 日）、「気分悪くないが起きたくない。」（同月 28 日）、「問いかけに対し返答なく閉眼してしまう。」（同年 10 月 1 日）、「臥床中で散歩行く気力もなし。」（同月 10 日）、「動きたくないと食欲もあまりなし。」（当月 11 日）などと、リハビリに対する意欲が薄れ、自発性もなくなってきたことが明らかである。

このような症状を受けて、同年 10 月 1 日、A に対する頭部 CT スキャナー検査が実施され、その結果、新たな脳梗塞の発生と病巣の拡大が確認されたものであり、これらを総合すると、A の精神状態は、第二遺言当時、階段状に悪化していく過程にあったものであり、全体として典型的な多発性脳梗塞に基づく認知症の経過を辿ったというべきである。

以上、控訴人・次女 D2 の述べるところからは、A は脳梗塞を繰り返し、認知症が悪化していく様子が読み取れる。症状についての客観的事実が上記の通りであれば、A の診断についての次女 D2 の主張は医学的にみておおむね妥当である。

◆ 被控訴人（一審原告）・妻 W の主張

(a) A の認知症様症状の主たる原因は、内科的疾患に起因する変動する意識障害にあったというべきである。すなわち、A は、第二遺言書の作成前である昭和 59 年 10 月 22 日ころから、簡単な会話ではあるが、看護婦の質問を理解し、正しい返答をするようになっている。そして、A は、第二遺言書作成後である同年 11 月 17 日には、理解力、判断力とも正常で、自らの意思で適切な指示を与え、ほぼ正常人の精神能力を示しているが、第二遺言作成当日も、右と同様の精神状態にあったものである。

このような精神状態は、意識清明以外の何ものでもなく、意識が清明になるや、A の認知症症状は消失している。

これは医学的に納得しにくい主張である。「**内科的疾患に起因する変動する意識障害**」によって認知機能が低下することはあり得ることであるが、前記次女 D2 の主張のうち、少なくともカルテ引用部分は事実とみなせるところ、そのカルテに「認知症」の記載がある以上、それを事後的に覆して意識障害であるとする妻 W の主張には無理がある。もっとも、「**意識が清明になるや、A の認知症症状は消失している**」が事実であれば、当時の認知症との診断は誤診ということになる。つまりここでは「**A の認知症症状は消失**」という主張の根拠が問題である。

(b) 禁治産宣告を受けた遺言者が、「本心に復した」ことを確認するには、第一に、被験者の顔貌、姿勢、動作、発語等を観察しながら声をかけ、あるいは第三者の発問に対する被験者の理解力とその早さ、時、場所、周囲の状況及び自己や家族に対する見当識の良否、注意力の良否を知ることが必要であるところ、第二遺言に立ち会った R 医師は、A の顔を見て、時と周囲の状況に対する見当識、リハビリの様子、自発的な応答、第三者による発問に対する応答ぶりとその

第 3 章　遺言能力　95

内容を観察し、Aが、前記のような正常人としての精神能力を具備していたことを確認している。

これはかなり重要な点である。遺言能力とは死者の認知機能の判定であり、それは残された資料に基づく事後的な推定という困難で時には不確実な作業になるが、生前、遺言の場に医師が立ち会い、その医師が遺言能力ありと認めたという事実があれば、いかなる事後的資料をも上回る信頼性があると言えるからである。

 (c) Aは、第二遺言の際、全財産をWに相続させるとの陳述をした後、遺言執行者を誰にするかが問題となった段階で、いったんは弟のHSの名を上げた。しかし、同人の手を煩わさなくとも妻のWが遺言執行者になれるとのアドバイスを受けて、第二遺言どおり、Wを遺言執行者に指定することを決意したものである。

以上、第二遺言当時のAについての双方の主張は次の通り要約することができる：

控訴人・次女D2：多発性脳梗塞に基づく認知症（当時のカルテからAの認知機能低下の具体的状況を提出）

被控訴人・妻W：Aの「認知症症状」は意識障害が主たる原因であって、意識清明時のAは正常な精神機能を有していた。第二遺言当時の状態については立ち会った医師が正常であることを確認している。

医学的観点からは、両者の主張はいずれも不合理な点があるのみならず、かみあっていない。Aが認知症であったことは医療記録から確実であるから、Aの診断についての被控訴人・妻Wの主張は明らかに誤っている。すなわち診断については控訴人・次女D2が正しい。但し、診断が認知症だからといって必ずしも認知機能が遺言能力なしのレベルまで低下するわけではないから、控訴人・次女D2の主張は、診断という医学的領域については正当だが法的争いの領域については弱い。それに対して被控訴人・妻Wの主張は、医学的には誤りでも法的争いの領域についてはかなり合理的である。

このねじれあった主張をどう整理するのか。裁判所の論考が注目される。

JCOPY 498-22904

96 民事篇

裁判所が認定した事実

第二遺言に至る経緯

(1) Aは、昭和43年8月7日には、本件会社を設立して法人組織で仕事をするようになった。その当時の本件会社の役員は、代表取締役であるA、取締役であるW、S、D1によって構成されており、控訴人D2は、未だ若年であったため、直接には右事業に関与することはなかった。

ところで、Aは、何でも自分の意思を通さずにはいられないワンマン的性格で、特に金銭や財産については他人の容喙を許すことはなく、妻であるWに対してすら、自由になる金銭をほとんど持たせないほど徹底していた。また、受注先の大部分が官公庁であった関係で、仕事については責任感が強くかつ几帳面であるが、他人との協調を顧ない頑固さがあった外、女性関係にややルーズで、家庭内がもめることがしばしばあった。

(2) Sは、小学六年生のころからAの手伝いをすることがあったが、高校時代には、現場に出て仕事を手伝うようになり、昭和39年春に高校を卒業した後は、Aの下で従業員として稼働し始めた。しかし、前記のような性格であったAにとって、やや几帳面さを欠くSの仕事ぶりは満足できるものではなかった。

また、Sは、かねてよりSWと交際していたところ、昭和46年初めころ、同女との結婚の希望を表明したが、Aは、TY市KR町にあった土着信仰である「庚申さん」の占いの結果を信じてこれに強く反対し、いったんはSWとの交際を断つことを約しながら密かにこれを続け、自分の勧めた縁談を断ったSに対して不快感を募らせた。これに対し、Wは、Sの立場に同情し、Aに内密で相談を受けたりしていたので、Aは、Wに対しても立腹することがあった。その反面、Aと控訴人との仲は緊密さを増していった。

(3) D2Hは、工業高校を卒業した昭和43年3月から、それまでアルバイトをした経験のある本件会社に入社し、勤め始めたが、やがて控訴人と恋愛関係に入り、昭和47年12月15日、Aの知人で市会議員をしていたFF夫婦の仲人で挙式した。その際、D2Hが長男でな

かったことと、AがD2Hの仕事ぶりを評価し、将来の事業後継者として控訴人夫婦が想定されたことなどの理由で、D2HはAの姓を名乗り（入籍は昭和48年6月13日）、Aらと同居生活を送るようになった。

他方、Sも、昭和48年5月7日、FF夫婦の仲人でSWと挙式した（入籍は昭和49年3月12日）が、Aの事業後継者が控訴人夫婦とされた関係で、Sについては折を見て新家を建てることとされ、本家から500メートルほど離れた社宅から本件会社に通勤することとなった。

(4) Wは、従来から、頑固なAとの仲がしっくりいかなかったところ、昭和48年6月ころ、そのワンマン的言動に耐えきれず、Sの手助けで実家に帰った。この時は、Wの実母らが仲裁に入り、同年9月9日ころ、S及びWが、Aの事業の後継者は控訴人夫婦であり、S及びWはAに迷惑をかけたことを謝罪する旨記載された控訴人の起案にかかる誓約書に署名指印することにより、紛議は一応納まった。

　妻WとAに不仲の事実があったことは事実である。前記、控訴人・次女D2のいう「確執」はこのような事情を指している。

　　　しかし、Sは、その後も仕事を巡ってAと衝突することがあり、昭和48年末ころ、本件会社の勤務をやめ、生命保険会社の外交員として稼働することになったが、半年ほど経過したころ、Aの指示で本件会社に復帰した。ところが、Sは、昭和53年ころ、再び仕事の上でAと衝突し、前記社宅を出て県営住宅に移るとともに、トラック運転手として稼働するようになった（同年6月21日付けで本件会社の取締役辞任登記がなされている。）が、昭和56年8月ころ、Aの指示で、三度、本件会社に復帰することとなった。

　SとAの衝突もまた事実であった。

(5) 控訴人は、前記のとおり、A夫婦と同居生活を送っていたところ、昭和56年7月末ころ、Aの女性関係を巡って口論となり、家族ともどもKM市に転居することになり、D2Hも本件会社をやめて別の

仕事に従事することとなった。もっとも、右転居後しばらく経過すると、Aは、時々、控訴人方を訪れ、D2Hと仕事の話をすることがあった。

ところで、Aは、昭和57年1月中ころ、糖尿病を原因とする白内障により、視力が著しく落ちていたために、僅かなことで怒りやすい精神状態に陥っていた。Wは、このようなAと生活するうち、ノイローゼ状態になり、Sの勧めで三日間ほど静養のためにS宅に引き取られた。その間、SWがAの世話をすることになっていたが、Aはこれが気に入らず、受け入れようとはしなかった。

控訴人は、同月18日、用事でAを尋ねてきて、同人が一人で不自由しているのを見つけ、話し合った結果、D2Hが本件会社に復帰し、Wをその取締役の地位から外すことなどで合意した（Wについては、同月26日付けで本件会社の取締役退任登記がなされ、これと入れ替わりにD2Hが取締役に就任した旨の登記がなされている。）。そしてD2Hは、それまでの仕事の整理がついた同年3月ころ、本件会社に復帰し、稼働し始めた。

以上、かなり複雑な家庭内争議である。

(6) Aは、昭和57年2月ころ、大学病院にて白内障の手術を受けて視力を回復し、以後、糖尿病治療のため、同病院に通院するようになったところ、同年6月ころ、家庭内の紛議を解決すべく親族会議が開かれた。

同会議には、W、S、控訴人D2、D1、Z1、Z2、FF夫妻らが出席したが、D1が、Aの事業の後継者は控訴人夫婦とし、Sに対しては新家を作ってやることを提案し、Aも新家を作ってやることに前向きの発言をしたので、Sは、気軽に実家に立ち寄れないような状態では承服できないとの留保付ではあったものの、右提案を概ね受け入れる態度を示した。

Aの後継は控訴人・次女D2夫婦であることが、このとき公認された形である。

(7) Aは、昭和57年8月6日、業者らの会合の席上、第一回目の脳梗

第3章 遺言能力 99

塞発作を起こし、同月9日、大学病院に入院したが、これと入れ違
いのように、控訴人の家族は、KM市の家を引き払って、A宅に転居
した。

その後、控訴人夫婦は、本件会社やAの印鑑、書類などを管理する
ようになり、その経営の実権を握ったことから、Sとの間で頻繁に
トラブルが生じるようになり、ついにはSに対して仕事を与えず、
給与も大幅に減額するといった事態も生じた。この間、Sの依頼を
受けたZ1やZ2らが、控訴人夫婦に対して善処法を申入れたこと
があったが、同夫婦はこれに応じようとはしなかった。

またもや家庭内争議勃発である。

なお、Aは、同年12月21日、症状が軽快して大学病院を退院した
が、覇気が消え、仕事に対する関心も薄れた様子で、散歩をしたり
テレビを見る以外は、寝ていることが多くなった。なお、Aは、昭
和58年3月8日、公証人役場に赴いて公正証書遺言の作成を嘱託
し、これに基づき第一遺言書が作成されている。

この記載からは、第一遺言書当時の認知機能までは読み取れない。

(8)　Aは、昭和58年9月26日、心不全を起こして大学病院に二回目
の入院をしたが、検査の過程で、第一回目の入院時とは異なる脳梗
塞の部位が発見されており、その状態も、Wが誰か分からないほど
悪化していた。

このような状態で、控訴人夫婦が本件会社やAの実印等を保管して
いることに不安を感じたWやSは、弁護士と相談の上、Aの財産保
全を目的として、昭和58年10月21日、Z1、Z2らと共同して、A
に対する禁治産宣告の申立てを名古屋家庭裁判所岡崎支部にする
(右申立てについては、P医師による精神鑑定を経て、昭和59年4
月7日、Aを禁治産者とする旨の審判がなされ、控訴人らの不服申
立てを経て、同年7月19日、確定している。)とともに、同年11
月8日ころ、本件会社の取引金融機関に預金の解約等に応じないよ
う警告したり、市役所に印鑑証明の発行をしないよう要請するなど
し、同月11日には、Wの名前で、亡失を理由として印鑑登録の抹

JCOPY 498-22904

100　民事篇

消手続をした。

　妻Ｗと息子Ｓは、Ａの認知機能低下を見て、財産を守ることを考えて行動に出た。

　もちろん控訴人・次女 D2 は黙っていない。

　　　　(9)　このような動きを知った控訴人夫婦は、昭和 58 年 11 月 11 日夕刻、弁護士及び D1 とともに大学病院に入院中のＡを訪れ、Ｗの制止を無視して、前記申立てなどがなされたことと、このままでは本件会社の運営ができないことから、代表者を D2H に変更することを求めたところ、Ａは、右申立てについては不快感を示したが、代表者変更については、「そうかなあ。」と曖昧な返答をするにとどまった。

　修羅場を感じさせる記載である。認知機能が低下した状態の本人をよそに、ことが進められている雰囲気が読み取れる。

　　　　　　その後、Ａ名義の代表取締役辞任届や大学病院での取締役会開催の議事録等が作成され、同月 12 日付けで D2H が本件会社の代表取締役に就任した旨の登記がなされたが、右各書類のＡ作成部分の署名押印は、いずれもＡ自身によるものではなかった。また、同年 12 月 22 日付けで、本件会社の株主総会議事録及び取締役会議事録が作成され、これに基づいて D2H が代表取締役に重任された旨の登記がなされたが、右議事録には大学病院に入院中のＡが出席した旨記載されている上、Ａ作成部分の押印は、Ａ自身によるものではなかった。さらに、D2H は、昭和 59 年 1 月 17 日、Ａの代理人としてその印鑑登録手続を行ったが、その際に使用された代理権授与通知書のＡの押印もＡ自身によるものではなかった。

　つまりＡではない誰かが印鑑を押したのである。

　　　　(10)　D2H は、昭和 59 年 1 月 24 日、本件会社の代表取締役として、取引金融機関に対する前記警告を理由として、Ｓに対し、懲戒解雇する旨の意思表示を行った。

もはや完全分裂の様相である。

　　　　また、Ａは、本件各土地を含む 19 筆の土地及び建物 3 棟等の不動産を所有していたところ、控訴人夫婦らは、保管していた Ａ の印鑑、登記済証などを用いて、これらの不動産につき、自分らを権利者として、昭和 58 年 12 月 8 日受付所有権保存登記、同月 23 日受付所有権移転登記、昭和 59 年 3 月 30 日受付条件付永小作権設定仮登記、同年 4 月 7 日受付根抵当権設定仮登記、同日受付賃借権設定仮登記、同年 7 月 11 日受付永小作権設定登記、同年 9 月 13 日受付所有権保存登記、同月 25 日受付所有権移転登記などを次々に経由したり、Ａ の有する本件会社の株式が控訴人夫婦や D1 らに移転したことを示す書類を作成したりした。

　控訴人・次女 D2 側に数々の悪行があったことが裁判所に認定された形である。

　　（11）　Ａは、Ｓ や Ｗ らから控訴人夫婦による前記財産移転行為等を聞かされて立腹し、昭和 59 年 1 月 29 日ころ、Ｓ に対する懲戒解雇の内容証明郵便の末尾に「D2H を新社長にする事はゆるさない　又社長にする許可も出していない」との文言を記載し、同年 8 月 16、17 日ころには、金庫の鍵や実印の返還を求めたり、土地の所有名義を変えたことについて非難する手記を作成し、さらに同年 9 月 16 日ころには、親戚に対して、自分の死後は Ｗ に全財産を渡すことを依頼する書類を作成するなどしている。
　　　　なお、控訴人夫婦は、Ａ の入院中、その入院費用を支弁していたが、終始付添いをしていた Ｗ らの生活費については、ほとんど支払うことがなく、見舞いも時々病室に顔を見せる程度であった。

　本件訴訟背景の輪郭がはっきりしてきた。長年にわたり家庭内争議は続いており、家族各人に対する Ａ の好悪は変動を繰り返していたが、最終的には控訴人次女 D2 の悪行に激怒し、第二遺言書の作成に至ったのである。もっとも、それまでの家庭内争議からすれば、妻 Ｗ に全財産を譲るという第二遺言書を Ａ の真意であるとする認定には慎重にならざるを得ないところであるが。

102　　民事篇

（二）　以上の事実によれば、Aは、第二回目の入院までは、控訴人やその夫であるD2Hに概ね好意的な姿勢を示しているのに対し、Sに対してはしばしば厳しい態度をしていたことが明らかである。したがって、Sに同情的な言動を示すことの多かったWに全財産を遺贈する旨の第二遺言の内容は、右時点までの経緯と符合しない印象を与えることは否定し難い。

　というように、控訴人の主張（「第二遺言書の内容は常軌を逸している」ので「Aの真意によるとは考えられない」という主張）を裁判所は部分的には認めている。しかしながら。

　　　　しかしながら、Aは、いったん機嫌を損なうと、良好な関係にあって同居生活を送っていた控訴人夫婦に対しても、転居を余儀なくさせるほどの言動を示すことがあったのは前記認定のとおりである上、Aは、金銭面に細かく、全て自分の指図に従わなければ気がすまないワンマン的性格の持ち主であったから、前記のとおり、控訴人夫婦が、Aの第二回目の入院以降、その保管していた実印、登記済証などを利用して、本件会社の代表取締役変更の手続をしたり、A所有の財産の名義を次々に移転した事実を知って、控訴人夫婦に対する従来の好意的態度を変え、逆に、それまで、Aのワンマン的言動に耐え続けるほかなかったにもかかわらず、最後まで看護のために付き添っているWに感謝の念を抱くようになったと考えることにも相当の根拠があるというべきである。

　この判断に至る裁判所の思考過程は、総合判断であると見られる。なぜなら、**「最後まで看護のために付き添っているWに感謝の念を抱くようになったと考えることにも相当の根拠がある」**のはその通りだとしても、逆の判断にも相当の根拠があることは否定し難いからである。

　　　　そうすると、第二遺言の内容は、これに至るまでの全体の経緯と整合しない不合理なものとはいえず、Aが意思能力を欠いていたことを奇貨として、W及びS夫婦がなさしめたものであるとの控訴人の主張は採用できない。

JCOPY 498-22904

第3章　遺言能力　　103

Aのように気分が変動しやすい人について、その真意はどうかというのは相当に難しい判断で、判断不可能といってもいいくらいであるが、とにかく裁判所は上記の通り判断した。

　すると残された問いは、第二遺言当時のAに遺言能力があったか否かである。すなわち、ここまで裁判所は、周辺事情（これまでの人間関係）からみて遺言の内容自体は不合理ではないと結論したにすぎない。そこで次の段階としてAの認知機能についての医学的な判断が求められることになる。裁判所はまずAの診断についてこう述べる。

　　2　Aの精神状態について
（一）　証拠によると、大学病院の第二回目の入院記録に記載された、Aの精神状態を窺わせる言動及び体調に関する記述（ただし、第二回目入院時から第二遺言書の作成後である昭和60年1月5日までのもの）のうち主だったものは、別紙入院経過表記載のとおりであることが認められる（なお、〔〕で囲まれた事項は看護記録中の記載であり、それ以外の事項は医師による記載である。）。

（二）　ところで、証拠によると、いわゆる認知症とは、主として中枢神経系、脳の器質的疾患により、いったん獲得した知的能力が不可逆的に損なわれ、社会生活に支障を来すに至った状態をいい、その中でもアルツハイマー型は、およそその症状の回復といった事態は考えられず、一般に重症なものであるのに対し、多発性脳梗塞を原因とする場合は、その程度にもよるが、短期的には症状が良くなったり悪くなったりしながら、全体としては節目節目ごとに段階的に知的能力が低下するという動揺性の経過をたどることが多いこと、主たる症状は、記銘力減退と人格水準低下であり、人格の先鋭化（元々の人格、性格が強く現われること）や情動失禁（些細なきっかけで感情がほとばしり出ること）も現われやすくなること、夜間にせん妄状態（幻覚等を伴って不穏になる状態）を呈することも多いこと、また、人格のすべての面で知的退行現象を示すものではなく、特定の部分は抜け落ちるものの、その他の部分は比較的その人らしさが保たれる、いわゆるまだら認知症の状態を呈することが多いこと、糖尿病や高血圧などの基礎疾患を有する者は、合併症としての血管障害を起こしやすく、脳梗塞の危険因子として上げられていること、以上の事実が認められる。

しかして、Ａが糖尿病の基礎疾患を有していたことは前記（当事者間に争いのない事実2）のとおりであるところ、別紙入院経過表記載の記述から窺われるＡの精神状態は、まさしく右の多発性脳梗塞を原因とする知的能力の減退の特色とよく符合すると思われる上、

　上記、裁判所が述べるアルツハイマー病と脳血管性認知症についての記述はいわば教科書からの丸写しであって、記述そのものは誤りではないが、それをＡという具体的な症例に適用する段階では実に初歩的な誤りを犯している。**「別紙入院経過表記載の記述から窺われるＡの精神状態は、まさしく右の多発性脳梗塞を原因とする知的能力の減退の特色とよく符合する」**という記載からは、症状が動揺していたことをもって脳血管性認知症に違いないと裁判所は判断していることが読み取れるが、カルテに記載されているのはまさしく意識レベルの変動であって、これをもって**「まさしく右の多発性脳梗塞を原因とする知的能力の減退の特色とよく符合する」**などと言うことはできない。本件はCT所見等からみて脳血管性認知症であることは間違いないので、上記の誤りは大勢には影響しなかったが、診断についての本件裁判所の認定手法はかなり危ういものであったと言える。

証拠によると、昭和57年8月9日当時、Ａの左視床及び右内包前脚に低吸収域が認められたこと、昭和58年11月24日当時には、Ａの右尾状核付近の低吸収域の範囲の拡大及び明瞭化、側脳室右前角の低吸収域の拡大、両側視床前角の小低吸収域の発生などが認められたこと、昭和59年10月1日当時には、右尾状核付近の低吸収域がさらに拡大、明瞭化するなど、脳梗塞がすすんだこと、昭和60年1月11日当時には、さらに右小脳半球後上面に新たな梗塞が発見されたこと、以上の事実が認められ、これらを総合すると、Ａは、多発性脳梗塞を発症し、これを原因として種々の症状を呈していたものと認められる。

　危うい認定手法であったが、幸い正しい診断にたどりついた。

　そしてここからが本題の遺言能力についての検討である。Ｐ医師、Ｎ医師という二人の医師の意見が裁判所に提出され、両者は対立する内容であった。

（三）　以上を前提として、医学的見地から第二遺言当時の Ａ の精神能力を検討する。

（1）　本件では、次のとおり、Ａ の遺言能力に関して相対立する二つの見解が存在する。

（a）　原審における鑑定人 Ｐ（同人作成の甲第六号証、当審における証人 Ｐ も同様。なお、原審における証人 Ｒ の証言も同じ結論に至っている。）は、大要、次のように分析・判断する。

　　ア　Ａ には、第二回目の入院中、意識障害が改善された後も見当識障害や記憶・記銘障害が認められたが、それらの症状が日により、あるいは時間帯によって良くなったり悪くなったりしていたことや、脳の損傷が大脳の一側にすぎず、その程度も不完全であったことなどに照らすと、これらの機能は完全に喪失するまでには至っていなかった。

　　　　すなわち、Ａ は、症状が時や場所が正しく言えないことがあったが、これは正常人でもままあることであるし、記憶の障害の可能性もあるから、これをもって直ちに認知症と判断することはできず、かえって、Ａ が、昭和 59 年 11 月 17 日、周囲の人の話をよく理解して適切な指示を与えたことなどに照らすと、実際は、時に対する見当識や正常な判断力・決断力を保持していたことが明らかである。

　　イ　時の見当識障害、目を開けようとしない、記憶・記銘力障害、自発性低下、ボーッとしている、無感動、無関心などの Ａ の症状は、一時的意識障害によって生じ得るもので、これらの認知症様症状は、リハビリ時における強い身体的負荷や低血圧等の内科的疾患、特に洞徐脈（心臓の拍動の調整機能が働かず、脈搏数が減少し、一分間に 50 以下となった状態）が作用したことによってもたらされた脳の酸素欠乏状態によってもたらされたものであり、その知的能力は、意識レベルの変動によって左右され、覆われていた。

　Ａ に見られた認知機能障害の原因は徐脈による脳の酸素欠乏状態によると Ｐ 医師は述べている。脈拍数と意識レベルの相関を示す記録が存在すれば話は別だが、通常は脳梗塞後の意識障害の遷延と考えるのが医学的常識であろう。そしてこのような時期には残存する認知機能の評価はほぼ不可能に近い。すなわち、「実際は、時に対する見当識や正常な判断力・決断力を保持していたこと

が明らか」という P 医師の判断は大いに疑問である。

> ウ　したがって、A は、意識清明の状態ではその知的能力を発揮し得た
> ところ、第二遺言当時、立ち会った医師 R は、時と周囲の状況に対
> する見当識の存在を確認し、リハビリの様子の自発的回答、第三者
> からの発問に対する応答ぶりとその内容を観察するなどしており、
> A が、問題を理解、判断し、適切な指示を与える能力を有していた
> ことは明らかである。

　以上、P 医師は、A に見られた認知機能障害は意識レベルの変動によるもの
で、「**意識清明の状態ではその知的能力を発揮し得た**」、そしてその知的能力は
かなり保たれていたと結論している。かなり保たれていたとする根拠は、「**昭
和 59 年 11 月 17 日、周囲の人の話をよく理解して適切な指示を与えたことな
ど**」、及び R 医師の観察である。

　一方、N 医師は次のように述べる。

> （b）　当審における証人 N（同人作成の乙第三三号証も同様。前記禁治産
> 宣告申立時に作成された乙第四号証も同じ結論となっている。）は、
> 大要、次のように分析・判断する。
> ア　A は、第一回目の入院時から、多発性脳梗塞に罹患していたもの
> で、末期に至るまで、意識障害に加えて、記憶・見当識障害や注意
> の障害などの認知障害が認められる。
> イ　A の認知障害は、身体合併症ないし身体状態に起因する意識障害の
> 影響で動揺を示しているが、意識清明時においても記憶や見当識が
> 障害されていることに照らすと、意識障害のみに認知障害の原因を
> 求めることは無理である。
> 　また、A のように、長期にわたって継続的な意識障害が存在した場
> 合、一時的に意識障害が改善しても、直ちに認知機能が回復するも
> のでもない。

　N 医師のこの説明は医学的にきわめて正確である。
　もっとも、P 医師とは事実認定のレベルで相違が認められる。すなわち N 医
師はここで「**意識清明時においても記憶や見当識が障害されている**」と述べて

いるのに対し、P医師は前記の通り、意識清明時には「**問題を理解、判断し、適切な指示を与える能力を有していた**」と述べている。

　ウ　Aは、アメリカ精神医学会が作成したDSM3やDSM4、又はWHOが作成したICDなどの診断基準に照らし、あるいは長谷川式簡易知的機能評価検査の結果に照らすと、中程度の認知症状態（知能指数に換算して40台）にあったもので、これによってAの知的能力、とりわけ抽象的思考能力と先のことの予見能力がかなり障害され、社会生活を送る上で他人によるかなりの介助ないし保護を要する状態に至っていると考えられるから、高度な法律行為である遺言をする能力、すなわち、自分の財産を遺贈することの「意義を十分に認識できない」状態であった。

　エ　多発性脳梗塞による認知症は、動揺性、段階性を示すのが特色であり、また中程度の認知症状態にある者でも、他人からの質問にある程度の回答をすることはあり得るところ、Aは、場当たり的に作話的な答えをすることが多かったと思われるので、時に質問に正しい応答をしたり、一般的、瞬間的な会話を交わしたからといって状況を理解していたとは限らない。

　第二遺言当日の医療記録から推定できることは、Aには根深い意識障害が存在しなかったということのみであり、認知障害の存否は判断できず、かえって、看護記録には、朝食を摂取した事実を記憶していないことが記載されているので、記憶障害が存在していたことが明らかである。

　実に正確な認定である。N医師は医学的に明らかなことのみを述べている。但し法的領域に属する遺言能力についての「**高度な法律行為である遺言をする能力、すなわち、自分の財産を遺贈することの「意義を十分に認識できない」状態であった**」という認定部分だけは疑問である。遺言能力は相対性を有する概念であるから、認知機能を如何に正確に診断しても、そこから直接的に遺言能力の有無についての結論を出すことはできない。しかし医学的部分に限って言えば、N医師の意見の正確性はP医師をはるかに凌駕している。

　裁判所は上記P、Nを比較検討する。

108　　民事篇

(2) 右両者の見解は、Aが、第二回目の入院の際、（その程度はともかく
として）多発性脳梗塞を発症していたこと、入院中、Aに意識障害
と、見当識障害や記憶・記銘力障害が認められたこと、以上の事実
認識において共通している。

しかしながら、Aの言動等の揺れについての理解は正面から対立し、
P鑑定人は、Aは、潜在的には正常な知的能力を保持していたもの
であり、認知症様の症状を呈していたのは、洞徐脈による一時的意
識障害の結果であるとするのに対し、N証人は、Aは中程度の認知
症であったものであり、時に正常な言動を示したとしても、正常な
知的能力を具備していたとは限らないとする。

まずこの要約時点で、N医師が正しいことは確実であることが読み取れる。
P医師の方はおそらく誤っている。P医師の言う、洞徐脈による一時的意識障
害の可能性というものが、このときのAについて、あり得ないとまでは言え
ないものの、そう断定することには明らかに無理がある。それに対してN医
師のいう**「時に正常な言動を示したとしても、正常な知的能力を具備していた
とは限らない」**は、医学的にここまでは言えるということを述べており、謙抑
的で正しい意見である。

ここから裁判所が検討に入る。しかしそもそも、二人の専門家の対立する意
見を、非専門家である裁判官が正しく検討し正しい結論を導くことができるか
というところに大いに疑問がある。というより、それは不可能であるとするの
が当然であろう。だが裁判所は「不可能だからわからない。以上」を結論とす
るわけにはいかない。そこで次の通り論考している。

(3) そこで、まず、Aが、正常人に近い認識、判断能力を有していたか
について判断するに、認定にかかる別紙入院経過表によれば、Aに
ついては、右期間中、ほぼ一貫して何らかの見当識障害が認めら
れ、特に時間についての見当識障害は頻繁に記録されており、次い
で場所についての見当識障害の記述が多く、稀には対人関係につい
ての見当識障害も見受けられる。また、記憶・記銘力や計算力の障
害についても、しばしば記録されており、中には少し前に食事を
とった事実すら覚えていなかったり、自分や孫などの名前を思い出
せなかったりしている。その他、せん妄状態に陥っていたと思われ
る時期も見られる。

加えて、長谷川式簡易知的機能検査の結果は、第一回が 14.5 点（昭和 59 年 7 月 3 日）、第二回が 17.5 点（同月 11 日）、第三回が 11 点（同月 25 日）、第四回が 15.5 点（同年 8 月 3 日）であり、証拠（乙第六〇号証、証人 K）によると、当時、A が前認知症（中程度）状態にあり、単独では完全に身辺管理をすることが困難であったことを示している（なお、右検査結果中、第三回目の点数が相対的に低いが、これは同日の記述からも明らかなとおり、A が検査に対して反抗的な態度で臨んでいたことの影響と思われる。）。

脳梗塞後の認知機能の推移として典型的な経過である。

しかしながら、他方で、入院後約二か月を経過したころから、活動性がやや回復したことを窺うことができる（それまでの間は、傾眠傾向にあるとの記述が頻繁に出てくる。）上、日によって、あるいは時間帯によって、かなりの知的能力、活動を窺わせる記述が見られ、これらの中には正常人の言動と比べて遜色がないと思われる内容のものも含まれていること、証拠（証人 R）によると、多発性脳梗塞を原因とする知的能力の低下を完全に治癒することは不可能であるとしても、脳代謝改善剤や向精神剤の使用によって症状を一時的に改善することは期待できること、昭和 59 年 5 月ころには、A の精神状態はかなり改善され、第二遺言の少し前ころ、W が A の印章の保管ないし使用に関して R 医師に愚痴をこぼしたところ、A がその内容を正確に理解した上で、立腹したこと、以上の事実が認められ、これらを総合すると、N 証人のように、正常な知的能力の存在を窺わせる言動のすべてを A の作話傾向や人格の残存など、知的能力と無関係なものによって説明することは、やや一面的に過ぎるといわざるを得ない。

　入院 2 カ月後ころからの認知機能改善傾向。これもまた、脳梗塞後の経過として矛盾はない。正常（すなわち認知機能の低下は仮にあったとしても寡少）と思われる時期があったことも事実であろう。裁判所はこの点に言及することで N 医師の見解を批判している。もっとも、N 医師の説明とされる「**A の作話傾向や人格の残存など、知的能力と無関係なものによって説明**」という記述は意味不明である。おそらく裁判所は N 医師の説明を正確には理解していな

かったために、このように意味不明の記載になっているのであろう。また、同
説明の内容がいかなるものにせよ、「やや一面的に過ぎるといわざるを得ない」
という表現は裁判所が医学的意見を排斥するときの決まり文句である。N 医師
は専門知識に基づいて判断を下したのであり、「やや一面的」と断ずるためには、
医師を超える専門知識を備えていなければ不可能なはずであるが、とにかくそ
れでも結論を出さなければならない立場にある裁判所の苦労が偲ばれると言う
べきか。

> 特に、証拠によると、第二遺言がなされた当日、公証人 NS は、A
> に対し、まず住所、氏名、生年月日などを尋ねて確認し、次に A の
> いる場所や時計の文字が読めるかなどの点についても確認し、さら
> に、公正証書の作成を依頼された代理人から予め聞いていた遺言内
> 容が A の意思に合致していることを確認したこと、特に遺言執行者
> を誰にするかという問題については、A 自ら W と Z1 の名前を挙げ、
> 最終的には W を指名したこと、このような過程を経て、右公証人
> は、A の体調及び心神の状態が予想以上によいとの印象を抱いたこ
> と、R 医師は、A に対して、月日、同席していた人物（弁護士）、そ
> の時の気分及びリハビリの様子等を尋ねて確認し、また善悪に関す
> る事項を話題にしたりして約 10 分ほど会話を交わしたこと、その
> 結果、R 医師は A が正常な判断能力を有するものと判断したこと、
> 以上の事実が認められるのであって、これらを総合すれば、A は、P
> 鑑定人が指摘するように、少なくとも潜在的には物事の善悪を判断
> し、それに対応した行動をとる能力を保持していたものと認めるの
> が相当である。

　当時の A の認知機能は変動していたのであるから、ほかならぬ第二遺言書
作成時における彼の認知機能がどうであったかが最大の論点であるところ、裁
判所は、その時の A の具体的状態を証拠によって解き明かし、遺言能力が
あったと認定している。A が禁治産者であったという外形的な事情にとらわ
れない、正確な論考であると言えよう。

　判決文をここで結んでもよかったとも考えられるが、裁判所はさらに追加の
論考を記している。そこには、A の知的機能は、意識清明な時であっても低下
があったと裁判所が認めていることが記されている。

JCOPY 498-22904

第 3 章　遺言能力　　111

なお、かかる認定を前提とすると、Aの示した見当識障害や記憶・記銘力障害などの認知症様症状が何に由来するのかが問題にならざるを得ないところ、証拠によると、Aの右症状の出現と脈拍数の低下とは必ずしも連動していないこと、Aの洞徐脈の程度は重いものではなく、十分な血液循環量を保つのに必要な全身血圧が維持されていたこと、以上の事実が認められるので、洞徐脈を主たる原因として右症状の出現を説明するP鑑定人の見解を全面的に採用することには躊躇せざるを得ず、その程度は別としても、Aが、多発性脳梗塞を原因として、その知的能力を低下させていたこと自体は否定し難い。

躊躇せざるを得ずところではない。医学的立場からすれば、Aの認知機能変動についてのP医師の解釈は常軌を逸しているとも言ってよい誤りであり、これではP医師による意見全体に大きな疑問を投げかけざるを得ない。裁判所の**「P鑑定人の見解を全面的に採用することには躊躇せざるを得ず」**という表現はP医師に気をつかっての婉曲表現か。と見ることも可能だが、「全面的には採用できないが、だからといって全面的に否定しなければならない理由はない」と読むべきなのであろう。その理由はこの後の記載から明らかになる。

しかし、他方で、Aの認知障害が身体合併症ないし身体状態に起因する意識障害の影響を受けていたことは、N証人も認めるところである上、証拠（P証人）によると、完全な認知症の段階には至らない者の精神状態は、日により、あるいは時間帯により、良くなったり悪くなったりするなど、大きな動揺を示すことが多いと認められ、結局、右意識障害の影響と精神状態の動揺との両者の要因があいまってAの前記症状をもたらしたと認めるのが相当である。

医学的に正しい論考である。そしてこれは、N医師の意見からも合理的に導ける論考であり、これをAの認知機能についての結論とするのであれば、殊更にN医師よりP医師の意見を採用するとする必要はなかったように思える。

もっとも上記、**「完全な認知症」**という表現は不正確であって、認知症には様々な程度があり、精神状態が変動する認知症を「完全な認知症ではない」ということはできない（本判決の原文は「痴呆」だがそれでも事情は同じである）。そもそも**「完全な認知症」**などという言葉はない。この表現は裁判所の口がす

べったとみるべきであろう。認知症とは知的機能が完全に廃絶することをいうというナイーブなイメージを裁判所が持っていることが垣間見える表現である。あるいはP医師がこの表現を口にしたのであろうか。

　しかしそれはともかく、問題はAの認知機能である。

　　　　（4）　そこで、具体的に、第二遺言時にAが示した知的能力の程度について判断するに、前記認定のようなNT公証人やR医師との対話状況に照らすと、Aが発揮した知的能力は、正常人よりは劣るものの、物事の善悪を判断し、それに対応した行動をとる程度には達していたと解され、これに、全財産を妻Wに遺贈するとの第二遺言の内容が比較的単純なものであることをも考慮すると、Aは、法律的な側面を含めてその意味を認識していたと認めるのが相当である（N証人は、第二遺言当日の記述から分かることは、Aに根深い意識障害がなかったことのみである旨証言するが、知的能力の発揮によるものではない理由について、首肯するに足りる理由を示していない。ちなみに、同証人も、Aが自己の財産をWに遺贈することは「分か」っていたと思う旨証言している。）

　これは先の論考と重複している。すでに裁判所は、第二遺言書作成当時のAの認知機能が、遺言能力を肯定するものであることを認定しているのであるから、これは重複である。第二遺言書の内容が単純であったことを指摘している点は追加されているが、それは先の論考の際に述べることも十分可能であったはずである。また、ここでもN医師への不当な弾劾がなされている。N医師の**「Aに根深い意識障害がなかったことのみである」**という意見は、医学的にきわめて妥当な結論である。事後的な資料から、それ以上のことが言えるはずがない。**「知的能力の発揮によるものではない理由について、首肯するに足りる理由を示していない」**という裁判所の指摘は低劣な言いがかりであって、N医師が**「首肯するに足りる理由を示していない」**のは、知的能力の発揮であるともないとも言えるだけの医学的根拠がないからである。知り得ないことについては沈黙するのが正しい態度であって、過剰な推定によりそれらしい説明をするのは不当であるし、非科学的である。裁判所の上記指摘は、Aに遺言能力があったとする結論を強化したいために不当にN医師の医学的意見を貶めたものである。

JCOPY 498-22904

第3章　遺言能力　　113

3 以上のとおり、遺言に至る経緯との整合性及び医学的見地からの各検討結果によっても、A が第二遺言当時、遺言能力を欠いていたと認めることはできず、この点に関する控訴人の主張は採用できない。

　かくして、遺言能力あり。妻 W 側の勝利となった。総合的にみて至当な結論である。だが N 医師意見を弾劾したのは余計であった。

解説　揺れる意思、揺れる認知機能

　人とは心変わりするものである。

　だから遺言も書き換えられることがある。財産を、当初は、たとえば子どもに譲る気でいたが、後になって、たとえば妻に譲る気になることがある。家族との関係が良好になったり悪化したりすることは稀ではないから、そのような意思変更はごく自然である。したがって複数の遺言書が作成されることも少なくない。そのような場合、最後に書かれたものを正式な遺言書とすることが通常は正当化されよう。

　だが、認知症を発症していた場合、事情は大きく異なる。

　正常な認知機能を持っているときに書かれた内容が、認知症を発症してから逆の内容に書き替えられることがあり得る。するとどちらを正当とするのか。認知症が発症しても、認知機能が即失われるわけではないから、発症後の遺言書だからといって直ちに否定することはできない。さらに、認知症の認知機能は一直線に悪化するわけではなく、身体状態等によって変動する。

　意思は揺れる。認知機能は揺れる。そんな経過の中で複数の遺言書が作成されているとき、どの遺言を正当と認めるか。本件はそんな課題に対する論考手法について、一つの実例を示したものである。

　認知症発症前にはワンマン社長としてかなり独裁的にふるまっていた本事例Ａは、意思の揺れも認知機能の揺れも特に大きいケースであったと考えられる。

　Ａの性格。そして会社の運営をめぐっての家族の扱いの転々とする変化。このように、気分の変動が激しく、家族に対する感情の上下が激しい場合は、遺言についての意思の変動も当然に大きいであろう。

　認知機能についても、いったんは非常に低いレベルまで低下している。禁治産と認定された昭和59年7月頃がその時期である。

　禁治産と後見は完全一致するものではないが、純粋に医学的な意味での認知機能という観点からは、両者は同じものと見て差し支えない[3]。つまりＡは現

代でいう後見、すなわち「事理弁識を欠く常況にある」「自己の財産を管理・処分することができない」という認定が一度は正式に下されているのである。

　本事例は「禁治産者の遺言能力を肯定した」という点が法の世界では注目されている。医学的観点からは、認知症の認知機能には変動があるという医学的事実を裁判所が正しく評価したという点で、高く評価できる判例であると言える。禁治産という法的事実のみにとらわれず、事実を精密に検討した裁判である。

　その検討過程は、判決引用文の最終部分、「**遺言に至る経緯との整合性及び医学的見地からの各検討結果によっても**」に集約されている。「**及び**」「**よっても**」とはすなわち文言通りに取れば、二つの観点からの検討を行ったが、どちらも同じ結論に達した、という意味であるが、実際には二つの観点からの独立した検討ではなく、総合的な検討であることが判決文から読み取れる。この種の他の裁判と同様の認定手法である、家族等の人間関係と認知機能の両方をあわせて検討するという手法を、本件裁判所も採用している。

　そして、意思の揺れも認知機能の揺れも大きかった本事例においては、人間関係と認知機能、すなわち「**遺言に至る経緯との整合性**」と「**医学的見地**」のどちらの検討結果によっても、明確な結論を導くのは難しかったというのが事実であろう。そのため裁判所は、せめて「**医学的見地**」のほうを、少しでも強いものにすることで、遺言能力ありという認定を強化したかったと推察される。P、N両医師の意見のうち、N医師のほうが医学的に正しいことは間違いないのは既述の通りであって、「認知機能障害はあるものの、遺言能力はあった」という結論を導くためにはN医師意見を採用してもよかったと思われるところ、しかし遺言当時の認知機能が十分に正常だったとするためにはP医師が正しいと認定したほうがすっきりすることから、裁判所はややまわりくどく、一部は医学的に不当な論理を展開することでP医師の意見を採用するという形を取ったのであろう。

参考
1) 判例時報 1632 号 38 頁; 判例タイムズ 960 号 249 頁.
2) 判例タイムズ 1005 号 28 頁 (平成 10 年度主要民事判例解説) 宇田川基: 多発性脳梗塞の禁治産者がなした公正証書遺言について, 遺言能力を認めて有効として判断した事例.
3) 成年後見制度は 2000 年 4 月 1 日施行の制度である. 禁治産は旧制度の用語で, 現在は用いられていない.

民事篇

第4章

徘徊事故

我が国における認知症による行方不明者は年々増え続け、1年間で1万5千人を超えており、うち約3%は死亡した状態で見つかっている[1]。その認知症患者が徘徊することが予見可能で、かつ、その認知症患者を監督する立場にある者が注意義務を怠ったことと死亡に因果関係があれば、損害賠償の責任が発生する（**Case 9**）。さらに深刻なのは、家族が介護していた認知症患者が徘徊の結果他人に損害を発生させた場合である。このとき認知症の症状が一定以上に重度であれば本人には責任能力がなく、すると家族が損害賠償請求を受けるという事態が発生しうる（**Case 10**）。

Case 9

屋外での凍死

損害賠償請求事件
福岡地方裁判所平成 26 年（ワ）第 3028 号
平成 28 年 9 月 9 日第 6 民事部判決

デイサービス通所中の認知症患者が施設を
抜け出し、3 日後に凍死体となって発見さ
れ、施設が責任を問われた事件である。

争い

認知症本人：女性 A。死亡時 76 歳。
原告：A の夫 H と子 S
被告：社会福祉法人 Y（老人デイサービス事業等を経営）
原告の訴え：Y は A の死亡の賠償金として約 3000 万円を払え。

デイサービス通所中の A（76 歳）が、施設の非常口の扉を開けて抜けだし行方不明となり、3 日後に同施設から直線距離で約 1.5 キロメートル離れたキャベツ畑の中で遺体として発見された。死因は低体温症であった。この死亡について、家族がデイサービス施設に損害賠償金を求めた訴訟である。

徘徊が死亡につながったとき、本人を監督する立場にあった者が責任を問われることがあることは当然に予想できる。では、誰がどこまで監督することを求められるのか。本件はこの問いに示唆を与えるものである。

この種の争いは図 4-1 の構造を取っている。すなわち、まず、認知症 A は徘徊し、その結果事故（死亡）が発生したという事実がある。この事実にあ

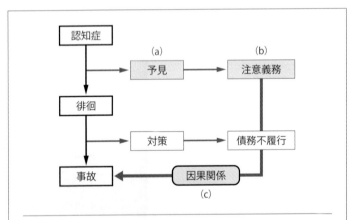

認知症 A が徘徊し、その結果事故（たとえば本人の死亡）が発生した場合、A を監督する立場にあった Y がそれを予見できたのであれば(a)、Y にはそれを未然に防止すべく注意する義務があり(b)、その義務を怠れば債務不履行である。そして債務不履行と事故に因果関係(c)があれば、Y に損害賠償責任が発生する。

図 4-1 Case 9: 徘徊事故をめぐる損害賠償責任の構造

たって、(a) Y はそれを予見でき、(b) それを未然に防止すべく注意する義務があった。そして、(c) その注意義務を怠ったために A が死亡した。という (a)(b)(c) の因果の連鎖が証明されれば、Y に損害賠償が命ぜられることになる。逆に言えば、(a)(b)(c) のどれかが否定されれば、Y は損害賠償を免れる。

　そこで、原告は次のように主張した：

　Y には A の死を防止する義務があった。すなわち、A が施設から脱出しないよう、もしくは脱出したとしても Y の職員がこれを容易に認識できるような体制を構築すべき**注意義務**があるのにこれを怠った過失ないし**安全配慮義務違反**があった。さらには、脱出した後には、それを認識した時点で、被告には A を適切に捜索する義務があるのにこれを怠った過失があった。よって、Y の**債務不履行**による**損害賠償請求権、不法行為（民法 709 条）又は使用者責任（民法 715 条 1 項）による損害賠償請求権**に基づき、損害賠償を請求する。

　上記、不法行為、債務不履行、使用者責任による損害賠償は、民法に次の通り記されている。

> **民法 第 709 条　不法行為　（不法行為による損害賠償）**
> 故意又は過失によって他人の権利又は法律上保護される利益を侵害した者は、これによって生じた損害を賠償する責任を負う。

> **民法 第 415 条（債務不履行による損害賠償）**
> 債務者がその債務の本旨に従った履行をしないときは、債権者は、これによって生じた損害の賠償を請求することができる。債務者の責めに帰すべき事由によって履行をすることができなくなったときも、同様とする。

　図 4-1 の注意義務がデイサービス利用契約に含まれていれば（それは債務と解される）、注意義務を怠ることは債務不履行である。そしてそれによって A の死亡が発生したのであれば（注意義務違反と A の死亡に因果関係があれば）、それは不法行為であるとともに債務不履行で、Y に損害賠償の責任が発生するということになる。

> **民法 第715条1項　使用者責任**
> ある事業のために他人を使用する者は、被用者がその事業の執行について
> 第三者に加えた損害を賠償する責任を負う。ただし、使用者が被用者の選
> 任及びその事業の監督について相当の注意をしたとき、又は相当の注意を
> しても損害が生ずべきであったときは、この限りでない。

　注意義務は現場にいた職員にあると考えるのが自然であるが、職員が注意義
務を怠ったのは、特別な理由がない限りは使用者の指導や監督が不徹底であっ
たからということになる。よって、注意義務違反と死亡に因果関係があったと
すれば、Yに使用者責任ありということになる。

　なお、争いという観点からは、二つの点に留意することが必要である。第一
は、「悪い結果が発生したからといって、それを予見すること自体は義務では
ない」という点である。すなわち、予見は可能であることも不可能であること
もあるのであって、そもそも予見不可能なことについては、Yが責任を問われ
ることはない。第二は注意義務についてで、これは確かに義務ではあるが、決
して結果が悪かったから注意義務違反であったと逆算的に認定されるものでは
なく、「求められるだけの十分な注意を払っていたか否か」が問題となる。

　以上を背景に、この争いは法的には二段階から構成されている：
　争点1: 被告職員の過失、被告の債務不履行及び過失の有無
　争点2: 被告職員及び被告の権利侵害又は債務不履行と亡Aの死亡との間の
　　　　相当因果関係の有無

裁判所が認定した事実 [2]

　Aの認知機能についてが (1)、その認知機能についての被告の認識が (2) で
ある。

　　(1)　亡Aの認知能力の程度及び病状
　　ア　亡Aは、平成24年11月21日、大脳の軽度萎縮が認められ、アル
　　　　ツハイマー型認知症と診断された。MMSEテストの結果は、平成

122　　民事篇

22 年 3 月 31 日時点で 29 点、平成 24 年 11 月 21 日時点で 18 点
であった。

イ 亡 A の主治医であった福岡 WS 病院の P 医師は、平成 25 年 9 月
26 日、亡 A の病状について、以下の内容が記載された主治医意見
書を作成した。
・「短期記憶」問題あり
・「日常の意思決定を行うための認知能力」見守りが必要
・「自分の意思の伝達能力」具体的要求に限られる
・「認知症高齢者の日常生活自立度」〈3〉b
・「認知症の周辺症状」暴言・意欲低下
・「現在あるいは今後発生の可能性の高い状態」徘徊・意欲低下

ウ 介護認定審査会の調査員は、平成 25 年 10 月 1 日、亡 A の要介護
の審査を行い、亡 A の認知機能及び精神・行動障害として、以下の
症状が発現していることを確認し、認知症高齢者の日常生活自立度
を〈3〉a と評価した。
・「意思の伝達」できる
・「毎日の日課を理解」できない
・「短期記憶」できない
・「今の季節を理解」できる
・「場所の理解」できる
「自宅」と正答
・「徘徊」ある
玄関の出入りや家の周囲を歩き回ることを繰り返す。玄関に入った
かと思うとすぐに出ていく。毎日、散歩から帰ってもまたすぐに出
て行ってしまう。
・「外出して戻れない」時々ある
夫と出かけてスーパーで一人でトイレに行くも、夫のもとに戻れず
ガソリンスタンドでうずくまっているところを職員が見つけて警察
に通報、警察から連絡があり迎えに行く（先月 1 回、6 月頃には検
査入院中病院から出て行き戻れず探された。）。
・「作話」ある
・「感情が不安定」ある
失敗したことを指摘・声掛けすると頭が混乱してしまい、自分の状
況が把握できず、泣きだし、夫に手を出すことがある。

・「同じ話をする」ある

・「落ち着きなし」ある

・「一人で出たがる」ある

毎日、実家に帰るなどと落ち着きなく夜中でも出て行こうとする、説明してもなかなか聞き入れられず、感情的になり出かけてしまう。息子が気づいたときはついていくが、一人で出かけていることが多い。

・「ひどい物忘れ」ある

食事をしたことを忘れ、食べた直後に食事の準備をする。毎日、探し物を始めると、何を探しているかを忘れて探し回り、物を移動させる。

・「自分勝手に行動する」ある

週一、二回、家族で外出する準備をしていても、いつの間にか散歩に出かけていることがある。

・「話がまとまらない」ある

感情が高揚すると話がまとまらずに会話にならない。

・「金銭の管理」全介助

・「日常の意思決定」困難

衣服はその辺にある物を選び着ており、夏の暑いときでも長袖を着たりしている。日常的に夫や息子家族の見守り、声掛けが必要。

・「買い物」全介助

・「簡単な調理」全介助

エ　福岡市は、平成 25 年 10 月 16 日、亡Ａの要介護度を要介護 2 と認定した。

　裁判所はまず、このようにＡの認知症の状態を具体的に描写する。いずれも医師など医療関係者が記した文書が判決文に転記されている。日常臨床ではこうした文書は形式的なものとみなされがちであるが、ひとたび訴訟が発生すれば重要な証拠として扱われることになる。本件においても裁判所はこれらの文書記録に基づいて下記の通り被告Ｙの認識を認定している。

(2)　亡Ａの認知能力の程度及び病状に関する被告の認識

　ア　被告は、平成 25 年 12 月中旬頃、亡Ａが本件施設の利用を開始するにあたり、亡Ａの生活歴、要介護度、現病状を聴取し、亡Ａの

JCOPY 498-22904

精神状態などについて分析し、デイサービス計画を策定した。これにより、被告は、亡Ａが約３年前からアルツハイマー型認知症に罹患していること、認知症の程度は中程度であり、要介護度２であること、認知症高齢者の日常生活自立度において〈３〉ａないし〈３〉ｂと評価されること、デイサービスエリア内の居室及びトイレ等がわからない可能性があり、被告職員において見守り及び誘導を行う必要があること、意思の疎通やコミュニケーションは可能であること、亡Ａに徘徊癖があることなどを認識した。

被告ＹはＡの状態を認識していた。これは争いの手順としては確認すべき重要なステップである。認識していて初めて本件のような事故を予見して防止することができるからである。

Ａが施設を抜け出した当日の事実認定については、次項**裁判所の論考**にまとめて記す。

裁判所の論考

争点１（被告職員の過失、被告の債務不履行及び過失の有無）について

(1) 被告又は被告職員の義務内容

本件利用契約においては、養護老人ホーム及び老人デイサービス事業など、認知症罹患者を含めた高齢者を対象とした事業を行う被告が亡Ａに対してデイサービスを提供し、その際、被告及び被告職員が亡Ａの生命、身体の安全、確保に配慮するものとされている。そして、亡Ａには認知症状の一つとして徘徊癖が存在して、自ら帰宅などする意思や能力に乏しい状況にあり、このことは被告ないし被告職員も認識していたから本件施設利用時に徘徊癖が発現し、亡Ａが本件施設を抜け出した場合には、同人の生命や身体に危険が及ぶおそれのあったことは明らかというべきである。したがって、亡Ａが本件施設を抜け出して徘徊することがないよう被告において人的・物的体制を整備し、あるいは、被告職員において本件施設利用中の亡Ａの動静を見守る義務があったものと認められる。

まずこのように、利用契約に基づき、被告Ｙには注意義務があったと述べる。ここまでは当然であろう。前掲図4-1にあてはめれば、（b）がクリアされたことになる。

> 亡Ａには徘徊癖があって、本件事故当日においても帰宅願望があり本件事故の直前、亡Ａは、デイサービスフロア内の椅子から立ち上がり、被告職員が所在する同フロア内を歩行して本件非常口へと向かっていることが認められる。この亡Ａの行動については、女子トイレが同じ方向にあるとしても、被告職員において、亡Ａが本件施設を抜け出すおそれのある危険な兆候として捉え、少なくとも、その行き先を目で追い、一定時間後の所在の確認を要するものであって、亡Ａの本件施設からの抜け出しと徘徊についての予見が可能であったというべきである。

前記、**亡Ａの認知能力の程度及び病状**に記した通り、Ａに徘徊癖があったことは文書に記録として残されている。Ａの徘徊が予見可能であったのは当然であろう。図4-1の（a）がクリアされた。

> この点、被告は、本件事故以前の本件施設利用時に亡Ａに異常行動がみられず、予見可能性がなかったなどと主張するが、被告側において、亡Ａに徘徊癖のあることを認識している以上、亡Ａの本件施設からの抜け出し、徘徊を警戒すべきことは当然であって、被告の上記主張は採用することができない。

異常行動がなかったから予見できなかったという主張は却下されている。図4-1（a）は揺るがない。

> 被告職員は、誰一人として亡Ａの上記行動を注視せず、亡Ａを本件施設から抜け出させているのであって、デイサービスフロアにいた職員において、施設利用相談への対応や引き膳作業に従事していたとしても、亡Ａを含む本件施設利用者の動静に意を払うことができなかったものとは認められず、そうすると、被告職員において、亡Ａが本件施設を抜け出して徘徊することがないよう、その動静を見守るべき義務（注視義務）に違反したものと認められる。そして、

現場の被告職員において、亡Ａを本件施設からこのように容易に抜け出させたとすれば、これは、被告における被告職員に対する日常的な指導や監督が不徹底であったことを裏付けるものに他ならず、被告において相当の注意をもって被告職員を指導監督すべきであったというべきである。

(3) 小括

以上によれば、被告側において、亡Ａが本件施設を抜け出すことがないよう同人の動静を注視する義務を怠ったと認められ、これは被告の本件利用契約上の債務不履行であるとともに不法行為でもあるから、被告は、債務不履行責任及び使用者責任を負うものと認められる。

　前述の通り、被告の注意義務違反は、民法の条文にあてはめれば、不法行為、債務不履行、使用者責任というキーワードに帰着する。

　そして論考は争点２の因果関係に移る。被告に注意義務違反があったとして、それだけでは裁判は結論に達しない。注意義務違反と、問題となっている結果（本件ではＡの死亡）との因果関係があって初めて、賠償する義務が発生する。これが争点２であり、図4-1の (c) にあたる部分である。ここで相当因果関係という言葉が登場する。これは科学的な因果関係とは異なる概念で、「社会通念上、相当といえる因果関係」などと定義され、損害賠償においては汎用されている[3,4]。

　3　争点２（被告職員及び被告の権利侵害又は債務不履行と亡Ａの死亡との間の相当因果関係の有無）について

(1) 亡Ａには、本件事故当時、徘徊癖があり、自宅から徘徊をはじめた場合には自力で帰宅できていたとはいえ、外出先のスーパーからいなくなった後、ガソリンスタンドでうずくまっているところを警察に保護されたことがあるなど認知症の中核症状の一つである見当識障害のために、不慣れな場所においては、自身の置かれた状況を適切に理解することができない状況にあったものと認められる。そして、本件施設の所在地は、亡Ａの居住地から離れており、亡Ａの日常生活の活動範囲外にあるうえに亡Ａは、本件事故以前に送迎等により体験入所を含めると本件施設を８回利用したことがあるのみ

であったから亡Ａには本件施設周辺の土地感がなかったものと認められるところ、亡Ａが本件施設を抜け出して徘徊した場合には、独力で本件施設や自宅に帰り着くことはおよそ困難であったものと認められる。

本件事故の分析にあたって裁判所がまず認定したのはこのように、Ａはひとたび施設を離れれば、自力では帰れなかったという点であった。

また、上記判示のとおり、亡Ａに本件施設周辺の土地勘がなかったことに加え、その歩行能力には特段の問題がなかったことによれば、本件施設を抜け出した亡Ａが徘徊し、容易に発見できない場所に迷い込むことは十分にあり得る事態であり、さらに、本件事故当日の気温（福岡県）が平均で4.9度、最低では0.6度と低かったこと亡Ａが本件施設を抜け出した際、来所時に身につけていた上着を着ていなかったことを踏まえると、亡Ａが発見されずに低体温症により死に至ることも十分にあり得る事態であったというほかない（なお、NHKの調査結果によると、平成24年における認知症を原因とする行方不明者は延べ9607人であり、内351人が死亡し、内208人が同年末時点で行方不明のままである）。
以上判示の各点を総合すれば、亡Ａが本件施設を抜け出して徘徊した場合には、独力で帰り着くことができず、発見もされないまま低体温症により死亡に至ることが十分にあり得るものといえるところ、亡Ａの動静の注視を怠り本件施設から抜け出させた被告側の義務違反行為と亡Ａの死亡結果との間には、相当な因果関係があると認められる。

すなわち、いったん施設を脱出してしまえば、死亡する可能性は十分にあるから、脱出について責任がある以上、死亡にも責任があるという認定である（脱出についての責任から自動的に死亡についての責任ありという認定になるわけではない）。図4-1の (c) がクリアされたことになる。

(2) これに対し、被告は、亡Ａの死亡との間の因果関係を争い、本件事故当時、亡Ａが他人への意思伝達能力等を欠いておらず、助けを求めようとすればそれが可能な環境にあったなどと主張する。

JCOPY 498-22904

128 民事篇

もしこれが認められれば、相当因果関係なしということになるが、見当識障害があることと、**本件事故以前に外出先のスーパーからいなくなった後、ガソリンスタンドでうずくまっている状態で警察に保護された経験のある**ことから、被告のこの主張は却下された。図4-1の (c) は揺るがなかった。

　　(3)　小括
　　　　以上によれば、被告の債務不履行ないし義務違反行為と亡Aの死亡結果及び死亡による損害との間には因果関係が認められる。

　かくして約 2000 万円強の賠償金の支払いが Y に命ぜられた。

解説　損害賠償論と医療・介護

　徘徊は重大な事故に繋がる症状である。認知症本人の自由を尊重すればするほど、事故の可能性は高まる。自由を束縛することは避けたい。ではどこまでが適切なのか。医療や介護の現場に発生する普遍的な苦悩である。

　患者に事故が発生すれば、患者を監督する立場にあった者は訴訟を受ける可能性がある。それを視野に入れて訴訟回避や責任回避のみを考えることは良い医療や良い介護を生まないが、そもそも裁判には、関係者に将来の行動指針を示すという機能があることに鑑みれば、訴訟の際の責任追及メカニズムを知ることで、事故防止のポイントを整理することができる。

　その観点から本件を見れば、事故防止のためには、まず1) Aの認知症症状を把握し（判決文に記された裁判所の論考は、Aの認知能力の程度及び症状、そしてそれに関する被告Yの認識から始められている）、2) 起こり得る事故を予見し（徘徊は、Aの症状と、当時の気温などを考えれば、Aの死亡事故につながる可能性は十分にあった）、3) 未然に防止策を講ずる（本事例では注意義務としての監視を怠ったと裁判所は指摘した）ことが必要であったことを読み取ることができる。認知症本人の自由の尊重と、安全のための管理監督のバランスをどのように定めるかは、抽象的にいくら考えても答えは出ないのであって、このようにポイントを整理して考えることが臨床実務上も有用であろう。裁判例はそのためのまたとない貴重なモデルケースであると言える。

参考
1) 日本経済新聞　2017年6月15日
2) 本件では、施設の構造、人員についての訴えもなされたが、本書では省略した．
3) 平井宜雄：損害賠償法の理論．東京大学出版会．東京．1971．
4) 本文に例として挙げた「社会通念上、相当といえる因果関係」は、定義の中に「相当」という語が入っていることからみても明らかなトートロジーであり、実質上は定義として成立していない．相当因果関係は、科学的な因果関係とは異なる概念であるが、それはすなわち科学的には定義できないということにほかならず、「裁判所が相当因果関係ありと認めれば相当因果関係あり」が実態であるというべきであろう．

Case 10

他害としての鉄道事故

損害賠償請求事件
最高裁判所第三小法廷平成 26 年（受）第 1434 号、
平成 26 年（受）第 1435 号 [1]
平成 28 年 3 月 1 日判決

自宅を出て徘徊していた認知症 A が線路内
に立入り、列車と衝突して死亡した。鉄道
会社は遺族に損害賠償を請求した。

争い

認知症本人：男性 A。死亡時 91 歳。アルツハイマー病。
原告：鉄道会社 J
被告：A と同居していた妻 W、通いで A を介護していた A の長男 S1、S1 の妻 S1W、及び A の S1 以外の子
原告の主張：A が徘徊し線路内に立入り列車に衝突した事故によって原告 J が振替輸送費などの損害を被った。A の監督義務者たる家族は賠償金約 720 万を払え。

自宅を出て徘徊していた認知症 A が線路内に立入り、列車と衝突して死亡した。鉄道会社は遺族に損害賠償を請求した。介護していた家族は認知症患者の行動にどこまで責任があるのか。日本社会に大きな議論を生んだ事件である。一審、二審は遺族に賠償義務ありと認め、最高裁で争われることとなった。

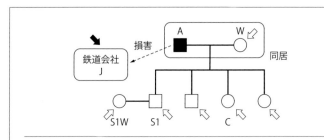

認知症当事者は亡 A。原告（⬇）は A の徘徊により損害を被った鉄道会社 J。被告（⇩）は A 妻 W と、A の長男 S1。本件事故当時、A は W と同居し、S1 とその妻 S1W が通いで A の介護をしていた。

図 4-2　Case 10：家系図

認知症患者の行動が他人に損害を与えたとき、家族に責任が問えるとすれば、大前提として、その家族が民法でいう監督義務者にあたることが必要である。そこで、一審から最高裁を通しての争いのポイントは、A の家族のうち誰が民法 714 条にいう監督義務者にあたるか否かであった。

> **民法 第714条（責任無能力者の監督義務者等の責任）**
> 1. 前二条の規定により責任無能力者がその責任を負わない場合において、その責任無能力者を監督する法定の義務を負う者は、その責任無能力者が第三者に加えた損害を賠償する責任を負う。ただし、監督義務者がその義務を怠らなかったとき、又はその義務を怠らなくても損害が生ずべきであったときは、この限りでない。
> 2. 監督義務者に代わって責任無能力者を監督する者も、前項の責任を負う。

　上記、「前二条」とは712条と713条を指しており、うち712条は未成年者についての条文であるので、本件に関係するのは713条である。

> **民法 第713条**　精神上の障害により自己の行為の責任を弁識する能力を欠く状態にある間に他人に損害を加えた者は、その賠償の責任を負わない。

　すなわち、本人に責任能力がないとき、その本人が発生させた損害を、では誰が責任を負うか、というのが本事例での問いである。

　一審では妻Wと長男S1の二名が、二審では妻Wのみが、監督義務者にあたると認められた（賠償金は損害額の50%）。これらの判決が社会に与えた印象は、「では家族は認知症患者が徘徊しないように部屋にとじこめておけということか」というものであった。当然に大きな議論が巻き起こり、最高裁の判断が注目された。最高裁での争点は、妻と長男、すなわち認知症患者の家族が、民法709条（不法行為による損害賠償：本書 **Case 9** 参照）又は714条の監督義務者にあたるか否かである。

裁判所が認定した事実

　Aは、平成12年12月頃、食事をした後に「食事はまだか。」と言い出したり、昼夜の区別がつかなくなったりした。そこで、第1審被告ら及び第1審被告S1の妹であるCは、Aが認知症にり患した

JCOPY 498-22904

第4章　徘徊事故　133

と考えるようになった。Aは、平成 14 年になると、晩酌をしたことを忘れて何度も飲酒したり、寝る前に戸締まりをしたのに夜中に何度も戸締まりを確認したりするようになった。

第 1 審被告ら、S1W 及び C は、平成 14 年 3 月頃、A 宅で顔を合わせた際など折に触れて、今後の A の介護をどうするかを話し合い、第 1 審被告 W は既に 80 歳であって 1 人で A の介護をすることが困難になっているとの共通認識に基づき、介護の実務に精通している C の意見を踏まえ、S1W が単身で横浜市から A 宅の近隣に転居し、第 1 審被告 W による A の介護を補助することを決めた。その後、S1W は、A 宅に毎日通って A の介護をするようになり、A 宅に宿泊することもあった。

A が認知症となったが、その妻 W は高齢で A の介護は困難であった。そのため、長男の妻 S1W が毎日通って介護に携わった。

第 1 審被告 S1 は、横浜市に居住して東京都内で勤務していたが、上記の話合いの後には 1 箇月に 1、2 回程度 a 市で過ごすようになり、本件事故の直前の時期には 1 箇月に 3 回程度週末に A 宅を訪ねるとともに、S1W から A の状況について頻繁に報告を受けていた。

A の長男 S1 も、しばしば A 宅を訪ね、A の状況を把握していた。

その後、A について介護保険制度を利用すべきであるとの C の意見を受けて、S1W らは、かかりつけの D 医師に意見書を作成してもらい、平成 14 年 7 月、A の要介護認定の申請をした。A は、同年 8 月、要介護状態区分のうち要介護 1 の認定を受け、同年 11 月、同区分が要介護 2 に変更された（要介護状態区分は 5 段階になっており、要介護 5 が最も重度のものである。）

(4) A は、平成 14 年 8 月頃の入院を機に認知症の悪化をうかがわせる症状を示すようになった。A は、同年 10 月、国立療養所中部病院（以下「中部病院」という。）の E 医師の診察を受け、その後、おおむね月 1 回程度中部病院に通院するようになった。E 医師は、平成 15 年 3 月、A が平成 14 年 10 月にはアルツハイマー型認知症にり患していたと診断した。また、A は、同月頃以降、a 市内の福祉施設

「b」（以下「本件福祉施設」という。）に通うようになり、当初は週1回の頻度であったが、本件事故当時は週6回となっていた。Aが本件福祉施設に行かない日には、S1Wが朝からAの就寝までA宅においてAの介護等を行っていた。Aの就寝後は、第1審被告WがAの様子を見守るようにしていた。

Aは、平成15年頃には、第1審被告Wを自分の母親であると認識したり、自分の子の顔も分からなくなったりするなど人物の見当識障害もみられるようになった。S1Wは、Aに外出しないように説得しても聞き入れられないため、説得するのをやめて、Aの外出に付き添うようになった。

E医師は、平成16年2月、Aの認知症については、場所及び人物に関する見当識障害や記憶障害が認められ、おおむね中等度から重度に進んでいる旨診断した。中部病院は、患者の診療について、一定期間の通院後は開業医に引き継ぐ方針を採っていたため、Aは、同月頃以降、再びD医師の診療を受けるようになった。

(5) Aは、平成17年8月3日早朝、1人で外出して行方不明になり、午前5時頃、A宅から徒歩20分程度の距離にあるコンビニエンス・ストアの店長からの連絡で発見された。

(6) 第1審被告Wは、平成18年1月頃までに、左右下肢に麻ひ拘縮があり、起き上がり・歩行・立ち上がりはつかまれば可能であるなどの調査結果に基づき、要介護1の認定を受けた。

(7) Aは、平成18年12月26日深夜、1人で外出してタクシーに乗車し、認知症に気付いた運転手によりコンビニエンス・ストアで降ろされ、その店長の通報により警察に保護されて、午前3時頃に帰宅した。

　Aの認知症は悪化し、徘徊も見られるようになった。このため家族は、徘徊への対策を次の通り講じる。

(8) Bは、上記(5)及び(7)の出来事の後、家族が気付かないうちにAが外出した場合に備えて、警察にあらかじめ連絡先等を伝えておくとともに、Aの氏名やS1Wの携帯電話の電話番号等を記載した布をAの上着等に縫い付けた。

また、第1審被告S1は、上記(5)及び(7)の出来事の後、自宅玄関付近にセンサー付きチャイムを設置し、Aがその付近を通ると第

第4章　徘徊事故　135

1審被告Wの枕元でチャイムが鳴ることで、第1審被告Wが就寝中でもAが自宅玄関に近づいたことを把握することができるようにした。第1審被告ら及びS1Wは、Aが外出できないように門扉に施錠するなどしたこともあったが、Aがいらだって門扉を激しく揺するなどして危険であったため、施錠は中止した。他方、事務所出入口については、夜間は施錠されシャッターが下ろされていたが、日中は開放されており、以前から事務所出入口にセンサー付きチャイムが取り付けられていたものの、上記（5）及び（7）の出来事の後も、本件事故当日までその電源は切られたままであった。

　Aの徘徊に備えて、S1は玄関付近にセンサー付きチャイムを設置した。適切な対策と感じられるが、後述の通り、このような対策を取ったことが法の観点からは責任追及の根拠とされることになる。S1としては予想外の展開であったと思われる。

　　（9）　Aは、トイレの場所を把握できずに所構わず排尿してしまうことがあり、S1Wらに何も告げずに事務所出入口から外に出て公道を経て自宅玄関前の駐車スペースに入って同所の排水溝に排尿することもしばしばあった。
　　（10）　Aは、平成19年2月、日常生活に支障を来すような症状・行動や意思疎通の困難さが頻繁にみられ、常に介護を必要とする状態で、場所の理解もできないなどの調査結果に基づき、要介護4の認定を受けた。そこで、第1審被告ら、S1W及びCは、同月、A宅で顔を合わせた際など折に触れて、今後のAの介護をどうするかを話し合い、Aを特別養護老人ホームに入所させることも検討したが、Cが「特別養護老人ホームに入所させるとAの混乱は更に悪化する。Aは家族の見守りがあれば自宅で過ごす能力を十分に保持している。特別養護老人ホームは入居希望者が非常に多いため入居までに少なくとも2、3年はかかる。」旨の意見を述べたこともあって、Aを引き続きA宅で介護することに決めた。

　施設入所も検討されたが、A自身のためにも、自宅介護を続けることが選択された。

136　民事篇

（11） Ａは、認知症の進行に伴って金銭に興味を示さなくなり、本件事故
当時、財布や金銭を身に付けていなかった。本件事故当時、Ａの生
活に必要な日常の買物は専ら第１審被告ＷとS1Wが行い、また、
預金管理等のＡの財産管理全般は専ら第１審被告Ｗが行っていた。
本件事故当時、S1Wは、午前７時頃にＡ宅に行き、Ａを起こして着
替えと食事をさせた後、本件福祉施設に通わせ、Ａが本件福祉施設
からＡ宅に戻った後に20分程度Ａの話を聞いた後、Ａが居眠りを
始めると、Ａのいる部屋から離れて台所で家事をすることを日課と
していた。Ａは、居眠りをした後は、S1Wの声かけによって３日に
１回くらい散歩し、その後、夕食をとり入浴をして就寝するという
生活を送っており、S1Wは、Ａが眠ったことを確認してから帰るよ
うにしていた。

そして本件事故が発生する。S1Wらの熱心な介護のちょっとした隙をつい
てＡは家を出てしまった。

（12） Ａは、本件事故日である平成19年12月７日の午後４時30分頃、
本件福祉施設の送迎車で帰宅し、その後、事務所部分の椅子に腰掛
け、S1W及び第１審被告Ｗと一緒に過ごしていた。その後、S1W
が自宅玄関先でＡが排尿した段ボール箱を片付けていたため、Ａと
第１審被告Ｗが事務所部分に２人きりになっていたところ、S1W
が事務所部分に戻った午後５時頃までの間に、第１審被告Ｗがま
どろんで目を閉じている隙に、Ａは、事務所部分から１人で外出し
た。Ａは、ａ駅から列車に乗り、ａ駅の北隣の駅であるｃ駅で降り、
排尿のためホーム先端のフェンス扉を開けてホーム下に下りた。そ
して、同日午後５時47分頃、ｃ駅構内において本件事故が発生した。
Ａは、本件事故当時、認知症が進行しており、責任を弁識する能力
がなかった。

「**責任を弁識する能力**」は前記民法713条の表現で、要するに本人に責任を
問うことはできないほど重度の認知症であったということである。この認定に
よって、責任はＡ自身から離れる。ではどこに行くかというのが一審から最
高裁までを通しての論点である。

JCOPY 498-22904

第４章 徘徊事故 137

争点についての高裁の判断

二審（高等裁判所）の判断は次の通りであった。

(1) 一方の配偶者が精神上の障害により精神保健及び精神障害者福祉に関する法律5条に規定する精神障害者となった場合には、同法上の保護者制度（同法20条（平成25年法律第47号による改正前のもの）参照）の趣旨に照らしても、その者と現に同居して生活している他方の配偶者は、夫婦の協力及び扶助の義務（民法752条）の履行が法的に期待できないような特段の事情のない限り、夫婦の同居、協力及び扶助の義務に基づき、精神障害者となった配偶者に対する監督義務を負うのであって、民法714条1項所定の法定の監督義務者に該当するものというべきである。そして、Aと同居していた妻である第1審被告Wは、Aの法定の監督義務者であったといえる。第1審被告Wは、Aが重度の認知症を患い場所等に関する見当識障害がありながら外出願望を有していることを認識していたのに、A宅の事務所出入口のセンサー付きチャイムの電源を入れておくという容易な措置をとらなかった。このこと等に照らせば、第1審被告Wが、監督義務者として監督義務を怠らなかったとはいえず、また、その義務を怠らなくても損害が生ずべきであったともいえない。

つまり当時85歳の妻Wは法定の監督義務者であり、本件事故に責任ありと高裁は認めたのである。

(2) 第1審被告S1がAの長男として負っていた扶養義務は経済的な扶養を中心とした扶助の義務であって引取義務を意味するものではない上、実際にも第1審被告S1はAと別居して生活しており、第1審被告S1がAの成年後見人に選任されたことはなくAの保護者の地位にもなかったことに照らせば、第1審被告S1が、Aの生活全般に対して配慮し、その身上を監護すべき法的な義務を負っていたとは認められない。したがって、第1審被告S1は、Aの法定の監督義務者であったとはいえない。また、第1審被告S1は、20年以

上もAと別居して生活していたこと等に照らせば、Aに対する事実上の監督者であったともいえない。

　一審では長男S1にも責任ありとされたが、高裁は上記の通り、S1はAと別居していたことなどを挙げて、S1には責任はないと認めた。
　以上、妻Wには損害賠償責任あり、長男S1には損害賠償責任なし、が高裁の判断であった。
　双方が上告し、最高裁が判断を下すこととなった。

争点についての最高裁の判断

　結論を先に述べると、最高裁は、「妻にも長男にも責任はない」とした。Aと別居していた長男S1はもちろん、同居していた妻Wも民法上の監督義務者でないという判断である。その判断は次の通り二段階から成っている。第一は、法文上、妻Wは「責任無能力者を監督する法定の義務を負う者」(すなわち監督義務者)にはあたらないという判断である。第二は、たとえ法文上は監督義務者にあたらなくても、「その監督義務を引き受けたとみるべき特段の事情」があれば、損害賠償責任があるが、本件の妻Wにはそのような特段の事情はないという判断である。
　第一の点について高裁は、前記の通り精神保健福祉法の保護者制度と、民法752条の夫婦の同居、協力及び扶助の義務を挙げて、妻は監督義務者にあたると判示したのであるが、最高裁は、前者については平成11年改正で保護者の自傷他害防止義務が廃止されたことを指摘し(さらには保護者制度そのものが平成25年改正で廃止されている)、後者については第三者との関係で相手方(配偶者)を監督することまでは夫婦の義務とすることはできないとして、妻Wは法定の監督義務者には該当しないと判断した。
　第二の「特段の事情」についての最高裁判決文は次の通りである。

　　　ア　もっとも、法定の監督義務者に該当しない者であっても、責任無能力者との身分関係や日常生活における接触状況に照らし、第三者に対する加害行為の防止に向けてその者が当該責任無能力者の監督を現に行いその態様が単なる事実上の監督を超えているなどその監督義務を引き受けたとみるべき特段の事情が認められる場合には、衡

平の見地から法定の監督義務を負う者と同視してその者に対し民法
714 条に基づく損害賠償責任を問うことができるとするのが相当で
あり、このような者については、法定の監督義務者に準ずべき者と
して、同条 1 項が類推適用されると解すべきである。その上で、あ
る者が、精神障害者に関し、このような法定の監督義務者に準ずべ
き者に当たるか否かは、その者自身の生活状況や心身の状況などと
ともに、精神障害者との親族関係の有無・濃淡、同居の有無その他
の日常的な接触の程度、精神障害者の財産管理への関与の状況など
その者と精神障害者との関わりの実情、精神障害者の心身の状況や
日常生活における問題行動の有無・内容、これらに対応して行われ
ている監護や介護の実態など諸般の事情を総合考慮して、その者が
精神障害者を現に監督しているかあるいは監督することが可能かつ
容易であるなど衡平の見地からその者に対し精神障害者の行為に係
る責任を問うのが相当といえる客観的状況が認められるか否かとい
う観点から判断すべきである。

　以上、「その監督義務を引き受けたとみるべき特段の事情」とは、「その者自
身の生活状況や心身の状況などとともに、精神障害者との親族関係の有無・濃
淡、同居の有無その他の日常的な接触の程度、精神障害者の財産管理への関与
の状況などその者と精神障害者との関わりの実情、精神障害者の心身の状況や
日常生活における問題行動の有無・内容、これらに対応して行われている監護
や介護の実態など諸般の事情を総合考慮」したうえで、「その者が精神障害者
を現に監督しているかあるいは監督することが可能かつ容易であるなど衡平の
見地からその者に対し精神障害者の行為に係る責任を問うのが相当といえる客
観的状況が認められるか否か」という観点から判断すべきであると述べる。こ
れだけでは具体的どのような場合に監督責任が発生するのかがわからない。そ
こで、本件をどのように最高裁が解釈したかが重要になる。それは次の通りで
ある。

　　　イ　これを本件についてみると、A は、平成 12 年頃に認知症のり患を
　　　　うかがわせる症状を示し、平成 14 年にはアルツハイマー型認知症
　　　　にり患していたと診断され、平成 16 年頃には見当識障害や記憶障
　　　　害の症状を示し、平成 19 年 2 月には要介護状態区分のうち要介護
　　　　4 の認定を受けた者である（なお、本件事故に至るまでに A が 1 人

140　　民事篇

で外出して数時間行方不明になったことがあるが、それは平成 17
年及び同 18 年に各 1 回の合計 2 回だけであった。）。第 1 審被告 W
は、長年 A と同居していた妻であり、第 1 審被告 S1、S1W 及び C
の了解を得て A の介護に当たっていたものの、本件事故当時 85 歳
で左右下肢に麻ひ拘縮があり要介護 1 の認定を受けており、A の介
護も W の補助を受けて行っていたというのである。そうすると、
第 1 審被告 W は、A の第三者に対する加害行為を防止するために A
を監督することが現実的に可能な状況にあったということはでき
ず、その監督義務を引き受けていたとみるべき特段の事情があった
とはいえない。したがって、第 1 審被告 W は、精神障害者である
A の法定の監督義務者に準ずべき者に当たるということはできな
い。

　すなわち A の 85 歳の妻 W は、前記「**その者が精神障害者を**」「**監督するこ
とが可能かつ容易**」ではないという理由で、監督責任を免れるとされた。
　では長男 S1 についてはどうか。

　　ウ　また、第 1 審被告 S1 は、A の長男であり、A の介護に関する話合い
　　　に加わり、妻 S1W が A 宅の近隣に住んで A 宅に通いながら第 1 審
　　　被告 W による A の介護を補助していたものの、第 1 審被告 S1 自
　　　身は、横浜市に居住して東京都内で勤務していたもので、本件事故
　　　まで 20 年以上も A と同居しておらず、本件事故直前の時期におい
　　　ても 1 箇月に 3 回程度週末に A 宅を訪ねていたにすぎないという
　　　のである。そうすると、第 1 審被告 S1 は、A の第三者に対する加
　　　害行為を防止するために A を監督することが可能な状況にあったと
　　　いうことはできず、その監督を引き受けていたとみるべき特段の事
　　　情があったとはいえない。したがって、第 1 審被告 S1 も、精神障
　　　害者である A の法定の監督義務者に準ずべき者に当たるということ
　　　はできない。

　かくして最高裁では、妻 W、長男 S1 いずれも監督義務者にあたらず、監督
義務者に準ずべき者にもあたらないと認定され、鉄道会社への損害賠償の支払
いは免れることとなった。

解説　しかし責任は蒸発した

　心情的には最高裁の判決は当然であろう。本件事故当時、Aの妻Wは85歳。身体に麻痺があり、要介護1であった。そんな妻にAの監督義務ありとして何百万円もの損害賠償を命ずるようなことがもしあれば、非人道的であるとさえ言える。長男S1はどうかと言えば、本件事故の7年前にAに認知症の徴候が見られてから、妻S1Wとともに真摯にAの介護にあたっていた。この期間中、Aを施設に入れることもできたのであるが、Aのためを思って家庭での介護を続けていた。そんな中、本件事故が発生した。介護をしていたということは監督を引き受けたということであるから、長男S1はAが引き起こした事故の責任を取って賠償金を払えと裁判所が命ずるのであれば、それもまた社会に受け入れられる判断とは言い難い。それなら子は親の介護を引き受けない方が賢明だということにもなりかねない。最高裁の判決を受け、遺族は安堵したであろう。認知症の介護にあたっている多くの家族も安堵したであろう。

　だが現実は心情だけでは解決しない。安堵の先には深刻な問題が控えている。鉄道会社Jはこう問うであろう。この事故の責任はどこにいったのか？と。Jは現に金銭的な被害を被っているのである。Jには何の非もない。であれば、Jは損害賠償を求める権利がある。事故を発生させた本人は死亡しているし、そもそも責任無能力者である。このような場合、法定の監督義務者に責任を問うことができると民法は定めている。だからJは損害賠償の訴えを起こした。監督義務者は、Aの身の回りにいて介護をしていた家族の中の誰かであると見るのは自然であろう。しかし最高裁は、どの家族も監督義務者ではないと結論した。事故の責任は蒸発した。Jは一方的に損害を被ったという結末である。

　Jが鉄道会社という大きな組織であったから、社会の心情的にはそれでも仕方ないではないかと思われるかもしれない。では、被害者が個人であったらどうか。最高裁の判決文に記された論理にしたがえば、損害を受けた相手が会社であっても個人であっても結論は同じである。すなわち、被害に遭ってもどこにも責任は問えないのである。

家族に賠償義務を認めた一審、二審は、一見冷酷に見えるが、もし確定すればそのような将来の事態を回避する前例になり得たとも言えるであろう。最高裁判決文にも次のような裁判官の補足意見が記されている。

　　　　第 1 審被告 S1 は、第 1 審被告 W と S1W が現実の介護を行うという体制で、A の介護を引き受けたということができる。ただ、その段階では介護を引き受けたものであって、必ずしも第三者に対する加害を防止することまでを引き受けたといえるかどうかは明確ではない。しかし、その後、第 1 審被告 S1 は、A が 2 回の徘徊をして行方不明になるなど、外出願望が強いことを知って徘徊による事故を防止する必要を認めて、S1W が A の外出に付き添う方法を了承し、また施錠、センサー設置などの対処をすることとして事故防止のための措置を現実に行い、また現実の対策を講ずるなどして、監督義務を引き受けたということができる。徘徊による事故としては被害者となるような事故を念頭に置くことが多いであろうがその態様には第三者に対する加害も同時に存在するものであって、第三者に対する加害防止もまた引き受けたものということができる。

　おっと、そういう理屈になるのだろうか。S1 は A の介護を引き受けた。そして A の徘徊の危険性を認識し、対策を講じていた。つまり S1 は徘徊による加害事故を予見していたのであって、「**加害防止もまた引き受けたものということができる**」。理屈としてはその通りかもしれないが、あまりに血の通わない論理という印象を免れない。本人のため、そして社会の人々のためを思ってセンサー付きのチャイムを設置したためにかえってあまりに重い責任が S1 にのしかかってきた。あたかも法に逆恨みされたかのような結果である。だが前述の通り、もしこの理屈を認めないとなると、責任の行きどころがないのである。

　さらにこの裁判官は次のように述べる。

　　　　すなわち、第 1 審被告 S1 には、少なくとも平成 18 年中に、第三者に対する加害行為の防止に向けての監督を現に行っており、その態様が単なる事実上の監督を超え、監督義務を引き受けたとみるべき特段の事情が認められる。

JCOPY 498-22904

第 4 章　徘徊事故　　143

すなわち、この裁判官の意見は、S1 は監督義務者に準ずる者と認定できるということである。そうであればS1 には、A の徘徊による事故を防止する注意義務が発生し、それを怠ったことにより発生した事故についての賠償責任が発生する。だが裁判所はここに、S1 は一般人としては十分な徘徊行動防止体制を採っていたという認定を加えることで（すなわち注意義務を怠っていなかったという認定を加えることで）、S1 には賠償責任はないという結論を導いている。

　認知症患者の徘徊が重大事故につながったという本件の骨格は本書 Case 9 と共通しており、図 4-3 のように図式化することができる。Case 9 での被告は介護業者であり、契約上、認知症本人の管理監督を引き受けていたとごく自然に判断されるから、図に示した注意義務は当然に「有り」となり、争いの主戦場はそこから先の段階であった。それに対し本事例 Case 10 は、被告は介護していた家族であることから、注意義務の有無の段階が主戦場となった。

　もう一点、Case 9 との大きな違いは、徘徊によって発生した事故が、Case 9

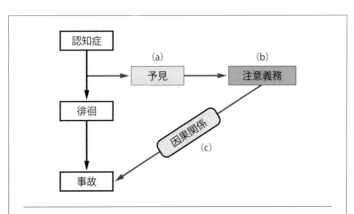

図 4-3　Case 10 をめぐる損害賠償責任の構造

では認知症本人の死亡のみだったのに対し、本事例 **Case 10** では第三者の損害という他害であったという点である。

　家族は法定上の監督義務者ではなく、よって認知症者の加害についての注意義務まではないというのが最高裁の結論であるが、これがぎりぎりの決断であることは、上記裁判官の補足意見に現れている。

　Case 9 にも記した通り、注意義務とは、悪い結果が発生したというだけの理由で義務違反とされるものではなく、求められる十分な注意をしていたか否かが問われる性質のものである。本事例で補足意見を述べた裁判官は、S1 が「**第三者に対する加害防止もまた引き受けたものということができる**」とする一方で、「**S1 をはじめ第 1 審被告ら家族の行ってきた介護、監督の体制は、A の意思を尊重し、かつ、その心身の状態及び生活の状況に配慮した人的、物的に必要にして十分な介護体制と評価できる**」として、長男 S1 には賠償責任はないとした。裏を返せば、必要にして十分な介護体制を取っていなかった場合には、同居していなかった家族にも賠償責任が発生し得るということになる。端的に言えば、責任無能力者である認知症患者が徘徊などによって加害を発生させた場合、家族が責任を問われることがあり得るということである。

　この点に関連して、最高裁の別の裁判官は判決文の補足意見として次のように述べる。

　　　　責任無能力の制度は、法的価値判断能力を欠く者（以下「本人」ともいう。）のための保護制度であるが、保護としては、本人が債務を負わされないということに留まらず、本人が行動制限をされないということが重要である。本人に責任を問わないとしても、監督者が責任を問われるとなると、監督者に本人の行動制限をする動機付けが生ずる。本人が行動制限をされる可能性としては、本人に責任を負わせる場合よりも監督者に責任を負わせる場合の方が大きい。本人が責任を免れないとしても本人に財産がなければ監督者に本人の行動制限をする動機付けは生じないが、監督者に責任を負わせると本人の財産の有無にかかわらず、本人の行動制限をする動機付けが監督者に生ずるからである。

　　　　保護者の他害防止監督義務、後見人の事実行為としての監護義務の削除の理由は、保護者、後見人の負担が重すぎることであるが、その意味は、保護者、後見人に本人の行動制限の権限はなく、また、行動制限が本人の状態に悪影響を与えるために行動制限を行わない

とすると、四六時中本人に付き添っている必要があり、それでは保護者、後見人の負担が重すぎるということなのである。

したがって、法定監督義務者以外に民法714条の損害賠償責任を問うことができる準監督義務者は、その者が精神障害者を現に監督しているかあるいは監督することが可能かつ容易であるなどの客観的状況にあるものである必要があり、そうでない者にこの責任を負わせることは本人に過重な行動制限をもたらし、本人の保護に反するおそれがある。

認知症本人の自由はできる限り尊重したい。だがそのために人様に迷惑をかけ、その責任が家族に問われるのであれば、自由は制限する以外にない。家族の姿勢がその方向に傾くことは否めない。ここに、本人の自由の尊重 vs 本人、そして第三者の保護 という、精神医療で繰り返し議論されている葛藤が発生する。そしてこの葛藤をめぐっては、認知症本人の行動を見守る者が家族であるか、それとも専門職としての医療者や介護職員であるかによって、責任範囲は大きく異なるであろう。長男に監督義務ありと認定した裁判官が、それでも長男に賠償義務がないと結論したのは、長男が家族として十分な徘徊行動防止体制を取っていたからであって、この体制は一般人に求められるものと専門職に求められるものにはレベルの大きな違いがあるのは当然である。すると上記葛藤は、医療・介護場面においてははるかに大きく深刻な問題として突きつけられることになる。本事例 Case 10 では、家族がまどろんでいるうちに A は家を抜け出した。Case 9 では、職員は居眠りしていたわけではない。ただ A が外に出て行くのに気づかなかった。結果、Case 9 では注意義務違反が肯定され、賠償金の支払いが命ぜられたのである。では Case 9 の被告 Y は A をどのように管理監督すればよかったのか。

最高裁判決文の補足意見は、次のように結ばれている。

高齢者の認知症による責任無能力者の場合については、対被害者との関係でも、損害賠償義務を負う責任主体はなるべく一義的、客観的に決められてしかるべきであり、一方、その責任の範囲については、責任者が法の要請する責任無能力者の意思を尊重し、かつその心身の状態及び生活の状況に配慮した注意義務をもってその責任を果たしていれば、免責の範囲を拡げて適用されてしかるべきであって、そのことを社会も受入れることによって、調整が図られるべき

ものと考える.

　美しい結びである. だが空虚だ. 「社会も受入れる」は, 裁判官の願望を述べているにすぎないのであって, 「調整」の具体的内容は将来に残された大きな問題である.

参考
1) 判例タイムズ　1425 号 126 頁; 松尾　弘: 責任無能力者たる認知症患者の配偶者および子の監督義務の成否. 法学セミナー 739 号 118 頁; 瀬川信久: 監督義務者・準監督義務者の意義 --- 責任無能力者 (認知症) の遺族に対する鉄道会社の損害賠償請求. ジュリスト 1505 号 85 頁; 青野博之: 認知症の者が発生させた事故とその配偶者・子の民法 714 条 1 項に基づく損害賠償責任. 新・判例解説 Watch　19 号 63 頁.

民事篇

第5章

自動車運転

高速道路の逆走など、高齢者の自動車運転事故が報道される機会が増えている。それは単に社会的注目度が高まり報道機会が増えただけではなく、事実、75歳以上の高齢者運転による交通死亡事故は増加の一途をたどっており、平成26年には10年前と比べて約2倍になっている[1]。このような状況の下、2017年3月、道路交通法が改正された。その骨子は図の通りである。

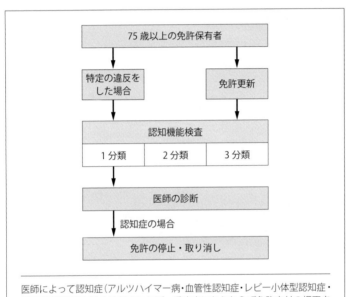

医師によって認知症（アルツハイマー病・血管性認知症・レビー小体型認知症・前頭側頭型認知症）と診断されれば、重症度にかかわらず免許交付の拒否または取消しの対象となる（絶対欠格事由）。認知機能検査結果の各分類は、記憶力・判断力が低い（1分類）、少し低い（2分類）、心配ない（3分類）とされる。

図 5-1　改正道路交通法

　医師によって認知症[2]と診断されれば免許は取り消しないしは停止される。改正前もこの規定は存在したが、医師に診断が求められるのは一定の違反があった対象者に限られていた。それに対して2017年改正後は、認知機能検査で一定以上の低成績であった場合には、違反がなくても医師の診断が求められることになった。この結果、診断の対象者は5万人にのぼ

ると推定され、運転免許をめぐる認知症診断が多くの医師に身近なものとなってきたのである。

　改正道路交通法の下での医師の役割として図5-1に現れているのは、認知症患者に対して免許停止・取消を宣言するといういわば引導渡しである。ここには医の倫理を含め多くの問題が内在しているが、訴訟という観点からは、認知症でないという診断のもとに自動車を運転し事故が起き、医師が責任を問われるという事態が気になるところである。2017年の法改正から本書出版までの期間にはそうした訴訟事件は見出せないが、参考になる事例として、運転中にてんかん発作を起こしたことによる死亡事故の事例をCase 11として簡潔に示す。6名の小学生が死亡した重大事故である。

Case 11

症状としての
自動車運転事故

損害賠償請求事件
宇都宮地方裁判所平成 23 年（ワ）第 948 号 [3]
平成 25 年 4 月 24 日第 2 民事部判決

自動車運転中にてんかん発作を起こし、小
学生 6 名を死亡させた事故である。

争い

　A（26歳男性）は時速約40キロメートルでクレーン車を運転中、てんかんの発作を起こして意識を喪失し、通学のために歩道を歩いていた小学生6名に同車を衝突させて死亡させた。Aは本件事故前、抗てんかん薬の服用を怠っていた。

　被害者の家族である原告らが、被告Aに対しては、自動車損害賠償保障法3条及び民法709条に基づき、また、同車の保有者であり、Aを雇用していた被告会社Bに対しては、自賠法3条、民法715条1項及び民法709条に基づき、さらに、Aの母親であり、事故当時Aと同居していた被告Cに対しては、民法709条に基づき、それぞれ損害賠償等の支払いを求めた。

　被告AとB（本人と会社）は争わず賠償責任を認めたが、母親Cの責任については争いとなった。Cの主張は、Aは成年であるから母には注意義務はない、本件事故は業務中に発生したものであるから、Aは会社の指揮・監督下にあり、母は運転を制止できる立場にない、過去においてCはAを注意した時にAから暴力を受けたことがあり、本件当時も実力行使によって運転を制止することは不可能であった、などがその主張理由であった。

裁判

　母Cは、事故前日の夜に抗てんかん薬を処方どおりに服用しなかったAによる重大な事故が発生することを予見することができた。そしてこのことを勤務先会社に通報すれば本件事故は防止できた。よって、Cが勤務先に通報しなかったことには違法性があり、Cには損害賠償の責任がある。裁判所はこのように判断し、母親にも賠償金の支払いを命じた。

解説　二重の葛藤を越えて

　結果が予見可能で、かつ、適切な対処を行っていれば防止可能であった。にもかかわらず、防止のための対処を怠った。したがって賠償義務あり。本書第4章にも示した損害賠償事件の定型パターンである。本事例に照らして認知症自動車運転と医師の責務を考察するとき、訴訟の骨格は共通しているが、大きな違いとして、第一に、てんかんと認知症の違い、第二に、家族と医師の違いを挙げなければならない。

　てんかん大発作と事故であれば、両者の因果関係は密接であり、関係メカニズムも単純明快である。運転中に発作が起きて意識喪失すれば、非常に高い確率で事故は起きるのであり、したがって、発作が起きることが予見可能であれば、運転を制止するなどによって防止すべきであるという論理は明快である。

　それに対し認知症では、「認知症の運転者は事故を起こしやすい」という統計的な関連性までは（仮に）言えたとしても、認知症と事故の関係メカニズムは単純ではない。そもそも認知症は単一疾患ではない。アルツハイマー病と前頭側頭型認知症だけを比べてみても、図5-2の通り、運転行動の相違はデータの中に明白である[4]。別の研究では、アルツハイマー病では迷子運転や枠入れでの接触事故が多いのに対し、前頭側頭型認知症では信号無視、わき見運転、追突事故が多いことが示されている[5]。

　これは、それぞれの認知機能障害のプロフィールの違い、すなわち、アルツハイマー病では視空間機能の障害、前頭側頭型認知症ではいわゆる倫理機能の障害を反映しているとみることができる。さらにこれを拡大し、認知症の各症状と運転の各要素における支障の関係は図5-3のように推定することができる[6]。

　こうした医学的事実に鑑みれば、認知症なら一律運転禁止という乱暴かつ差別ともいえる措置の前にすべきことは、認知症による事故の分析と、事故を起こしやすい認知機能障害の同定と、そうした認知機能障害を有する認知症対象者の同定であろう。また、免許を失うと生活の質が大きく低下し、通院さえできなくなる患者についてはどうするのか、人を規制するのではなく自動車や道

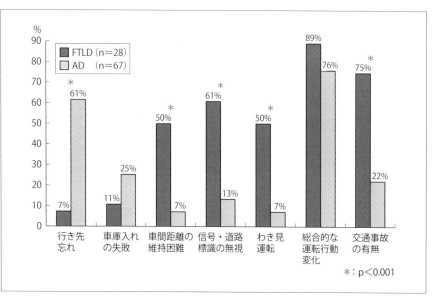

図 5-2　前頭側頭葉変性症（FTLD）とアルツハイマー病（AD）の運転行動
（Fujito R, et al. Psychogeriatrics 16: 27-33, 2016[4] から改変引用）

路の整備が先決なのではないか・・・などなど、医の立場からは法に対する批判はいくらでも可能なのであるが、社会ではいま次々に事故が発生し犠牲者が出ているのであって、安全な社会を維持するという立場からすれば、医学研究の成熟など待っているわけにはいかず、悲惨な事故を防止するために今できることを盛り込んだ施策が必須ということになろう。

　そして現に道路交通法は改正された。認知症の自動車運転による事故を防止するための鍵となる役割が医師に割り当てられた。医師にとって、ここには二重の葛藤が生まれている。

　一つは、認知症という診断を下すか、下さないかという葛藤である。

　言うまでもない。認知症と診断を下せば、その患者は運転ができなくなる。運転が生活上重要な意味を持っている患者にとっては、その診断は害である。患者に害を与えてはならないというヒポクラテスの誓いを破る診断と言わざるを得ない。

　他方、運転することが危険な（または、危険「かもしれない」）患者を認知症と診断しないことは、社会を危険にさらすという意味において害である。ここで「運転が危険な患者に運転を禁止するのは社会のためになることであり、ひ

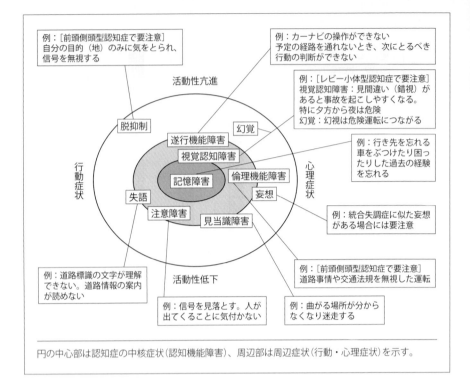

図 5-3 運転の支障となり得る認知症の症状
(三村 將. CNS today 認知神経科学 3: 10-11, 2013[6]) から改変引用)

いては患者本人のためでもある」という理屈づけは、運転による危険性が正確には予測できないという多くの状況においては空疎に響く。結局、葛藤は解決できない。その根底には、そもそも運転を危険にする認知機能障害を同定する医学的手法がまだないという問題が根底にあることは明らかであるが、問題を認識しても葛藤の解決にはならない。

そこでもう一つの葛藤が顕現する。それは、認知症の診断依頼を受けるか、受けないかという葛藤である。

運転免許の停止や取消にかかわる重大な診断は、認知症の専門医に任せたほうがいい。自分は専門医ではない。だからそんな深刻な診断依頼は受けない。

この姿勢が医師法上の応召義務違反にあたるかあたらないかはともかく、多くの医師にとっては免許停止・取消にかかわる認知症診断は寝耳に水の降ってわいた責務である。専門外を理由に回避したいというのは本音であろう。だが

改正道交法にともなって医師の診断が求められるようになる対象者5万人すべてを認知症専門医が対応することは不可能であって、一般医が対応を拒否すればこの制度は麻痺する。たとえそうであっても、わからないことは引き受けられないという方針を貫くことにも理はあるが、逆に、専門外でよくわからないが患者や社会のためになるならという良心によって引き受け、不幸にも悪い結果が発生し、訴訟となり賠償を命ぜられるようなことがあれば、不条理を感じずにはいられないであろう。

本事例Case 11の被告は家族であった。家族には責任はないという主張は、結局は通らなかったが、争う余地はあったといえよう。だが被告が医師であればそうはいくまい。改正道交法は、認知症であれば事故を起こす率が高く、運転を禁止しなければならないことを大前提としている。法律になっている以上、この大前提が医学的に正しいか否かはもはや問題とはならない。つまり認知症であれば事故は予見可能であると法が定めているのである。そして事故を防止するための注意義務にあたるものが医師の診断であることも法に定められた。この状況の下、医師が診断を怠り事故が発生すれば、もはや争いの余地はなく敗訴である。認知症の症状が他害につながるという意味では、本書第4章Case 10徘徊事故と同様の形になる。Case 10も責任が問われたのは家族で、いわばぎりぎりのところで家族は賠償責任を免れたが、たとえば入院中の病院から離院してあの鉄道事故が起きたのであれば、病院側に弁解の余地はない。だがその場合は病院は治療を積極的に引き受けたのであるから、道交法をめぐる認知症診断とは別次元の話である。引導渡しを押しつけられ、しかし良心によって受け入れる。そのような経緯で下した診断のために逆に訴訟されるのであれば、最初から受け入れは拒否すればよかったということにもなろう。

これは救急医療をめぐる裁判と同種の問題である。専門外の医療を、患者のためと思って引き受け、結果が悪かったからといって訴訟されるのであれば、受け入れを拒否するのは自然である。かくして救急医療は崩壊の危機にある。社会を良くするための裁判が、逆のことを行っているという批判も根強い。

その批判には首肯できる部分はあるものの、裁判についての医師の無理解も関係していると思われる。いかなる裁判においても、表面的な結論だけを見て判断するのは禁忌である。

てんかんクレーン車事件のCase 11も、判決文の全文を読めば[3]、母Cは、Aが運転していることを医師には隠蔽してきたこと、本件事故前にてんかん発作によると思われる自動車事故を少なくとも4回起こしており、いずれも怠薬によることを認識していたこと、うち1回の人身事故は起訴されたが、発作

でなく居眠りだと虚偽の証言をしたこと、さらにその執行猶予中にもてんかん発作による事故を起こしていながらそれを隠蔽したこと、などなどの事実がありながら、Ａの運転を制止しなかったということが記されている。こうした事情を見れば、小学生6人が死亡というこの重大事故の責任を母Ｃにも問うのは当然であろう。

裁判は法の条文にそって非人間的に淡々と論理を進めて判決を下すという一般に持たれているイメージは誤解であって、裁判官は、常識も大いに動員して論考するのである。そして周辺事情も十二分に考慮する。判決文に記されていない事情が考慮されていることも皆無とは言えない。

改正道交法の下で、認知症者の自動車運転による事故が発生し、医師が訴訟を受けたとき、どのような裁判になるのか、判例のまだない段階では何とも言えないが、法を認識したうえで、葛藤にも悩みつつ、患者と社会にとって最善と信じる医療を行うことが医師には求められ、仮に訴訟となった場合においてもその医療姿勢を示すことが力を発揮するであろう。

参考
1) 警察庁交通局運転免許課　道路交通法の一部改正について　平成27年10月13日.（http://www.mhlw.go.jp/file/05-Shingikai-12301000-Roukenkyoku-Soumuka/07.pdf）
2) ここでいう認知症とは四大認知症（アルツハイマー型認知症，血管性認知症，前頭側頭型認知症（ピック病），レビー小体型認知症）を指している.
3) 判例時報2193号67頁; 判例タイムズ1391号224頁.
4) Fujito R, Kamimura N, Ikeda M, et al: Comparing the driving behaviours of individuals with frontotemporal lobar degeneration and those with Alzheimer's disease. Psychogeriatrics 16: 27-33, 2016.
5) 厚生労働科学研究費補助金　長寿科学総合研究事業「痴呆症高齢者の自動車運転と権利擁護に関する研究」（主任研究者：池田学）平成15-17年度総合研究報告書 2006.
6) 三村　將: 認知症と運転について理解しておくべきポイントは？　CNS today 認知神経科学 3: 10-11, 2013.

民事篇

第6章

脳損傷

本章の事例はいずれも下図の構造を取っている。この因果関係が証明されれば加害者に賠償責任が発生する。このうち、〈加害者→事故〉の証明は専ら法の領域にあるが、〈事故→脳損傷〉と〈脳損傷→脳機能障害〉は医学的な証明が求められる因果関係である。このとき力を発揮するのは脳画像と神経心理学的検査（認知機能検査）であるが、脳画像所見の有無と脳損傷の有無は必ずしも対応せず、また、認知機能検査の成績は脳機能障害と必ずしも対応しないので、医学による証明力は事例によって様々である。さらに、脳損傷の概念や診断技術は医学の進歩に伴い刻々と変わるので、法廷での証拠としての価値も刻々と変わる。びまん性軸索損傷はその古典的な例であり、**Case 15** の慢性外傷性脳症は今後の我が国の法廷でも激しい論争が予想される病態である。

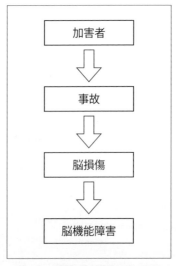

図 6-1　脳損傷損害賠償訴訟の骨格

Case 12

交通事故後の
アルツハイマー病発症

損害賠償請求事件
神戸地方裁判所平成 11 年 (ワ) 第 1788 号
平成 13 年 8 月 8 日判決

横断中に自動車にはねられ入院し、一度も
自宅に戻れることなく 3 年半後に死亡した。
交通事故が原因で認知症になったとして損
害賠償を請求する訴訟が起こされた。

争い

認知症本人: 男性 A。事故当時 81 歳。84 歳で死亡。
原告: 亡 A の遺族
被告: 運転者 Y
原告の主張: A は、Y の運転する自動車と衝突したことにより認知症に
　　なった。Y は賠償金約 2900 万円を払え。

　平成 7 年 9 月 29 日午前 9 時 50 分頃、A（当時 81 歳）は横断歩道を横断中に、時速 45km で進行してきた被告車と衝突した。A は事故前は健康で認知症への罹患はなかった。本件事故で A は外傷性硬膜下血腫、骨折などを被り、平成 11 年 5 月 15 日に死亡するまで、病院への入院や老人福祉施設に入所して生活を送ることとなった。A の最終診断（事故後に診断）はアルツハイマー病と脳血管性認知症の合併であった。本件の主要な争点は、亡 A の認知症と本件交通事故との因果関係と、それに伴う損害額である。

◆　原告の主張

　A の認知症はアルツハイマー病ではなく脳血管性認知症で、発症原因は本件交通事故であるから、死亡日までの入院などの全費用は事故と因果関係がある。被告は慰謝料等を含め合計約 2900 万円を払え。

◇　被告の主張

　A の診断はアルツハイマー病であり、交通事故とは無関係である。仮にアルツハイマー病の発症に交通事故が関係しているとしてもそれは二次的なものにすぎないから、仮に因果関係があるとしてもせいぜい 2 割から 3 割である。

　したがって、事故と認知症の因果関係を論ずる前提として、A の診断がアルツハイマー病か否かが医学的な論点になっている。

JCOPY 498-22904

162　民事篇

裁判所の認定した事実と判断

　裁判所は、本件交通事故と認知症の関係については、法廷に提出されたＰ医師の意見をそのまま採用している。判決文によれば、Ｐ医師によるＡの認知症の診断は、**「脳血管性認知症、脳器質性認知症とアルツハイマー型老年認知症を合併していた」**である。これは医学的には奇異な記載で、アルツハイマー病と脳血管性認知症はいずれも脳器質性の疾患であるから、これら二つにさらに脳器質性認知症を合併していたという表現は矛盾であるし、そもそも認知症とは脳器質性の疾患であるから脳器質性認知症という表現そのものが奇妙である。しかしそれはともかくとして、本件裁判でのポイントは、本件交通事故と認知症の因果関係で、判決文には次の通り記載されている。

　　　　　Ｐ医師は、亡Ａのアルツハイマー型老年認知症について、その原因
　　　　は、交通事故直後から骨折、もしくは外傷性硬膜性血腫により長期
　　　　の臥床を強いられたことにあると考えていること、本件でも、同疾
　　　　患と交通事故との直接の因果関係はないが、亡Ａにつき、交通事故
　　　　により入院生活を強いられたことが同疾患の発症に大きく関与した
　　　　と言わざるを得ないと考えていること、脳血管性認知症とアルツ
　　　　ハイマー型老年認知症とは合併の関係にあり、外傷による硬膜下血腫
　　　　あるいは器質性脳障害は脳血管性認知症の直接原因と考えられる
　　　　し、その後の身体的治療のためやむを得ず長期の入院加療を要した
　　　　ことが二次的にアルツハイマー型老年認知症を引き起こしたと考え
　　　　ている

　すなわち、本件交通事故は、Ａのアルツハイマー病の発症に二次的に関与しているというのがＰ医師の判断である。
　これに基づき裁判所は次の通り判断を下した。

　　　　　他方、本件事故より受傷して入院するまでは亡Ａにつき特段認知症
　　　　の症状が出ていなかったことが認められ、これを覆すに足りる証拠
　　　　はない。
　　　　　これらを総合すれば、亡Ａの認知症については、本件事故が大きく
　　　　寄与していると言わざるを得ないものである。

JCOPY 498-22904

第6章　脳損傷　　163

すなわち裁判所は、A がアルツハイマー病であることを認めたうえで、その発症と本件交通事故には因果関係があり、被告には損害賠償義務があると結論したのである。但しその額は、下記の通り、原告請求の 8 割であった。

ただし、亡 A は本件事故当時八一歳であったこと、交通事故によりアルツハイマー型老年認知症が発症するとは限らないであろうことなどを考慮し、損害の公平な分担の見地から、亡 A に生じた全損害のうち八割を被告に負担させることとする。

解説　原因も誘因も

　我が国の交通事故死亡者数は減少傾向にあるが、一方で後遺障害者数は増加している。そして、高齢者が歩行中に事故に遭うケースが急増している[1]。事故後に認知症などの脳機能障害が認められたとき、損害賠償の訴訟が発生し得る。その骨格は図6-2の通りで、この図左に示した因果関係が証明されれば、加害者に損害賠償の義務が発生することになる。

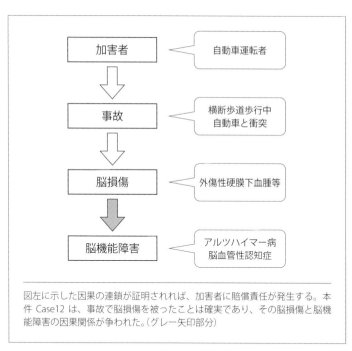

図 6-2　Case 12: 脳損傷損害賠償訴訟の骨格

　本事例 Case 12 においては、事故に遭ったAの脳機能障害の原因が事故による脳損傷か否かがポイントになった。医師が下したAの診断名はアルツハイ

マー病と脳血管性認知症の合併であった。アルツハイマー病は外傷が原因で発症するものではないから、交通事故の後遺症とは認められないとするのが、医学の常識的な考え方であろう。本事例の原告も、Aの認知症はアルツハイマー病ではないという主張を前面に立てて訴訟を提起している。

しかしながら裁判所の判断は、アルツハイマー病という診断を認めたうえで、交通事故加害者に損害賠償金を請求するというものであった。その論拠は、Aの認知症はアルツハイマー病の要素だけではないことと、「**身体的治療のためやむを得ず長期の入院加療を要したことが二次的にアルツハイマー型老年認知症を引き起こした**」という認定である。

医学的観点からは、交通事故はアルツハイマー病発症の誘因であっても原因ではない。だが本件判決を真摯に受け止めると、誘因と原因の違いは一種の価値感でしかないことに気づく。すなわち、どちらも発症に寄与した要因という点では同等である。アルツハイマー病の原因はアミロイド β タンパクやタウであるとする言説は、来たる将来の原因療法に最大の意味ないし価値を見出す立場からはその通りであるが、単調な生活等も発症の誘因になるとすれば、いま可能な予防法に最大の意味ないし価値を見出す立場からはむしろ生活状況のほうが重要であり、生活に原因の地位を与えることは不合理ではない。

そして損害賠償を求める訴訟においては、当該事故との相当因果関係が問題なのであるから、医学でいう原因と誘因の違いは本質的なものとはみなされない。したがって診断をアルツハイマー病と認めたうえで賠償金の支払いを命じた本件判決は合理的なものであると言える。もっとも、認知症発症への事故の寄与率を合理的に算出することは不可能であるが、であれば裁判所が示した寄与率（全損害の8割が被告運転者の責任）を正当と認める以外にないであろう。

参考
1) 日本損害保険協会: 自動車保険データにみる交通事故の実態. --- 提言と主な対策 --- 2009年4月～2010年3月.

166　民事篇

Case 13

交通事故後せん妄、
そして認知症

損害賠償請求事件
神戸地裁平成 7 年（ワ）第 641 号
平成 10 年 8 月 28 日判決

交通事故で受傷し、せん妄を経て認知症に
なり、その後一度も帰宅することができな
いまま病院で死亡した。事故との因果関係
の範囲が争われた。

争い

認知症本人：男性 A。事故当時 75 歳。76 歳で死亡。
原告：A。A 死亡後は亡 A の遺族が訴訟を承継。
被告：運転者 Y
原告の主張：A は Y の運転する自動車と衝突したことにより認知症になっ
　　た。Y は賠償金約 4300 万円を払え。

　A（事故当時 75 歳。大正 8 年 4 月 22 日生）は、平成 6 年 4 月 24 日朝、信号
を無視して道路を横断し、普通乗用自動車に衝突し頭部外傷を負い、その後、
一度も帰宅することなく、平成 10 年 10 月 7 日、認知症として病院で死亡した。

　A は事故直後に C 病院を受診し指の骨折応急処置を受け（この時点で興奮状
態であった）、翌日平成 6 年 4 月 25 日、P 病院に入院した。頭部 CT 検査で多
発性脳梗塞と脳萎縮、脳室拡大が認められたが、脳内出血は認められず、事故
による変化は生じていないと診断された。
　同病院で A は、ベッドから起き上がって帰ろうとしたり、点滴の管を抜い
てしまうなどの不穏状態が続き、同病院では、家族に付添いを指示するととも
に、A の手足を拘束した。この状態は 2 週間経っても変化がなく、四肢の拘束
を続けたままであった。A には全般的な知能の低下が観察され、娘の顔も判
らなかった。
　そこで 5 月 12 日、A はベッドに拘束されたまま精神科のある Q 病院に転院
した。同院で A は「帰りたい。」と繰り返し、離院しようとするため上肢のみ
拘束が必要であったが、興奮は治まり比較的平穏な状態であり、医師の質問
に、自分の名前を答えることはできるなど、ある程度のコミュニケーションが
取れるようになった。ただ、簡単な質問にも答えられず、数字の計算はできな
かった。最近起きたことを、色々な問い方で質問しても答えられなかった。こ
の時点で Q 病院の医師は A を認知症と診断し、認知症の種類は混合型（アル
ツハイマー病と脳血管性認知症の混合型）とした。
　その後 A は、身体疾患治療のための複数回の転院を経るうちに、寝たきり、
完全介助となった。会話はほとんど成立せず、意思疎通は不可能であった。平
成 7 年 9 月 30 日に認知症専門の R 病院に入院、平成 7 年 10 月 7 日、急性腎
不全により死亡した。

A（死亡後は A の娘 D ら）は自動車損害賠償法 3 条に基づき損害賠償を求めて訴訟を起こした。

> **自動車損害賠償法　第3条（自動車損害賠償責任）**
> 自己のために自動車を運行の用に供する者は、その運行によって他人の生命又は身体を害したときは、これによって生じた損害を賠償する責に任ずる。ただし、自己及び運転者が自動車の運行に関し注意を怠らなかったことと、被害者又は運転者以外の第三者に故意又は過失があったこと並びに自動車に構造上の欠陥又は機能の障害がなかったことを証明したときは、この限りでない。

　交通事故があったことは事実であり、その後の A が認知症であったこともまた事実である。したがって本書 Case 12 と同様、事故と認知症の因果関係が争いの第一のポイントである。するとやはり Case 12 と同様、認知症の種類と、事故前に A が認知症であったか否かが特に医学的意見を要する事項になる。
　当事者双方の主張は概ね次の通りである。

＜事故と認知症の因果関係＞

◆　原告（A の娘 D ら）の主張

　A の認知症は脳血管性のもので、本件事故による頭部打撲による意識障害を契機として発現したものであるから、本件事故と相当因果関係がある。

◇　被告（運転者 Y）の主張

　A は本件事故以前から、老人性認知症の状態にあったもので、その症状と本件事故とは因果関係はない。事故後の入院は老人性認知症が悪化したためであるが、この悪化が本件事故によるものとは考えられない。

＜被告の免責事由の有無、過失相殺の当否・程度＞

　被告の免責事由とは、前記自動車損害賠償法のただし書きの、自動車運転者が注意を怠っていなかったかと言えるかどうかをめぐる争いである。

◆ 原告（Aの娘Dら）の主張

Aは事故状況を説明できないまま死亡したが、被告（運転者）の説明は速度の点など不自然であり、運転者として過失が僅かであったとは言えない。

◇ 被告（運転者Y）の主張

青信号に従って交差点に進入したものであって、制限速度違反も安全運転義務違反もない。当該交差点の見通しも悪かった。運転者に過失はない。被害者はアルツハイマー病による徘徊のため赤信号を無視して交差点を横断していたとしか考えられない。

裁判所の認定した事実と判断

裁判所は、事故後からP病院に入院する前のAが強い興奮状態であったこと、意思疎通ができなかったことなどを認定し、また、原告D（Aの娘）が、Aには事故前には認知症を疑うような症状はなかったと供述したことなどを示した後、T医師による鑑定などを総合し、Aの病状を次の通り判断した。

> Aは、本件事故で転倒し、前額部に切創を生じたが、救急車で運ばれる際も、座っており、自発言語があり、明らかに重度の意識障害は生じなかった。CT上、頭部外傷後数日して生ずるとされる硬膜下出血も見られず、出血性病変はなく、脳底部、前頭葉、前側頭葉の脳挫傷は起きていない。すなわち、頭部外傷は軽度であり、それ自体が認知症を促進するほどのものではなかった。

すなわち、原告の主張であるところの「この認知症は脳血管性のもので、本件事故と相当因果関係がある」は却下された。

> また、脳萎縮は2週間位で急激に萎縮することはありえず、多発性脳梗塞（脳血管性認知症）も内因性のもので、本件事故を契機としていきなり出現することもありえない。すなわち、ともに本件事故前から存在していたものであり、本件事故以前に、Aには認知症状

が発症していたと解される。

　Ａの認知症発症は事故前であるとの認定である。すると、事故前は認知症を疑わせる症状はなかったという娘Ｄの供述をどう考えるのか。

　　　　事故前の生活は極めて単調なもので、困難な判断を要求される状況がなく、認知症の発症に気づかれなかったと思われる。Ａのノートの記載は平成４年から著しく内容が少なく、単調になっている。一か月に数回、病院に薬を貰いにいったという同じ記事を繰り返すほかは、日常の買い物による支出金額と、体重測定の結果の記載に限られ、他は、４月に孫らが進級した学年や、その月の子供の誕生日の程度で、記憶力の低下があってもカバーできる事柄に止まり、これといった生活上の記事が全くなくなっている。買い物も同じ店でレシートを貰って、帰宅して転記するだけなら、中等度の認知症でも可能である。むしろその記帳内容の単調さは認知症状態を示すものである。治療先の医師に対して、娘らが、Ａは近年物忘れが多くなっていた、とか、同じことをくどく言うようになっていた、などと述べていることからしても、記憶力や記銘力が落ちていたことが認められる。結局、ノートの記載が著しく単調になった、平成４年３月が認知症の発症（ステージ４に至った）時期と見ることができる。

　家族が気づかなくても認知症が発症していたことは十分あり得る。医学的に至当な認定である。Ｔ鑑定がそのように判断し、裁判所がそれを追認したのであろう。

　　　　そして、脳萎縮や脳室拡大の進行程度からすると、Ｐ病院で診察を受けたころには、Ａはアルツハイマー病（老人性認知症）の病期分類では、軽度ではなく、中等度にあり、ステージ４から５への移行期にあったと言える。

　さらにこのように脳画像所見をあわせ、Ｐ病院での診察の頃、すなわち本件事故の頃にはすでに中等度の認知症であったと認定した。

　すると認知症の発症には事故は影響していないことになる。だが、事故直後

の興奮状態、及び、その後悪化の一途を辿って死亡したという経過への影響についてはどうか。

　　　　Aは、事故により短時間の脳震盪状態が起きた。その覚醒後に生じた興奮状態は、事故に遭遇したという精神的ショックによる反応性の精神障害の出現と見られる。この障害は、通常、一夜熟睡すれば、軽快しあるいは消失するものであるが、Aは混乱が続いた。ごく軽度の意識水準の低下と、精神活動の活発さを伴う「せんもう状態」であった。

　事故後の興奮はせん妄。原因を「**精神的ショック**」に限定することにはやや無理があるが、せん妄ということ自体は医学的には当然の判定である。

　　　　高齢者や脳に障害を有する者は、些細な原因によって容易にせんもう状態を惹起する。心理的な要因としては精神的ストレス、環境要因としては拘束、軟禁がある。反応性精神障害は、心理的ストレスが除去されると数日から数週間で消失するが、Aの場合は、判断力、認知機能が低下していたため、入院という新たな環境への不適応を来して、せんもう状態の継続を生じたと考えられる。せんもう状態自体はアルツハイマー病を増悪、促進することはないが、せんもう状態であったために、入院と身体拘束を受けることになり、そうした寝たきりという無刺激状態が、認知症改状を増悪する契機となったと解される。Q病院への転院の時点では、せんもう状態は消失したが、あとには、病期ステージに対応して増悪した認知症状が表面に現れた。その状態はステージ6（高度の認知力障害）に至っていた。

4　すなわち、Aは既に本件事故当時、老人性認知症が進んでいたものであり、その発症は、本件事故に原因するものではない。また、事故後生じたせんもう状態は、初期においては本件事故に遭遇したことによる心理的要因が関与していると見られるものの、これが長く続いたのは、認知症としての認知力障害、見当識障害があったためであり、そのせんもう状態に対する身体拘束や刺激の少ない入院という事態が、認知症の増悪を招いたものである。

JCOPY 498-22904

172　　民事篇

医学的に正確な認定である。Ｔ鑑定の追認であろう。

　ここまでで、Ａの認知症についての医学的判定は完了し、次に、この医学的判定を、法的判定に翻訳する作業が残されている。それは最終的には賠償金の額の決定に繋がる。次の通りである。

> 　従って、本件事故は、精神的ショックを与えたという点で、せんもう状態を発症する契機となってはいるものの、そのせんもう状態の継続は、Ａがかねて発症していた老人性認知症としての見当識障害、認知力障害に原因するものであり、それに対する拘束や入院が認知症の悪化を促進したのであるから、本件事故と認知症の増悪との間には、条件的な因果関係はともかく、相当因果関係はもはやないものと言わざるを得ない。

　因果関係について、ここは細心の注意を払って読む必要がある。

　まずせん妄状態について。裁判所は、せん妄の発症は事故が契機となったが、せん妄が継続したのは認知症が原因であると認定した。

　そして認知症について。発症についてはすでに事故との関係を否定しているところ、増悪についても、**「条件的な因果関係はともかく、相当因果関係はもはやない」**と認定した。（**「条件的な因果関係」**とは、「あれなければこれなし」の関係、すなわち、当該事象がなければ当該結果は発生しなかったであろうという関係を指す）

　すなわち、事故後のＡの精神状態のうち、せん妄の一部（せん妄の発症とそれからの一定期間）のみについて、運転者に責任があるということである。

　以上を前提に裁判所は、賠償金の額を算定する。

> 　以上によると、Ａの事故後の症状及び入通院のうち、Ｃ病院及びＰ病院における治療は、本件事故と相当因果関係があると言える。そしてＱ病院以降の症状や入院は、本件事故とは相当因果関係がないものと言える。

　前記の通り、事故翌日から入院したＰ病院では興奮状態であったが、Ｑ病院転院の時点では興奮は収まっていた。裁判所はＰ入院時はせん妄、Ｑ入院以後の症状はせん妄でない、と線を引いたのである。

また、P 病院までの症状のうち、せんもう状態は、それを惹起する
につき本件事故が原因したとは言えるものの、A の認知症も寄与し
ているから、右に認定したところによると、本件事故の寄与割合
は、75 パーセントと見るのが相当である。

　せん妄については前記の通り本件事故によるとしているものの、しかしせん
妄になった原因の一部は A が罹患していた認知症であるとした。ここまでは
医学的に妥当であるが、では認知症の関与はどの程度かというのは医学には答
えられない問いである。裁判所はそれが 25% であると判定した。
　さらに慰謝料について裁判所は次の通り述べる。

　　　A が本件によって被った傷害の程度、精神的ショック、右の入院期
　　間（P 病院以前の C 病院への通院も含む。）のほか、法律的な因果関
　　係はともかく、本件事故による興奮状態を一契機としてせんもう状
　　態を来してその後回復することなく、娘らと意思疎通もできないま
　　ま死亡に至ったという経過など、本件に現れた諸般の事情を総合考
　　慮すると、本件事故によって、A 及び原告らが被った精神的苦痛に
　　対する慰謝料は、金 300 万円をもって相当とする。

　慰謝料についてはこのように「**法律的な因果関係はともかく**」というレベル
で判定を下している。

　なお、過失相殺については、青信号であったとはいえ、運転者には横断者の
有無の確認に細心の注意を払って進行する義務があるのにそれを怠ったことな
どから、自動車損害賠償法 3 条の免責事項にはあたらないとしたうえで、75 歳
という A の年齢や認知症などの事情を総合し、3 割の過失相殺を認めている。

174　　民事篇

解説　因果の射程

　本件は実に正確な認定が重ねられて判決に至った裁判であると言える。その背景には、医と法の緊密な協力があった。鑑定医が医学的に正確な所見を裁判所に提出し、裁判所はそれを的確に読み取ったうえで、次の段階である法的判断を、裁判所の適切な裁量に基づいて下した。ここに、医学的疾患がからむ事件における、医と法の連携作業の重要性を読み取ることができる。

　本件訴訟の骨格は本書 Case 12 と同様、図 6-3 の通りである。そして主たる争点も Case 12 と同様、事故による脳損傷と脳機能障害の因果関係であった。

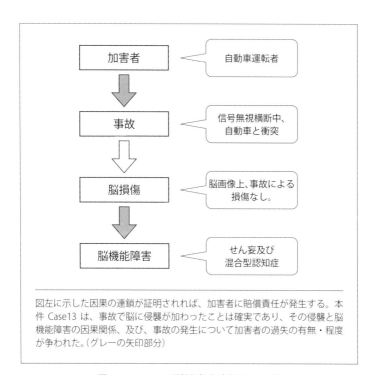

図 6-3　Case 13: 脳損傷損害賠償訴訟の骨格

Case 12 と相違する点は、本事例では A は信号を無視して道路を横断しているときに本件事故に遭ったという点で、したがって事故の責任を加害者だけに帰することができるか否かも争われている。

図 6-3 で医学的意見が求められるのは、主として事故による脳損傷と脳機能障害の因果関係についてである。この因果関係を裁判所が判断するにあたって鑑定医に求められる医学的意見は、第一に、A の認知症の種類である。すなわち、その認知症は脳の外傷に起因する性質の認知症か否か。起因するのであれば、事故との因果関係は有りに大きく傾く。アルツハイマー病は外傷に起因するものではないから、因果関係は無しに大きく傾く（但し **Case 12** に見られる通り、アルツハイマー病という診断から直ちに因果関係ゼロというまでの認定は導かれない）。

第二に、認知症の発症時期である。この種の争いでは、事故前に受診歴がない限り、原告は事故前には認知症を疑わせるものはなかったと主張するのが通例である。しかしそれは原告からの一方的な主張にすぎないから、事実の解明が必要である。

第三に、認知機能の正確な評価である。特にせん妄については、一過性のものであり、認知症でなくても事故後には発現する可能性が非常に高く、そして症状が認知症と区別しにくいことがあるので、慎重な判定が求められる。

本件の T 鑑定はこれらのすべてについて正確な判断を下している。

そこから先は専ら法の領域であるが、裁判所は T 鑑定を追認する形で医学的所見を認定したうえで、

① せん妄については事故と因果関係あり。但し認知症の影響もあるので、事故の寄与は 75%。

② 認知症については事故と因果関係なし。

と結論を下した。

ここで、①については、事故と認知症の寄与率が 75% とする根拠は何か、②については、アルツハイマー病の発症については因果関係はなくても、悪化については事故の二次的影響があるのではないか、という疑問がごく自然に発生するが、これらは正解を知り得ない問いであって、裁判所の裁量の範囲内であると納得するのが妥当であろう。少なくとも医の領域から異論を出せる性質の問題ではない。

すなわち本件は、医学的な観点からはほぼ 100% 納得できる裁判であったと言える。鑑定医による正確な医学的判断と、裁判所による正確な論考が見事に合体した事例である。

Case 14

高次脳機能障害

損害賠償請求事件
大阪地方裁判所平成 25 年 (ワ) 第 6684 号
平成 28 年 3 月 10 日第 15 民事部判決

脳挫傷等の後遺症としての高次脳機能障害
についての賠償を求める訴訟である。但し
原告のいう高次脳機能障害は、障害と言え
るレベルか否か微妙なものであった。

脳損傷による障害が、脳機能全般にわたれば認知症となるが、部分にとどまれば高次脳機能障害となる。元々は高次脳機能障害といえば、失語・失行・失認・記憶障害などを指す用語であったが、近年では言葉通り、高次の脳機能に障害がある場合すべてを指すことが一般的になっている。次のように定義するのが適切であろう。

> **高次脳機能障害** [1)]
> 脳外傷や脳卒中などの脳神経の損傷を基盤とする心理・行動上の障害で、欧米では神経心理学的障害（neuropsychological impairment）、神経行動障害（neurobehavioural disability）に該当するものである。

　行政においては、認知症と高次脳機能障害は全く別のものとして扱われているが、これは歴史的に、認知症への支援が先行し、他の認知機能障害が脳障害としてあまり認知されていなかった時期があり、そこで新たな支援の対象として高次脳機能障害が加えられたという経緯によるものである。脳損傷すなわち脳の器質的障害という意味では認知症と高次脳機能障害は共通しており、違いは障害された脳機能が全般的か（認知症）、部分的か（高次脳機能障害）ということになる[2)]。しかしたとえば認知症の代表疾患であるアルツハイマー病においても、初期には脳機能の部分的な障害から始まるので、その時点では高次脳機能障害と呼ぶほうが症状の描写としては正しいことになる。また、高次脳機能障害は、医学界では神経心理学的障害、神経行動障害、認知機能障害等とほぼ同義語として用いられている。このように用語法は曖昧ないしは混乱しているのが現状であるが、「脳損傷の後遺症としての損害賠償請求事件」という観点からは、認知症であっても高次脳機能障害であっても、争いの骨格は同一である。

　但し訴訟において深刻で難解な問題は、高次脳機能障害としての社会的行動障害である。社会的行動障害とは表 6-1（次頁）に示された内容を指す[3)]。

　この表を一読すれば明らかな通り、社会的行動障害の症状は性格傾向と区別しにくい性質を持っている。このため社会的行動障害は脳損傷の症状であると認識されにくく、かつては支援の対象から外れがちであったが、現在では重要な高次脳機能障害としての共通認識が広まってきている。それは社会的行動障害を有する脳損傷者にとっては朗報であるが、性格傾向との鑑別という点において診断の困難さは否めない。このため、高次脳機能障害の損害賠償訴訟は、

表 6-1　社会的行動障害

1. 依存性・退行: すぐに他人を頼るようなそぶりを示したり、子供っぽくなったりすること。
2. 欲求コントロール低下: 我慢ができなくて、何でも無制限に欲しがること。好きなものを食べたり、飲んだりすることばかりでなく、お金を無制限に遣ってしまうことにもみられる。
3. 感情コントロール低下: 場違いの場面で怒ったり、笑ったりすること。ひどい場合には、大した理由もなく、突然感情を爆発させて暴れることもある。
4. 対人技能拙劣: 相手の立場や気持ちを思いやることができなくなり、良い人間関係をつくることが難しいこと。
5. 固執性: 一つのものごとにこだわって、容易に変えられないこと。いつまでも同じことを続けることもある。
6. 意欲・発動性の低下: 自分では何もしようとはしないで、他人に言われないと物事ができないようなボーとした状態。
7. 抑うつ: ゆううつな状態が続いて、何もできないでいること。よく尋ねれば、何をするかは分かっている。

骨格としては同一でも、主戦場は認知症のそれとは異なってくる。すなわち、本書 Case 12、Case 13 に記した脳損傷損害賠償訴訟の骨格の図でいえば、「脳機能障害」の有無がポイントになる場合がある。本事例 Case 14 はまさにそんな一例である。

争い

原告: 交通事故被害者男性 A。事故当時 20 歳。訴訟時 24 歳。
被告: 交通事故加害者 Y。
原告の訴え: A は Y の運転するトラックに衝突した結果、高次脳機能障害等（記憶障害、遂行機能障害、社会的行動障害、及び嗅覚障害）の後遺症を被った。Y は A に賠償金約 1 億円を払え。

　原告 A は、平成 20 年 11 月 16 日午後、青信号で道路を横断中、信号無視のトラックに衝突し、頭部に受傷し入院・通院治療を受け、急性硬膜下血腫、脳挫傷の傷病名で平成 24 年 8 月 14 日に症状固定した旨の診断を受けた。また、同病院耳鼻科医師から、嗅覚障害の傷病名で平成 21 年 4 月 3 日に症状固定した旨の診断を受けた。

　本件事故当時 BB 大学の 1 回生であった原告 A は、本件事故による受傷後、平成 21 年 4 月に復学して平成 24 年 3 月に同大学を卒業し、県教員採用試験に

第 6 章　脳損傷　179

合格した後、平成 25 年 4 月から G 市立 CC 小学校の教員として勤務を開始し、継続している。

◆ 原告の主張

ア 高次脳機能障害

第 1 に、原告の記憶障害は、具体的には、本件事故後の出来事の一部について記憶を保持できないという前向健忘、これからすべきことを忘れるという展望記憶の障害などといったものである。これらが原因で、原告には本件事故後健忘が頻繁に目立つようになり、勤務先の CC 小学校では、授業内容を誤認する、授業の割当てを忘れる、授業で使用する施設を忘れるなど、教員としての仕事の様々な場面で支障が生じているのみならず、日常生活でも著しい支障が生じている。

第 2 に、遂行機能障害は、目的を設定し、その目的を達成するために計画を立て、その通りに実行する機能全般に支障が生じていることをいう。本件事故以前には、原告は積極的に物事に取り組む性格で、自ら計画を立てて行動することが得意であったが、本件事故後は、これらが不得手となって問題解決能力が低下した。例えば、授業や学校行事に向けた準備ができない、学期末までに終わらせるべき単元を終わらせることができない、行事等が入って変則的な時間割を組まなければならない時に上手に時間割を組めないなど、業務に様々な支障が生じている。

第 3 に、原告には本件事故後、依存性・退行、感情コントロールの低下、対人技能拙劣、意欲・発動性の低下、周囲への気遣いの欠如、欲求コントロールの低下等といった社会的行動障害が残存している。

上記のような原告の障害については、原告の家族が様々な出来事を目の当たりにして強い懸念を抱いているが、原告自身には病識がないために、職場での不適応状態に原告が気付かず、あるいは忘れていることが数多くあると推測される。CC 小学校での勤務評価を見ると、1 年目は、概ね好評価を得ているが、これは指導教員の指導・助力を受けていたことによるものであって、2 年目になると、「教科指導、学級経営、生徒指導いずれの面においても、自分の思いやイ

180　　民事篇

メージと実際の指導とのずれが生じている」と著しい能力不足を指摘されている。

以上のように、原告には高次脳機能障害が残存し、小学校教員としての業務や日常生活に著しい支障が生じているのであって、その後遺障害等級は第7級に該当する。

イ　嗅覚障害

原告には、上記1（5）のとおり、嗅覚脱失の後遺障害が残存している。

これに対して被告は当然に原告が高次脳機能障害であることを否定する。その主たる根拠は次の通り、原告は事故後、大学を卒業し、小学校教員として勤務を続けていることである。

◇　被告の主張

ア　高次脳機能障害

自賠責保険による後遺障害等級認定時点では、原告が小学校の正規教員として就労し、その後も問題なく経過する能力を獲得、保持することなど想定されていなかったものと考えられる。本件では、以下の諸点に徴すれば、意思疎通能力、問題解決能力、作業負荷に対する持続力・持久力、社会行動能力のいずれについても問題は見られず、原告の高次脳機能障害は等級非該当とされるべきである。

第1に、原告は、一般人に比しても極めて高度の知的能力、身体能力を有している。すなわち、原告は、本件事故により重篤な傷害を負ったものの驚異的な回復を見せ、本件事故から数ヶ月後には大学への復学を果たし、留年することなく大学を卒業している。また、大学復学時にはソフトテニス部にも復帰しており、味方のプレーヤーとの意思疎通や臨機応変な対応等が求められるダブルスの大会にも複数回出場している。さらに、大学卒業後、競争率が約3倍ある教員採用試験に合格して小学校教員に採用され、当初からクラス担任を任されており、講師時代を含めると現在までの約4年間にわたって、知的能力、身体能力のいずれについても高度なものが要求される小学校教員としての仕事に大過なく従事できている。

第2に、CC小学校における第三者の勤務評価は非常に高く、原告

第6章　脳損傷　181

自身の就労意欲も非常に高い。すなわち、1年目の勤務評価や人事評価書には原告の問題点は一切指摘されていない。また、2年目については原告が指摘する事項は記載されているものの、他の教員が実践できているのに原告ができていないといった記載はなく、この点は原告の目指す教員としての理想像が高いことを示唆するものといえる。2年目における5年生担任時の学級運営上の問題と思われる点についても、トラブルメーカー的な生徒の影響という特殊事情によるものにすぎず、高次脳機能障害に起因するものではない。

第3に、原告は、高度な自己洞察力を有している。すなわち、原告は、2年目である5年生の担任時に生徒との信頼関係が崩れるようになった原因について、冷静かつ的確に分析を加えるとともに、その経験を踏まえて信頼関係の構築を図るべく実践しており、また、そのために、教科指導・生徒指導・学級運営について他の教員から指導や助言を受けているが、これらは自身の問題点を正確に理解していなければ行い得ない。さらに、教員生活に関する原告自身の認識と第三者の評価はほぼ完全な整合性を有している。

第4に、CC小学校から原告の母親に対して勤務上のトラブル等の連絡はされておらず、同小学校の関係者と母親との間で連携を取る措置も講じられていないなど、原告について、CC小学校における教員生活やその他日常生活におけるトラブルをうかがわせる客観的事情は存しない。

第5に、原告には交際している女性が存在する。そもそも男性が女性と交際するには、物事への関心、ユーモア、相手への思いやり・配慮、臨機応変な対応等が必要であるところ[4]、原告は、少なくとも1年3ヶ月以上にわたって女性と親密な交際を続けることができている。

イ　嗅覚障害

原告の嗅覚脱失は、仮に存在するとしても、脱失までには至らず減退にとどまっているというべきであって、後遺障害等級としては第14級が相当である。

　ここまで両当事者の主張を読み比べると、率直に言って被告に分があると言わざるを得ないであろう。事故後、大学に復学し、テニスも楽しみ、留年もせずに卒業して教員採用試験に合格し、大きな問題なく小学校教員として勤務し

182　　民事篇

ている。そんな彼に脳障害があるというのは納得できないというのがごく常識的な感覚であろう。

　もちろん上記は当事者の「主張」であって、主張とは事実とそれについての意見から成るものであるから、裁判ではまず事実がそれぞれの主張通りか否かが争われるのであるが、本件における両当事者の主張事実は、すれ違う部分はあっても真っ向から対立する部分は少ない。したがってここまでの時点で事実はほぼ呈示されており、主戦場はこの事実をどう見るかという段階にあると言えるところ、原告の主張する「障害」は、もちろん高次脳機能障害でないとは言い切れないものの、仮にそうだとしても顕著な症状と見ることはできず、性格の範囲内とみることも十分に可能なレベルである。裁判所は難題を突きつけられている。

裁判所が認定した事実

　　1　争点 1（原告の後遺障害の内容・程度）について
（1）　高次脳機能障害
　　ア　後掲証拠によれば、以下の事実が認められる。
（ア）　受傷直後の頭部画像上、急性硬膜下血腫、外傷性くも膜下出血、頭蓋骨骨折、脳挫傷等の所見が認められた。また、脳損傷後の脳室の拡大、脳萎縮の進行も認められた。

　　　　本件事故直後の原告の意識レベルは、本件事故当日である平成 20 年 11 月 16 日の午後 2 時 31 分に「JCS〈2〉-30、GCS E3V4M6、せん妄状態」、同日午後 4 時 49 分に「JCS30 ～ 100」の状態であり、同月 20 日頃まで鎮痛剤が投与された後、同月 21 日頃には JCS 1 桁から 2 桁程度の数値で推移し、受傷後概ね 1 ヶ月の間、原告の意識障害は継続した。

　　　　当初、E 病院脳外科医師は症状の程度に照らし障害者自立支援施設への入所も視野に入れていたが、その後原告の症状は短期間で急速かつ大幅な改善傾向を示し、本件事故から約 2 ヶ月後には、脳室が拡大しているものの、脳挫傷の出血は吸収されて左硬膜下血腫も消失し、意識障害もない状態となり、退院が許可されて平成 21 年 1 月 15 日に退院した。退院直前における医師からの説明は、今後は日常生活がリハビリテーションになり外来リハビリテーションは不

第 6 章　脳損傷　　183

要である、運動してもよいが、大学への復学は同年 2 月以降になる見込みである、自転車や自動車の運転については外来診察の際に相談するなどというものであった。

　以上、A は本件事故で脳損傷を負ったものの、症状は著明な改善を示している。

　　　　　　　また、退院直前における作業療法士の評価は、コミュニケーション及び動作は完全に自立している、記憶（短期・長期）・注意（全般性・方向性）・遂行・認知機能とも全般的に大きく著明な異常は見られないが、セラピストの名前を忘れるといったことは残存している、注意に関しては一般的な知的能力でも見落とすような課題も見られるなどというものであった。

　退院直前には若干の高次脳機能障害はあるが、著明ではなかった（上記最後の一文、注意についての記載は意味不明であるが）。

　（イ）　平成 24 年 1 月 10 日に実施された WAIS-Ⅲ のスコアは、言語性 IQ123、動作性 IQ108、全検査 IQ118 といずれも平均以上であった。また、ミニメンタルスケールあるいは長谷川式簡易認知症スケールスコアは 30 点であった。

　この検査成績からは、認知症でないことは明らかである。言語性 IQ と動作性 IQ の差が気になるところであるが、これだけを持って特定の診断や障害をいうことはできない。

　（ウ）　E 病院脳外科医師が作成した平成 24 年 2 月 23 日付け「医療照会書（兼）回答書」によれば、〔1〕現在も残存する高次脳機能障害等として「記銘力障害」、〔2〕記憶障害として「数日前のレポートと内容を忘れることがある」、〔3〕注意障害は「特になし」、〔4〕社会的行動障害として「本件事故後感情的になりやすくなった」、〔5〕現在の状況として「軽度の記銘力障害を認めるものの十分社会生活は可能である」の各記載がされている。
　　　　　　　また、上記医師が作成した同年 8 月 14 日付け「神経系統の障害に

184　　民事篇

関する医学的意見」によれば、〔1〕「運動機能」欄には全て「正常」、〔2〕「身の回り動作能力」欄には全て「自立」、〔3〕「てんかん発作の有無」欄には「無し」、〔4〕「認知・情緒・行動障害」欄には、所定21項目中、「以前に覚えていたことを思い出せない」「新しいことを覚えられない」の2項目で、4段階評価で上から2つ目の「2」(軽度/稀に［障害はあるが軽度であり、生活には支障がない］)、その余の19項目で4段階評価で上から1つ目の「1」(なし［障害なし］)、〔5〕「上記〔4〕の症状が社会生活・日常生活に与える影響について具体的にご教示ください」欄には「以前聞いたことが思い出しにくい時がある」、〔6〕「全般的活動および適応状況」欄には「職場の会議の時間を忘れて遅れる時がある、その日にやるべき事を忘れていることがある」の各記載がされている。

さらに、原告の母親が作成した同年10月5日付け「日常生活状況報告」によれば、〔1〕「日常活動」欄には、所定25項目中。「言いたい内容を相手に十分伝えられますか」「電話や来客の意図を理解して相手に応対し、家族へ適切な伝言ができますか」「他人からの借り物やレンタルビデオなどの返却ができますか」「メモ帳やカレンダーなどを利用して予定を管理できますか」「円滑な対人関係を保っていますか。トラブルはないですか」「人と付き合う場合に、社会常識や基本的マナーに基づいた行動をしていますか」の6項目で、5段階評価で上から2つ目の「1」(多少問題はあるが、あらかじめ準備をしておいたり環境を整えておけば1人で安定して行える)、その余の19項目で、5段階評価で上から1つ目の「0」(問題がない)、〔2〕「問題行動」欄には、所定10項目中、「顕著な子どもっぽさ、年齢にそぐわない甘えや依存がありますか」の項目で、5段階評価で上から2つ目の「1」(稀にある)、「ムッとする、怒る、イライラなどの表情や態度がみられますか」の項目で、5段階評価で上から2つ目の「2」(およそ月に1回以上ある)、その余の8項目で、5段階評価で上から1つ目の「0」(ない)、〔3〕「日常の活動および適応状況」欄には、10段階評価で上から3つ目の「3」(家庭、地域社会、職場、または学校における行動や人間関係に、ごくわずかな障害がある)、〔4〕「身の回り動作能力」欄には全て「自立」の各記載がされている。

これらの数値のみで障害ありとまでは言えない。誰にでもあり得る程度のレベルの問題であると解することが可能である。

以下は実生活についての描写である。

（エ）　原告は、本件事故後、平成21年4月にU大学に復学して再び授業を受け始めた。また、大学のソフトテニス部にも復帰し、同年8月以降、複数の大会にダブルスを組んで出場したほか、シングル選手としても出場した。大学生活では、勉学面で本件事故以前に比べて記憶の定着が困難であったが、比較的単位を取りやすい授業を選択し、卒業に必要な最低限の単位を取得するなどの工夫をし、留年することなく平成24年3月に同大学を卒業した。大学卒業後、原告は同年4月にAA市の小学校講師として採用され、同市内の小学校で1年間勤務したが、その間にBB県公立小学校教員採用試験に約3倍の競争率を突破して合格し（なお、採用試験に当たっては自らの後遺障害について申告しなかった。）、平成25年4月からCC小学校の教員として勤務を開始した（CC小学校での勤務開始後、校長、教頭、学年主任には自らの後遺障害について事情を説明している。）。

この経過からは、仮に高次脳機能障害があったとしても顕著な障害とは言えないことは前記の通りである。

（オ）　原告は、CC小学校で、平成25年度は2年生、平成26年度は5年生のクラス担任をしていた。現在（平成27年度）は、4年生のクラス担任をするとともに、本年度からの役職として社会科主任を担当している。

もっとも、勤務当初から、出勤時に荷物を忘れる、授業内容を誤認する、授業の割当てを忘れる、授業で使用する施設を忘れるなどといった健忘が時折見られることがあり、同僚教員らからの指摘や助力を受けるなどしながらその都度対処していた。その他にも、授業や学校行事に向けた事前の企画・準備がはかどらない、学期内に決められた単元を終わらせるための授業の進行がうまくできない、行事等が入って変則的な時間割を組まなければならない時に上手に時間割を組めないなどといった支障が生じることもあった。平成26

年度に担任した5年生のクラスでは、2学期以降、クラス内にいた問題行動を起こす生徒に影響を受けてクラスの一部の生徒が原告に反抗的な態度を取るようになったため、当該生徒らへの指導、生徒らとの信頼関係の構築や学級内の雰囲気作りが次第に困難になっていった。そのため、原告の授業時間中に他の教員が授業内容を見学するなど、教材研究や学級経営の面で指導、助言を受けるようになったほか、生徒との信頼関係を構築するに当たり他の教員に相談するようになった。

　上記を障害と見るか、新任の教員なら誰でも多かれ少なかれ経験することで、努力によって乗り越えなければならないことと見るか。

（カ）　CC小学校がG市及びBB県教育委員会へ報告した原告の勤務評価の概要は以下のとおりである。

「○1年目　新規採用であるが、教科指導において教師の指示がよく届いており、児童の支持的な雰囲気も育っている。子どもに寄り添いながら日々指導を行っている。教材研究並びに初任者としての課題研究にも独自の視点を持ち積極的に取り組めた。

○2年目　教科指導・学級経営・生徒指導いずれの面においても、自分の思いやイメージと実際の指導とのズレが生じている。今後は、先輩教員からの指導やアドバイスを自分の中に落としこみ、できるところからの実践を少しずつでも丁寧に進めていくことが必要である。

○1年目は、初任者指導教員の元での指導があった状況である。2年目は、その指導教員の指導もなくなった状況で、5年生という思春期の入口の児童への指導であったこともあり、その指導に苦慮してきているのが現状である。」

また、CC小学校長による評価を基礎にした上でG市教育委員会教育長が原告の「人事評価書」を作成しているところ、CC小学校での勤務1年目に対応する評価内容は、業績評価が「C」で、「何事にも誠実にやり遂げており、常に児童に愛情をそして仕事に熱意を持って真面目に取り組んでいる。他の教師からの指導も素直に受け入れている」との所見、総合評価が「C」で、「初任者として、指導教諭や学年及び他の教諭からの指導を素直に受入れ日々取り組ん

ている。教材研究並びに初任者としての課題研究にも独自の視点を持ち積極的に取り組めた」との所見が各記載されている。他方、同小学校での勤務2年目に対応する評価内容は、業績評価が「D」で、「勤務2年目で、力はつけてきているが、教科指導・学級経営等においてきめ細やかな対応が課題である」との所見が、総合評価が「C」で、「5年生を担任し、思春期の子どもの対応に苦慮しているが、他学級の教師等の支援を受けながら、粘り強く前向きの姿勢でその対応に取り組んでいる。体育科においては、自主的な研修に取り組んでいる」との所見が各記載されている。

(キ) 日常生活では、本件事故後の出来事の一部について思い違いや健忘が見られるようになった。また、本件事故以前に比べ、自分の考えや意見を積極的に言わなくなった、物事への関心が薄れた、周囲への気遣いが足りなくなった、感情の起伏が激しくなった、友達付き合いや身の回りの整理、家事手伝い等を自主的に行わなくなったなどの変化が見られるようになった。

原告は、現在片道3、40分ほどかけて自ら自動車を運転して通勤しているが、これまでてんかんの発作等はなく、自動車通勤をするに当たって問題は生じていない。

私生活では、原告には平成26年8月頃から交際している女性がいる。

上記のうち医学的な観点から最大のポイントは、事故前後の変化を述べる(キ)であるが、この変化がいつから生じているのか、また、変化ありと認定した根拠は何かがきわめて重要であるところ、それらについては判決文に記載がなく不明である。

(キ) 以外の点については、もし受傷歴がなかったら、と仮定すれば、検査上も、行動上も、これで障害ありと判定することには無理があろう。裁判所の判断が注目される。

裁判所の論考

イ 上記認定の各事実を前提に検討する。

原告には、受傷直後の頭部画像上、脳の器質的損傷が認められ、ま

た、受傷当初から一定期間意識障害が継続しており、症状の推移等も併せ考慮すると、本件事故の脳外傷に起因する高次脳機能障害が後遺障害として残存したものと判断される。

そして、記銘力・記憶障害が原因となって、教員としての勤務時や日常生活時において原告に一定の支障が生じていることは否めない。

　注目された裁判所の判断はいかにも拍子抜けするものであった。医学的にも相当に困難な事項である高次脳機能障害の有無については、「**高次脳機能障害が後遺障害として残存したものと判断される**」との結論で、その根拠は「**症状の推移等も併せ考慮すると**」述べているが、「**症状の推移**」とは上記（キ）のことを指しているのであろうか。そうであればこの最も肝心な部分の論考がなければならない。「**推移等**」では曖昧すぎて正当な論考か否か判定できない。「逃げたな、裁判官。」と言いたくなるが、そこは言わずに抑えて判決文の続きを読んでみよう。

もっとも、勤務先の CC 小学校における原告の勤務評価は上記のとおり総じて平均程度以上の評価となっており、教員としての資質や適格性が欠けていることをうかがわせるような指摘はされていない。また、原告の指導につき生徒の保護者から苦情の申し出がされているといった事情も見当たらない。そうすると、記銘力・記憶障害によって、教員としての勤務時や日常生活時に一定の支障が生じているとしても、その程度は、職場や家庭で周囲から配慮してもらうことによって問題に対処できるものといえるのであって、多少の困難はあっても原告自らの努力や工夫もあり、概ね自力で他人と意思疎通を図ることができる状態にあるといえる。また、2 年目の勤務評価では「教科指導・学級経営・生徒指導いずれの面においても、自分の思いやイメージと実際の指導とのズレが生じている」と指摘されているが、この点は、クラス内に問題行動を起こす生徒がいたことや 5 年生という元々多感な時期に入りつつある小学校高学年のクラスを受け持っていたことが大きく影響しているものと考えられ、原告の高次脳機能障害のみに原因を求めるのは相当ではない。

　見事なレトリックである。原告の現状について「**高次脳機能障害のみに原因**

JCOPY 498-22904

第 6 章　脳損傷　　189

を求めるのは相当ではない」とは、一見すると公平で冷静で科学的な判断のように見えないこともない。だがこの文章は、そもそも原告に高次脳機能障害が存するという前提あっての判断になってしまっている。高次脳機能障害があるか・ないかという、最も重要な争点についての論考がほとんど何もなされていない。

> したがって、本件事故後、原告に記銘力・記憶障害が生じ、物事を計画して遂行する能力にも一定程度の支障が生じていることに加え、感情の統制、意欲・関心の低下、周囲への気遣いの不足等といった性格・人格の変化も見られるものの、

なぜそう言えるのか、その根拠が示されていない。「**一定程度の支障が生じている**」までは認めるとしても、それがＡの事故前と比べて「**変化**」しているとなぜ言えるのか。前記（**キ**）の根拠についての説明がなければ、まさに画竜点睛を欠いた論考である。

> 他方で、原告が、平成25年4月以降、小学校の教員という高度の知的能力が求められるとともに生徒との全人格的な関わりや個々の生徒に応じたきめ細やかな配慮が必要とされる職に就いており、日頃から上記のような様々な支障が生じていても、原告自ら努力や試行錯誤を重ねつつ、時には周囲の指導や助言も得ながら、現在までクラス担任として大過なく、経験年数に相応する職責を全うしていること、その他、上記で認定した神経心理学的検査の結果、医師の医学的意見、日常生活の状況等の諸事情を総合考慮すれば、原告の高次脳機能障害は、通常の労務に服することはできるが、高次脳機能障害のために多少の障害を残すものという程度であって、その等級は、脳挫傷が認められることに鑑み、下記（2）の嗅覚障害と併せて第11級相当と判断するのが相当である。

（2）嗅覚障害
　　原告の嗅覚障害は、自賠責保険の認定どおり、嗅覚脱失に当たるものとした上で、その等級は第12級と判断するのが相当である。

結局、高次脳機能障害ありと判定した根拠が明確には示されないままに、判決文は賠償金の算定に移った。その額は原告の請求額1億円の約3割であった。

190　民事篇

解説　診断不能の判断根拠

本書 Case 12 に既述の通り、事故による後遺症にかかわる損害賠償では、図 6-4 に示す因果の鎖を証明できるか否かの争いになる。

高次脳機能障害、特に社会的行動障害では、

① それは脳損傷の症状か。
② そもそもそれは脳機能障害か。性格傾向等ではないのか。

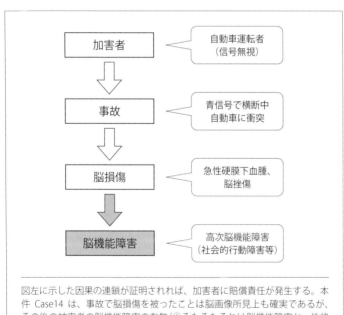

図左に示した因果の連鎖が証明されれば、加害者に賠償責任が発生する。本件 Case14 は、事故で脳損傷を被ったことは脳画像所見上も確実であるが、その後の被害者の脳機能障害の有無（②そもそもそれは脳機能障害か。性格傾向等ではないのか）と、仮に有りとした場合の事故との因果関係（①それは脳損傷の症状か）が争われた（グレーの矢印及びボックス部分）。脳機能障害のうち、社会的行動障害に特有の争いである。

図 6-4　Case 14: 脳損傷損害賠償訴訟の骨格

が問題となる。

　本件はまさにそんな一例であり、原告と被告はこの点をめぐって激しく主張を戦わせたのであるが、裁判所の対応は肩すかしに近いものであった。すなわち、脳損傷と脳機能障害の因果関係についてはほとんど実質的な論考を加えることなく、いわば、「原告には脳機能障害あり。よって、これは事故がもたらした脳損傷の症状としての高次脳機能障害である」と断言した。そもそもこの原告に脳機能障害ありと言えるかという段階（上記②）からして判定困難であるが、証拠として提出された事実に鑑みれば、何らかの行動障害があるとまでは言えそうなので「脳機能障害あり」までは認めることに問題はないとしても、最も肝心な事故との因果関係の論考が放棄されていることは否定し難い。

　しかしこれはやむを得ない。**Case 14** は医学的にもきわめて難しい事例である。その理由は、高次脳機能障害としての社会的行動障害が性格との区別が難しいという一般的事情に加えて、原告 A の年齢がある。受傷時 A は 20 歳の大学生であった。そして訴えを起こしたのは卒後、小学校教員としての稼働中である。受傷前は何の問題もなく、教員となってから様々な問題が顕現したというのが原告の訴えの骨子であるが、学生時代は成績も良く人間関係も良好であった人物が、社会人となると不適応を起こすということは、脳損傷による高次脳機能障害でなくてもしばしば見られるケースであるから、この経過のみをもって A に高次脳機能障害ありと判定することは不可能である。前記判決文の高次脳機能障害ありと判断した部分の「**症状の推移等も併せ考慮すると**」は、医学的には超難解な考察で、かつ、本件で最も重要な考察をブラックボックスに封印しているのである。

　もっとも、同部分を前後とあわせて読むと、「**受傷直後の頭部画像上、脳の器質的損傷が認められ、また、受傷当初から一定期間意識障害が継続しており、症状の推移等も併せ考慮すると、本件事故の脳外傷に起因する高次脳機能障害が後遺障害として残存したものと判断される**」であるから、脳画像所見と、受傷後の意識障害の継続（びまん性軸索損傷を示唆する）を裁判所は重視したと読むのが妥当であろう。この二つは動かぬ事実であり、証拠裁判主義という観点からは、重視することは合理的ということになろう。だがそれは図 6-3 の「**事故　→　脳損傷**」を言っているにすぎないのであって、「**脳損傷　→　脳機能障害**」については何も言っていない。医学的観点からは、脳画像所見と事故後の意識障害の二つがあったからといって、高次脳機能障害があるという診断の十分条件には到底ならないのであるが、医学的に超難解な問いについては裁判所はむしろ触れないほうが適切と言うこともでき、すると動かぬ事実だけか

ら推定できる範囲で結論を出すというのは理にかなっていると言えるかもしれない。本件、「高次脳機能障害がないとは言い切れない」くらいが医学的に最も真摯な回答と思われるが、「ないとは言い切れない」では、裁判所の判断のお役には立てないであろう。いかに難解でも裁判所は白か黒かの結論を出さなければならないのであり、すると本件は妥当な結論が導かれたということにもなろう。

参考
1）先崎　章：高次脳機能障害　精神医学・心理学的対応ポケットマニュアル．医歯薬出版株式会社．東京．2009.
2）認知症を高次脳機能障害の一つに分類することも可能である．
3）高次脳機能障害支援モデル事業 中間報告書 平成 15 年．
4）ややハードルが高く設定されているようである．

Case 15

画像所見なき脳損傷

交通事故による損害賠償請求控訴、附帯控訴事件
札幌高等裁判所平成 16 年（ネ）第 60 号等 [1,2]
平成 18 年 5 月 26 日判決

被害者に脳画像上の所見はないが、裁判所
は高次脳機能障害であると認定した。

交通事故後に高次脳機能障害となったと被害者 A が主張しているという点では本書 Case 14 と同様である。被害者の主張する症状が、脳損傷による症状と言えるかどうかの医学的判断が難しい性質のものであるという点も同様である。Case 14 との大きな違いは、本事例 Case 15 には脳画像上は明確な所見がないという点である。一審では高次脳機能障害はないと認定され、本件は控訴審である。

争い

控訴人（一審原告）：交通事故被害者 A、女性。事故当時高校 1 年生。
被控訴人（一審被告）：交通事故加害者 Y
控訴人の主張：A は、A の乗る自動車が、Y の運転する自動車に追突されたことにより高次脳機能障害になった。Y は A に賠償金約 1 億 2 千万円を払え。

A は本件事故で頸椎捻挫の傷害を負い、約 7 カ月の通院治療を受けた。その後彼女には、性格変化、記憶障害等の高次脳機能障害が生じたというのが A（一審原告、二審控訴人）の主張で、Y に高次脳機能障害の賠償金として約 1 億 2 千万円を請求した（Y は頸椎捻挫の治療費約 90 万円はすでに支払っていた）。

Y（一審被告、二審被控訴人）はそれを否定する主張をし、一審裁判所は Y の主張を肯定した（高次脳機能障害を否定）。

本事例 Case 15 は A がこれを不服として控訴したものである。

裁判所が認定した事実

本件事故前

具体的に数値が示されている学校の成績は、全体としてはおおむね中の上。教師からの評価としては意欲的な学習態度や学習習慣の定着、学習意欲旺盛、几帳面、努力家、漢字や感想文は優秀。また A の性格は明るく優しく、弟や妹を可愛がる優しい家族思いで、生き生きとして、人生の目標である大学の医

JCOPY 498-22904

第 6 章 脳損傷 195

学部進学を目指して勉強していた。

本件事故（平成 9 年 6 月 14 日）直後

イ　控訴人は、平成 9 年 6 月 28 日ころ、舌がもつれて上手くしゃべれ
ない、発音するときの口の形がおかしい、国語や英語の教科書の言
葉や文の意味が分からなくなって、読むのがたどたどしくなったと
感じた。そして、控訴人は、B 病院整形外科に入院していた母親に
対し電話で、上記のとおり、感じたことを話した上、さらに、黒板
の文字の 1 字ずつがばらばらに見え、単語として頭の中に入ってこ
ないため、授業中にノートを写せない、頭の中がすごく熱い、歩く
とフラフラする、毎日登山をしたみたいにひどく疲れる、毎日いつ
も大変眠いなどと電話で話した。母親は、控訴人の妹（当時中学 1
年生）からも、控訴人がすぐ怒鳴ったり、怒ったりするようになっ
たと電話で聞いていた。

その後

（ア）　控訴人が本件事故直後の平成 9 年 6 月 18 日に友人にあてた手紙で
は、文面の内容に特段異常な点はなく、「一番」「手紙」「今日」「学年」
「高校」「教科書」「宿泊学習」「明日」「食堂」「網走」「想う」「（控
訴人の名）」「札幌」といった漢字の記載も見受けられ、あて名や住
所等も自分の名（（控訴人の名））を除き漢字で記載されているもの
の、「てがみ」「げんき」「せいと」といった漢字の表記をしてもい
い記載がひらがなでなされている。

（イ）　控訴人の c 高等学校での成績は、5 段階評価で平均 3.6
信念を持った努力家であり礼儀正しく真面目で誠実であるとの評価
であった。

控訴人は、平成 13 年 8 月から平成 14 年 10 月末まで、蕎麦屋で週
3 日間、午後 4 時から午後 8 時 30 分までアルバイトをしていたも
のの、事実上、解雇となり、以後、職につくことなく、現在は放送
大学で通信教育を受けている。

エ　日常生活

控訴人は、食事には1時間程度かかり、また、食べたことも忘れたり、残した食事を自ら冷蔵庫に保管しながら、そのまま忘れてしまうこともある。洗った洗濯物を干したり、たたんだりすることはできるが、たたんだ洗濯物を種類別に分類してそれぞれの場所に戻すことができない。買い物は、頼まれたものを忘れたり、頼まれたこと自体も忘れたりする。掃除機をかけても雑になり、家具にぶつけたり、ゴミ入れをひっくり返したりする。控訴人の部屋は、洋服や本が乱雑に散らかり整理整頓することができなくなった。自分でしたことを忘れたり、物を探すことができなくなった。

本件事故後は感情のコントロールができなくなり、最近では、突然、弟や妹を叩いたり、時には、母親の顔面を平手で叩いたりする。控訴人は、本件事故後、全般的に意欲が低下し文句を言うようになり、家族が言わないとぼーとしているか、横になっていることが多くなった。

この変化が有意なものであれば、医学的に高次脳機能障害ありと言っていいであろう。

だが評価は一方の当事者である家族からのものである点、公平性に欠けるという批判は免れない。裁判所はどう判断したか。

裁判所の論考

本件には多くの医師の意見が提出されており、その内訳は、高次脳機能障害であるとする医師が3名、条件付きで高次脳機能障害がないとは言い切れないとする見解が2名、高次脳機能障害でなく転換ヒステリーとする見解が1名であった。

裁判所は、まず、Aには事故前後で「**明らかな障害及び性格の変化が生じている**」と認定したうえで、しかし「**医学的見地からすれば、本件事故により脳に損傷を負ったとは、明確には断定はできない**」とし、ただし転換ヒステリー説は否定し、次の通りの論理で高次脳機能障害を肯定した。

　　　　　　当裁判所の判断は、司法上の判断であり、医学上の厳密な意味での

科学的判断ではなく、本件事故直後の控訴人の症状と日常生活における行動をも検討し（被控訴人の主張によっても、本件事故直後から、控訴人が、本件事故に殊更有利となるような行動をし、供述をしていたということはなく、本件事故直後の控訴人の言動に作為は認められない。）、なおかつ、外傷性による高次脳機能障害は、近時においてようやく社会的認識が定着しつつあるものであり、今後もその解明が期待される分野であるため、現在の臨床現場等では脳機能障害と認識されにくい場合があり、また、昏睡や外見上の所見を伴わない場合は、その診断が極めて困難となる場合があり得るため、真に高次脳機能障害に該当する者に対する保護に欠ける場合があることをも考慮し、当裁判所は、控訴人が本件事故により高次脳機能障害を負ったと判断する。

かくして、約1億2千万円の賠償金の支払いが命ぜられた。

解説　司法的判断か医学的判断か

　高次脳機能障害か否かの医学的判定は困難、というより不可能であるという点では本件は Case 14 と同様の問題を持つ事例である（図 6-5）。

　Case 14 との大きな違いの一つは、Case 14 では脳画像診断上は明確な所見があるのに対し、本事例 Case 15 にはそれがないという点である。医学的には、

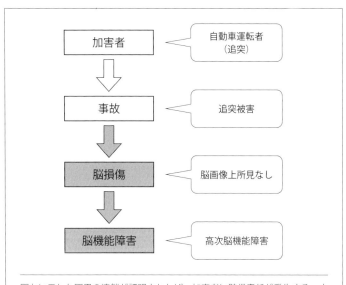

図左に示した因果の連鎖が証明されれば、加害者に賠償責任が発生する。本件 Case15 は、事故で脳に一定の侵襲が加わったことは確実であるが、脳画像所見はなく、脳に器質的な損傷が残ったか否かは確定できない。その後の被害者の脳機能障害の有無と、仮に有りとした場合の事故との因果関係（グレーの矢印及びボックス部分）が争われたという点は Case 14 と同様であるが、事故と脳機能障害を因果の鎖で繋ぐ脳損傷が存在するか否かが争われた点が大きな違いである。

図 6-5　Case 15：脳損傷損害賠償訴訟の骨格

一般に、脳画像所見と脳損傷の関係は次のように整理することができる。

a) 脳画像上、脳損傷の所見あり　→　　脳損傷あり

b) 脳画像上、脳損傷の所見なし　→　　脳損傷の有無は不明

　a) は自明であるが、**b)** については、いかなる画像診断技術にも検出限界というものがあるから、現代の脳画像診断によって所見が見出せなくても、それをもって脳は正常と結論することはできないのは当然である。

　本書 **Case 14** の小学校教員の状況は **a)** であり、したがって **a)** の下流にある因果関係、すなわち、脳損傷により高次脳機能障害が発生したか否かが論点であった。

　それに対し本事例 **Case 15** の状況は **b)** であり、したがって脳損傷の有無そのもの、及び、高次脳機能障害の有無、そして、仮にその二つがいずれも有りとなった場合に、その二つの因果関係が論点であり、**Case 14** よりはるかに複雑な構造を持った争いになっている。

　本件、結論の医学的観点からの正否はともかく（その正否は「不明」とするのが医学的な正論である）、判決文に堂々と記された判断理由は奇態とも言えるものであった。あらためて主要部分を引用すると、

> 「外傷性による高次脳機能障害は、近時においてようやく社会的認識が定着しつつあるものであり、今後もその解明が期待される分野であるため、現在の臨床現場等では脳機能障害と認識されにくい場合があり、」

　ここまでは何の問題ない。この記述自体は医学及び医療場面の現状の正確な描写である。

　またそれに続く、

> 「昏睡や外見上の所見を伴わない場合は、その診断が極めて困難となる場合があり得る」

　これもまた、脳損傷による高次脳機能障害の診断の困難さを的確に描写している。

　そしてさらにそれに続く、

> 「真に高次脳機能障害に該当する者に対する保護に欠ける場合があ
> ることをも考慮し、」

　これもまた、そういう**「場合がある」**ことは、医療場面における、さらには
社会における深刻な問題で、高次脳機能障害者を深く苦悩させている一因と
なっている。

　が、判決でそれ**「をも考慮し、」**とは一体何を言っているのか。高次脳機能
障害者一般についての問題を、本事例という一例で考慮することに如何なる合
理性があるのか。

　この文はそのまま結論部分に移行している。**「真に高次脳機能障害に該当す
る者に対する保護に欠ける場合があることをも考慮し、」**に続く文は次の通り
である。

> 「当裁判所は、控訴人が本件事故により高次脳機能障害を負ったと
> 判断する。」

　何という奇態な論理であろうか。この裁判は、Ａという特定の一人の人物が
高次脳機能障害であるか否かが最大のポイントとなっているところ、その問い
に答えるにあたって、高次脳機能障害者一般についての社会的状況を理由に挙
げるのは、全くの無論理である。たとえて言えば、性犯罪があったかなかった
が争われている裁判において、「真に性犯罪の被害に遭った者に対する保護に
欠ける場合があることをも考慮し、本事例は性犯罪被害に遭ったと判断する」
と述べるのと同値である。

　この不合理さは医の領域でも法の領域でもなく純粋に論理の領域の問題であ
るから、**「当裁判所の判断は、司法上の判断であり、医学上の厳密な意味での
科学的判断ではなく、」**は無論理の言い訳にはならない。

　しかしおそらく、この無論理を強く指摘するのは失当ということになるので
あろう。判決文をさらに広く読めば、**「本件事故直後の控訴人の症状と日常生
活における行動をも検討し」**という記載がある（その検討は医学上の科学的判
断ではないと裁判所は全く不合理なことを述べていることが文脈から読み取れ
るが、それは別として）。その検討は本人の供述に基づく点が大きいところ、
その供述が信用できると高裁は判断している。供述の信用性判断は専ら裁判所
の裁量の範囲内であるから、裁判所が信用できると言う以上は事故後の変化に
ついての本人の供述内容は事実ということになり、そうであれば本件は（転換

ヒステリーの可能性を除外すれば）、高次脳機能障害であるという結論は医学
的に正当である。「真に高次脳機能障害に該当する者に対する保護に欠ける場
合があることをも考慮」という、表面的には慈愛に溢れた、しかし実態として
は無稽な理由さえつけなければ、医学的な観点からも筋の通った判決になった
と思われる。

参考
1) 判例時報 1956 号 92 頁.
2) 吉本智信: 高次脳機能障害と損害賠償. 自動車保険ジャーナル / 海文堂出版. 東京.
　2011.

Case 16

アメリカンフットボール 選手集団訴訟

ペンシルバニア州東部地区地方裁判所
National Football League Player's
Concussion Injury Litigation
2015 年 4 月 22 日　和解宣告

アメリカンフットボールの引退プロ選手、
4500 人以上が、現役プレー中の頭部打撃の
後遺症として脳障害になったとして NFL
（National Football League） に対して起こ
した訴訟である。裁判所は NFL に、選手
一人あたり最高 500 万ドルの支払いを命じ
た。

それはマイク・ウェブスターの死から始まった[1]。

"Iron Mike" と呼ばれた彼は、NFL（ナショナルフットボールリーグ）、ピッツバーグ・スティーラーズの名センターであった。1997 年にはフットボール殿堂入りしている。

米国では知らぬ者がいないほどのスターであったマイクの人生は、しかし、引退後に暗転する。精神が不安定になり、生活が大きく乱れる。浪費。怠惰。薬物乱用。認知機能低下。抑うつや幻聴も現れる。現役時代に獲得した豪邸も家族も失いホームレスとなり、寝泊まりしていた廃車内で心筋梗塞を起こしその一生をとじた。50 歳であった。

ここまでであれば、よくあるスターの没落物語で終わったかもしれない。だが彼の検死を担当したオマル医師（Dr. Bennet I. Omalu）が、マイクの名誉を回復した。オマル医師はマイクの死後脳の切片を免疫染色し、脳の広汎な部位にタウ蛋白を見出したのである。アルツハイマー病の脳に多発するタウ蛋白は、ボクサー脳症、すなわち、頭部に激しい打撃を繰り返し受けた場合に生ずる脳症にも認められることが従来から知られていたが、それがフットボールという、相対的に弱い脳への打撃でも生ずることをオマル医師は発見したのである。この発見は 2005 年 7 月の Neurosurgery 誌に論文として発表された[2]。タイトルは「あるナショナルフットボールリーグ選手に見られた慢性外傷性脳症 Chronic Traumatic Encephalopathy in a National Football League Player」であった。

争い

> 原告：NFL 元選手約 4500 人
> 被告：NFL（米国ナショナルフットボールリーグ）
> 原告の主張：我々は NFL での現役プレー中に受けた頭部打撃による脳震盪によって慢性外傷性脳症を被った。NFL は賠償金総額約 8 億ドルを払え。
> 背景：オマル医師の論文が争いに火をつけた。それ以前にも脳震盪による脳症発症の可能性は論じられていたが、NFL の研究チームはその存在を否定していた。

論文を発表したオマル医師は、無邪気にも自分は NFL から感謝されると信

じていた。この発見は、フットボール選手を脳症から守る方法の開発に貢献する第一歩になると考えたからである。

しかし、NFL の反応は全く逆で、オマル医師は NFL からの激しい攻撃を受けることになる[3]。

古典的な医学教科書には、脳震盪はあくまで一過性のもので、脳に永続的なダメージを残すことはないと記されている。だがこの定説は誤りではないかという指摘は以前からあり、NFL は 1994 年に「軽度外傷性脳損傷委員会 Mild Traumatic Brain Injury Committee; MTBIC」を設立し、脳震盪の研究を進めていた。そして、フットボール試合中の頭部打撃・脳震盪では、脳症（脳への永続的ダメージ）は起きないという医学論文を多数発表してきていた。それを根本から覆すオマル医師の研究結果を、NFL は容認しなかったのである。

オマル医師の論文に対する NFL の反応はどぎついまでに強烈なものであった。2006 年 5 月の Neurosurgery 誌に、オマル論文は間違いだらけだから撤回せよ、あるいは書き直して、タイトルも変えよ、と強く要求する文章（We urge the authors to retract their paper …）を発表したのである[3]。

医学の世界では論争はつきものであり、論争があること自体は健全かつ自然である。論文に対し、その内容を否定する内容の論文が発表されるのもごく普通にあることである。だがオマル論文に対する NFL の反発は尋常ではなかった。それに対しオマル医師らは直ちに丁寧な反論を発表したが[4]、対する NFL 側の再反論は内容、口調ともにさらに強烈なもので、以後この争いは学界のみならず米国社会を巻き込む形で加熱する。フットボール試合中の頭部打撃で脳に後遺症が出ることを認めれば、対象となる引退選手は膨大な数にのぼり、賠償金は莫大な額にのぼることになる。NFL の異様とも言える拒否反応の背景にはこの事情があることは明らかであった。医学と社会と金が錯綜したこの争いを元に作成され 2015 年に封切られた映画 Concussion では、NFL からの有形無形の圧力に悩むオマル医師をウィル・スミスが見事に演じている[5]。

圧倒的な財力をバックにする NFL の主張はいかにも雄弁であったが、次々と発表される科学的事実の前に、徐々に撤退を余儀なくされていく。決定的に潮流を変えたのは 2009 年、下院の公聴会で、かつての喫煙の害についての訴訟でのタバコ産業の抵抗を引き合いに出され、「自分が資金援助し自分に有利なデータを出した研究ばかりに依拠し、他の研究は無視したり否定したりすることで、著しく偏った主張をし続けている」という批判を浴びた NFL は、それまでの姿勢を大きく転換し、フットボール試合中の脳震盪により慢性外傷性脳症が発症し得ることを認めるに至ったのである[6]。

こうした医学論争を背景に、引退した選手から集団訴訟が起こされた。NFL
は、脳震盪による脳への慢性的影響から選手を保護すべきなのにこれを怠っ
た、そして、このリスクを知っていたのに隠蔽した、というのが訴えの骨子で
あった。日本流に言えば、予見可能であったのに注意義務を怠ったということ
である。請求された賠償金の総額は約8億ドルであった。

裁判所の事実認定と判断

　2011年7月、73人の引退選手からNFLに賠償を求める訴訟が提起され、そ
の後、原告は4500人まで膨れ上がった。そして2015年4月22日、Settlement
（日本でいう和解に相当する）が宣告されこの裁判は終結した[7]。NFLが支払
う和解金は7億6500万ドル。元選手に支払われる平均額は190万ドル。一人
あたりの最高額は500万ドルであった。

解説　頭部外傷の遅発性後遺症
─慢性外傷性脳症

1 因果関係決定論のあり方

　国はアメリカで、論争の主要部分が法廷の外で行われた本事例は、本章の他の事例とは大きく事情を異にしているものの、脳障害発症についての因果関係が争われた損害賠償事件で、そこには医学的議論が大きな役割を占めているという根本部分は共通している。そして舞台設定の違いがかえって、我が国における裁判に内在する問題を浮き彫りにする形となっている。

　本事例の始まりはオマル医師の論文という形での問題提起である。それはもちろん純粋に医学的なものであるが、当事者双方から見れば因果関係ありの示唆にほかならず、法廷に写像すれば、訴訟の提起と同値であると言ってよいであろう。

　そして反対当事者にあたる NFL から論文撤回の要求という強烈な反論が出され、医学的意見の応酬が開始された。医学も科学も激しい論争を通してこそ大きく発展していくものであるが、この激しさの程度は異例と言うべきものであり、この時点ですでに純粋な医の論争とは言い難い様相を呈していた。それは政治的論争であり、金銭的論争であり、広い意味での法の論争であった。

　多数の医学的意見が提出されるのは、たとえば本書 Case 15 にも見られる通り、この種の裁判が白熱したときの常でもある。だが NFL 側の医師の主張は、自らに有利なデータを恣意的に選択しているという実態が徐々に明らかになってきた。日本の法廷での争いでもよく聞く話で、相手方の医学的意見に対して「自分に有利なデータや論文だけを持ってきて主張している」という反論は定番である。その指摘は正鵠を射ていることもあるが、逆に根拠を欠くことも、実際の裁判ではしばしばある。

　本事例はしかし、NFL は現に公平性を欠いたデータ選択をしていた。試合中の頭部打撲や脳震盪と認知機能障害は無関係とする NFL の主張は、一種のキャンペーンの様相を呈していた。そして 2009 年の下院での公聴会で、かつてタバコ業界が喫煙と肺がんに因果関係なしと主張したのと同じことをしてい

ると指摘されたあたりから NFL は一気に敗勢になった。

このまま争いを続ければ傷はさらに大きくなるばかりと NFL は判断したのであろう。フットボールのみならず、アメリカのスポーツ界を、さらにはアメリカ社会をも震撼させたこの争いは、2015年、裁判所が和解を宣告して一応の決着となった。

本解説の冒頭に述べた通り、脳障害発症についての因果関係が争われた損害賠償事件で、そこには医学的議論が大きな役割を占めているという根本部分において、本件は本章の他の事例と共通している。一方、大きな相違点は、最も重要な因果関係の判定が、本件では法廷の外で行われたという点である（図6-6）。

本事例でフットボール試合中の頭部打撲と脳損傷の因果関係を認定したのは法廷外の医学論争によってであり、裁判所はそれを追認し、和解金の額を定めたにすぎない。

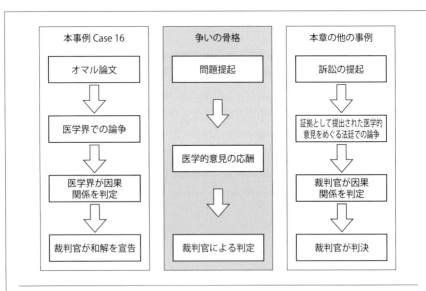

図6-6 Case 16 と本章の他の事例の対比

ある意味非常に健全な経緯と決着であった。医と法がそれぞれの専門領域を堅持し、その領域内で真摯に役割を果たした。医は賠償金の額まで決める能力は有していない。一方、法は、専ら医学的の問題である頭部打撲と脳機能障害の因果関係を、決める能力は有していない。医学の非専門家である裁判官にそこまでの判定を求めることに無理があるのは明らかである。

　ここに、本章の他の事例に共通する、ひいては我が国におけるこの種の裁判に共通する、深刻な問題を見ることができる。それは、科学的因果関係と相当因果関係をめぐるものである。

　相当因果関係とは、本書 Case 9 にも記した通り、「社会通念上、相当といえる因果関係」というかなり曖昧模糊とした概念で、それは大所高所から多種多様な要因を総合して柔軟に判定することを可能にするという意味では実務上優れた概念であるが、科学的因果関係に比べれば正確さの点で大きく劣ることは否めない。このことは決して科学的因果関係が相当因果関係に優るということではなく、現実世界では科学的因果関係を証明できる事項は限られているから、裁判というきわめて実務的な空間において、相当因果関係論が発展し汎用されているのは当然である。しかしながら、ひとたび科学的因果関係が証明されれば、相当因果関係論は直ちに身を引かなければならないのもまた当然である。

　医学論争は、相当因果関係論とは相容れない。

　医学論争の結果、科学的因果関係が証明されればもちろんだが、証明までは至らない場合でも、「社会通念」や「相当」という概念によって因果関係を判定するのは科学の世界では通用しない。したがって法廷で医学的意見の応酬が発生したとき、判定に用いられるのは科学的因果関係論でなければならず、科学的には因果関係が証明できないときに限って相当因果関係論が持ち出されるのでなければならない。

　本事例、仮にマイク・ウェブスターの遺族のみが原告で、NFL を被告とする損害賠償訴訟が提起されて直ちに法廷で争われたとしたらどういう展開が予想されるか。

　当時まだ医学的に未解決の慢性外傷性脳症についての複数の医師意見書が法廷に提出されたであろう。それらの正否を裁判官に判定せよと求めても無理な話である。実際に訴訟が提起されてしまえばそうせざるを得ないとは言え、相当因果関係論をいかに駆使しても、決して正しい結論にたどり着くことはできない。

第 6 章　脳損傷　　209

本事例でフットボール試合中の頭部打撲と脳症に因果関係がありという結論に達した決め手は、オマルの論文の脳組織写真が美しく決定的に見えたからではない。タバコ業界のたとえが人の心を打ったからでもない。純粋に科学的な検証によるものである。それ以外の手法ではこの種の論争に正しい決着をつけることはできない。それはすなわち、法廷内での応酬をいくら重ねても空回りするにすぎないことを意味している。「説得的である」「・・・と考えるほうが自然である」というような、判決文に見られる常套句は、真実発見という目的からはかけ離れた空論となる。

2 ｜ 証拠としての脳所見

　本事例もまた、本書の他のケースと同じ脳損傷損害賠償訴訟の骨格を有している（図6-7）。損害賠償訴訟とは、因果関係をめぐっての争いである。一方に頭部打撲（交通事故やスポーツなどで受けた脳への侵襲）の事実があり、他方に認知機能障害（認知症、高次脳機能障害など）の事実があるとき、前者と後者に因果関係が証明できるか否かの勝負である。

　本事例 Case 16 では、頭部打撲の存在は当初から確実で（図6-7の「事故」にあたる）、脳機能障害の存在も確実であった。問題はその二つを結ぶ部分（図6-7のグレーの箇所）が因果の鎖で繋がるか否かであった。

　脳震盪は脳に永続的なダメージを残すのではないか。この疑問は、古典的な医学教科書記載に反して、かなり以前から医学界で提起されていた。「パンチドランカー」という言葉が一般にも知られているように、ボクシングのような激しい頭部打撲が後遺症として脳症を引き起こすことは確定した医学的事実として認められていたが（表6-2）、問題はフットボールのように、相対的により軽い頭部打撃で同様のことが起こり得るかという点であった。

　ここでの最大のポイントの一つに、前者と後者を結ぶ「目に見える」証拠があるか否かがある。すなわち、下記のボックスに説得力あるものを書き込むことができるか否か。勝利を得ようとする原告の努力はそこに集約される。

　頭部打撲　→　　　　　　　　→　脳機能障害

このとき、脳の所見は絶大な力を持っている。本件争いがオマルの顕微鏡写真から始まったことが象徴的である。マイク・ウェブスターが引退後悲惨な生活を送っていたことはアメリカではよく知られていた。あの大スターがなぜ？

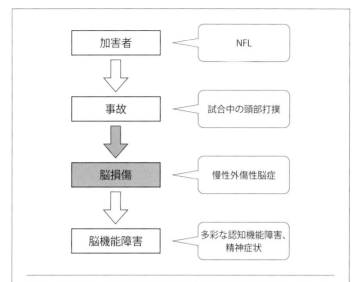

図 6-7　Case 16：脳損傷損害賠償訴訟の骨格

人々は訝った．しかるに人とは基本的に心因論者であるから，たとえば現役時代の栄光の夢から離れられなかったのだろうなどの推定が可能で，それは人をして納得させやすい説明だったであろう．脳の疾患というのは，説明の第一候補にはなかなか出てこないのである．

　だが脳に目に見える所見を示されるとそれが一変する．アメリカンフットボール選手集団訴訟では，上記（前頁）ボックスに脳内のタウ蛋白が書き込まれ，もはや脳に所見があるという事実は動かないものとなった．すると反対当事者としては，頭部打撲とその所見に因果関係がないとするか，その所見と認知機能障害に因果関係がないとするかのどちらかを主張するしかない．顕微鏡下のマイク・ウェブスターらの脳切片に見られた夥しいタウ蛋白からして，後者は医学的に無理な主張である．そこで前者の主張をNFLは貫こうとした．

表 6-2 頭部外傷による遅発性後遺症の概念変遷（高畑圭輔, 田渕　肇, 三村　將: 頭部外傷の遅発性後遺症. BRAIN and NERVE 68; 849-857, 2016[9]）より改変引用）

1868	von Krafft-Ebing: 受傷後に出現した精神病状態の記述
1903	Frost: 重度の TBI（Traumatic Brain Injury: 外傷性脳損傷）による遅発性、進行性の運動症状、知能低下に関する最初期の症例報告
1904	Meyer: **"secondary dementia and psychosis following TBI"** TBI の後に精神症状をきたした 31 例の詳細な記述、進行性の認知症を呈した症例あり
1928	Martland: **"Punch-drunk syndrome"** ボクサー脳症に関する最初のランドマーク的論文　23 例の症状と病理に関する記述 「ある特定のタイプの頭部外傷が、外傷から晩発性に出現する遅発性の症状の原因であると推定される」
1949	Critchley: **"Chronic traumatic encephalopathy(CTE)"** に関する言及
1957	Critchley: **"Chronic progressive traumatic encephalopathy of the boxers"**
1973	Corsellis: CTE に関する神経病理の最重要論文　老人斑、神経原線維変化
2005	Omalu: NFL 引退選手における最初の CTE 症例の報告

　結果的には NFL は敗北したのであるが、原告にとって勝利を勝ち取るのは容易ではなかった。慢性外傷性脳症には確かに目に見える所見がある。しかしその所見であるタウ蛋白は、死後脳から切片を作り、特殊な染色をして初めて明らかにできる性質のものである。つまり生きているうちは存在を示すことができない。論争が長く続いた大きな理由がこれである。もし MRI などの脳画像で脳所見を示すことができる性質の脳症であれば、話は早かったであろう。死後脳でしか確定診断できないという事情が原告の証明力を限定したのである。

　訴訟期間中、フットボール引退選手の一人が胸をピストルで撃ち抜いて自殺するという悲惨な出来事もあった。自分の脳を無傷のまま提供することで、タウ蛋白を証明してほしいというメッセージだったのである。

　目に見える所見をめぐって激しい論争が繰り広げられた結果、純粋に医学の立場からこの争いを見れば、慢性外傷性脳症の医学が飛躍的に進歩するという結果となった。現在、この脳症の自然経過は図 6-8 のように考えられている。

　そして慢性外傷性脳症の医学研究は新しいステージに入っている。最新のテクノロジーにより、生前の診断が可能になりつつあるのである[10]。オマル医師が 2005 年に論文を発表したときに夢見た通り、スポーツによる脳障害からアスリート達を救う道がいま開けつつある。

Stage I

Stage I
脳重量は正常範囲内。血管周囲に局所的なリン酸化タウ沈着を認める。脳溝深部や上前頭皮質や背外側前頭皮質、青斑核などに神経原線維変化およびグリア細胞内に沈着したリン酸化タウを認める。

Stage II

Stage II
脳重量は正常範囲内。リン酸化タウ沈着が脳溝深部に複数散在し、隣接する大脳皮質の表層にまで広がる。内側側頭葉ではリン酸化タウの沈着は認められない。

Stage III

Stage III
脳重量は軽度減少を示す。側脳室および第三脳室は軽度の拡張を示す。しばしば透明中隔の異常を認める。青斑核では中等度の脱色素化が認められ、黒質では軽度の脱色素化を認められる。乳頭体および視床の萎縮を認める。リン酸化タウの病理所見は、前頭葉、島、側頭葉、頭頂葉などに広く認められる。扁桃体、海馬、嗅内皮質などでは神経原線維変化が認められる。

Stage IV

Stage IV
脳重量の顕著な減少と大脳皮質の著明な萎縮を示す。特に、内側側頭葉、視床、視床下部、乳頭体などで強い萎縮が認められる。鳥距溝を除いた大脳皮質の多くの領域と内側側頭葉でリン酸化タウの沈着を認める。間脳、大脳基底核、脳幹、脊髄などでは、著明なリン酸化タウ沈着を認める。白質では、軸索の著しい減少を認める。

図 6-8　慢性外傷性脳症の神経病理学的進行度分類
（高畑圭輔，田渕 肇，三村 將：頭部外傷の遅発性後遺症．BRAIN and NERVE 68; 849-857, 2016[9] より引用）

参考
1) Fainaru-Wada M and Fainaru S: League of Denial. The NFL, Concussions, and the Battle for Truth. Three Reivers Press, NY, 2013.
2) Omalu BI, Kekosky ST, Minster RL, et al: Chronic traumatic encephalopathy in a National Football League Player. Neurosrugery 57; 128-134, 2005.
3) Casson Ira, Pellman EJ, Viano DC: Chronic traumatic encephalopathy in a National Football League Player. Neurosrugery 58; E1003, 2006.
4) Omalu BI, Kekosky ST, Minster RL, et al: In Reply. Neurosrugery 58; E1003, 2006.
5) Concussion. Columbia Pictures Industries, 2015.
6) 李　啓充：アメリカ医療の光と影．米スポーツ界を震撼させる変性脳疾患 (1) - (7). 週刊医学界新聞. 2014.
7) https://s3.amazonaws.com/s3.documentcloud.org/documents/2039302/n-f-l-con-

cussion-settlement-ruling.pdf（判決文）

8）選手個人レベルの訴訟は続いている．たとえば Aaron Hemandez 選手は，殺人事件を起こした後に自殺し，遺族が NFL を訴えている．

9）高畑圭輔，田渕　肇，三村　將: 頭部外傷の遅発性後遺症．BRAIN and NERVE 68; 849-857, 2016.

10）Takahata K, et al: PET quantification of tau neuropathology in traumatic brain injury and its association with late-onset neuropsychiatric symptoms.（manuscript in preparation）

刑事篇

第7章

刑事責任能力

刑法に次の条文がある。

> **刑法 39 条**
> 心神喪失者の行為は罰しない
> 心神耗弱者の行為はその刑を減軽する

　刑法 39 条の心神喪失とは「精神の障害により、理非善悪を判断し（弁識能力）、その判断に従って行動を制御する能力（制御能力）が完全に損なわれている」ことを指す。心神耗弱はこれらが「著しく損なわれている」ことを指す。この定義は、1931 年の大審院判決に由来する。

> **1931 年 大審院判決より**
> 心神喪失ハ精神ノ障碍ニ因リ事物ノ理非善悪ヲ弁識スルノ能力ナク又ハ此ノ弁識ニ従テ行動スル能力ナキ状態ヲ指称シ心神耗弱ハ精神ノ障碍未タ上叙ノ能力ヲ欠如スル程度ニ達セサルモ其ノ能力著シク減退セル状態ヲ指称スルモノトス

　この大審院の判決から、心神喪失について、三つのポイントを抽出することができる：

> **心神喪失の定義　（1931 年 大審院判決に基づく）**
> ①　精神の障害がある
> これが大前提である。その上で、次の②または③の状態であることが心神喪失の必要条件である。
> ②　理非善悪の弁識能力が完全に失われている
> または
> ③　その弁識能力に従って行動する能力が完全に失われている

　①の精神の障害の範囲については法には規定されていないが、認知症をはじめとする脳器質性精神障害は確実に含まれる。
　②、③については、現代の裁判の実地では、「理非善悪」を「是非善悪」、「弁識能力」を「判断能力」と言い換えられることもしばしばある。また、②の「理非善悪の弁識能力」を単に「弁識能力」または「判断能力」、③

216　　刑事篇

の「その弁識能力に従って行動する能力」を「制御能力」または「行動制御能力」と簡略化していうこともよくある。このように用語法はやや混乱しているという実情があるが、本書では以下、原則として「弁識能力」「制御能力」の語を用いる。②または③が完全に損なわれていれば心神喪失、完全には損なわれていなくても、②または③が著しく損なわれていれば心神耗弱である。但し、「弁識能力」「制御能力」それぞれの定義は法律では明確にされていないので、刑事責任能力判断の実際については、判例に目を向けることが必須である。

Case 17

老老介護殺人

心神耗弱

殺人被告事件
東京地方裁判所平成 22 年（合わ）第 318 号 [1]
平成 23 年 3 月 14 日刑事第 15 部判決

71 歳の夫が、長年介護していた 69 歳の寝
たきりの妻をネクタイで絞殺した。夫は認
知症に罹患していたことが事件後に判明し
た。

事件

被告人（犯行時71歳）は、数年前から介護をしていた寝たきりの妻をネクタイで絞殺した。被告人は犯行の約2カ月前から認知症と思われる症状を認めるとともに、強い金銭的な不安を訴えるようになっていた。精神鑑定が行われ、それを受けて裁判所は心神耗弱を認定した。以下、ゴシックは判決文からの引用である。

被告人は、妻が約10年前に交通事故に遭って身体が不自由になり、更に統合失調症、腎不全、糖尿病に罹患して寝たきりの状態になったため、タクシー運転手として働きながら、これを介護してきたが、自身もアルツハイマー型認知症に罹患し、本件ころには、その症状が悪化して中等度の状態となっていた。

被告人は、平成22年5月ころから、周囲に対し強い金銭的な不安を訴えるようになり、同年6月中旬から下旬にかけて、金銭的不安や介護疲れから、自殺を考え、仕事を欠勤するようになった。被告人は、同年7月2日、妻の妹3名に金銭的援助を求めるなどしたが、難色を示され、とりあえず同月12日に集まって話し合うことが決まった。

そのような状況の中、被告人は、同月3日朝、金銭的な不安や介護の負担から解放されるには被害者を殺害するしかないと決意して、本件犯行に及んだものである。

71歳の夫が、69歳の寝たきりの妻を殺害。いわゆる老老介護状態における殺人事件で、少なくとも表面的には「介護疲れ」と見える。

裁判

起訴前の段階で、検察庁の委嘱による精神鑑定が行われ、被告人は遅くとも犯行の1年前にはアルツハイマー病に罹患していたことが示された。さらに鑑定医は次のように述べた。

JCOPY 498-22904

第7章 刑事責任能力　219

M医師の証言によると、被告人の当時の客観的な経済状況は、余裕はないものの、差し迫ってはいなかったのであるから、これを理由として愛する妻を殺害したというのは、認知症の影響を考慮しなければ理解し難く、被告人の金銭的不安は、認知症の症状としての病的なこだわりである支配観念であって、その結果、被告人は、「妻を殺すしかない」という思考から逃れられなくなり、本件犯行に及んだと認められる。この意味で、本件犯行は、認知症の症状である支配観念に著しく影響された行為であったと評価できる。

　すなわち、本件犯行は、認知症の症状に大きく影響されてなされたものである。ここまでは医学的判断の領域である。次に裁判所は法の領域の判断、すなわち責任能力の認定に入る。

他方、被告人が、〔1〕犯行に際し、包丁で刺したら被害者が痛がるし、被害者から血が出るのを見るのも嫌だと考え、ネクタイで首を絞める方法を選んだこと、〔2〕犯行途中で被害者の目が開いているのに気づき、一旦犯行を中断したものの、中途半端に命が助かって被害者に更なる障害が残っては可哀相だと考え、再度首を絞めて殺害したこと、〔3〕自らの罪を自覚し、犯行直後に警察に自首したことなどからすると、犯行の際、被告人には正常な心理に基づく判断を行っていた部分も残されていたと認められる。
以上によれば、被告人は本件犯行当時、アルツハイマー型認知症の影響により心神耗弱の状態にあったと認めることができる。

　以上、裁判所は、犯行への認知症の多大な影響は認める一方、正常な心理に基づく判断を行っていた部分も残されていたから、心神喪失ではなく心神耗弱であると認定した。判決は懲役3年、執行猶予5年であった。

解説　刑事責任能力と精神鑑定

1 刑事責任能力の認定手法

　前述の通り、刑事責任能力の二大要素である「弁識能力」「制御能力」の定義は法律には明記されていない。我が国の裁判においては、次の2種類の手法のいずれかが採られているのが実情である[2]。

> 我が国の裁判における刑事責任能力判断の手法
> ①　間接法——精神症状の犯行への影響を論ずることで、間接的に弁識能力・制御能力を判断する。
> ②　直接法——弁識能力・制御能力に直接切り込んで判断する。

　我が国の刑事責任能力判断は、主として統合失調症の被告人の事例の裁判を重ねることによって形成されてきたものである。そして裁判所が責任能力について述べるときの典型的な文言の一つは、「犯行は妄想に完全に支配されてなされたものであるから、弁識能力・制御能力は完全に失われていた」というものである。このとき、前段の「完全に支配」と後段の「弁識能力・制御能力は完全に失われていた」を結ぶ論理は必ずしも明らかでないが、我が国の裁判ではこの論理関係がいわば慣習的に用いられてきている。
　そして、心神耗弱における認定手法の一つは、いわゆる「合理性の列記」である。すなわち、精神障害が犯行に多大な影響を与えたことは認めたうえで、「しかしながら、これこれのように正常な（了解可能な）部分もあった」と指摘し、心神喪失を否定し心神耗弱とするのである。
　この認定手法は図7-1のように一般化することができる[3]。いわば、精神疾患の症状による異常ベクトルと、合理性の列記による異常ベクトルを天秤にかけ、その傾きにより責任能力についての結論を出すというイメージである。
　心神耗弱とした本事例 Case 17 の裁判所の認定手法はこれにそったものであ

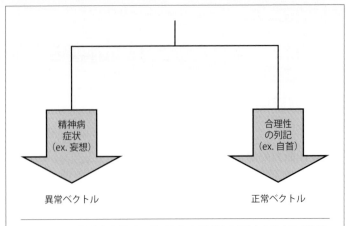

図 7-1　天秤法: 責任能力判断手法

ると言える。すなわち前記の通り、「本件犯行は、認知症の症状である支配観念に著しく影響された行為であった」と評価したうえで（この時点で心神喪失または心神耗弱に絞られている）、殺害方法の選択、犯行中の思考、自首を指摘し、「正常な心理に基づく判断を行っていた部分も残されていた」として心神耗弱と認定した手法はまさに「合理性の列記」であり、上記①間接法にあたる。

2 │ 精神鑑定と刑事責任能力──最高裁の3つの決定・判決

　精神鑑定は、裁判所、検察庁、弁護士のいずれかに嘱託されて精神科医（稀には心理学者）が行う仕事である。法律の諸所に鑑定についての記載があるが、最もシンプルなものは刑事訴訟法第165条である。

> **刑事訴訟法 第165条**
> 裁判所は、学識経験のある者に鑑定を命ずることができる。

　裁判での判断にあたって専門的知識を必要とするときは、専門家（法の条文でいう「学識経験のある者」）を補佐人として動員する。したがってここでいう「鑑定」は、精神鑑定とは限らないが、本書では特に断らない限りは「鑑定」は精神鑑定の意味で用いる。

　我が国の刑事裁判では、重大事件については裁判員裁判の制度が導入されている。裁判員法にも鑑定についての記載がある。

> **裁判員法 第50条**
> 裁判所は、第二条第一項の合議体で取り扱うべき事件につき、公判前整理手続において鑑定を行うことを決定した場合において、当該鑑定の結果の報告がなされるまでに相当の期間を要すると認めるときは、検察官、被告人若しくは弁護人の請求により又は職権で、公判前整理手続において鑑定の手続（鑑定の経過及び結果の報告を除く）を行う旨の決定（以下この条において「鑑定手続実施決定」という）をすることができる。

　条文中、「第二条第一項の合議体」とは、裁判官と裁判員の合議体を指している。つまり「第二条第一項の合議体で取り扱うべき事件」とは裁判員対象事件ということにほかならない。この条文を根拠とする鑑定は訴訟実務では単に「50条鑑定」と呼ばれることが多い。通常この鑑定は2、3カ月の期間をかけて行われる。

　検察官の嘱託による精神鑑定は起訴前鑑定と呼ばれる。

> **刑事訴訟法 第223条（第三者の任意出頭・取調べ・鑑定等の嘱託）**
> 1. 検察官、検察事務官又は司法警察職員は、犯罪の捜査をするについて必要があるときは、被疑者以外の者の出頭を求め、これを取り調べ、又はこれに鑑定、通訳若しくは翻訳を嘱託することができる。

　起訴前鑑定には、短期間（半日から2、3日程度）で行う簡易鑑定（正式名は「精神衛生診断」）と、2、3カ月の期間をかけて行われるもの（「起訴前本鑑定」

JCOPY 498-22904

第7章　刑事責任能力　　223

と呼ばれる）がある。

　本事例 Case 17 では、起訴前の段階でまず簡易鑑定が行われ、その結果を受けた検察官が、より詳しい鑑定が必要であると判断し、M 医師に起訴前本鑑定を嘱託したという経緯であった。

　これらのほか、弁護士の嘱託による「私的鑑定」「当事者鑑定」（この二つは同義である。いずれも正式名称ではないが、通常このように呼ばれている）があり、さらに、精神鑑定には通常含まれないが、裁判所に提出される医学的意見として「意見書」がある。これらの特徴をまとめると表の通りとなる。

精神鑑定及び意見書の種類

	嘱託元	時期	診察場所	備考
公判鑑定 （本鑑定）	裁判所	公判前（起訴後） または公判中	入院または 刑事施設内	通常 2〜3 カ月かけて行われる。 裁判員裁判では 50 条鑑定と呼ばれる。
起訴前本鑑定	検察官	起訴前	入院または 刑事施設内	通常 2〜3 カ月かけて行われる。
簡易鑑定	検察官	起訴前	刑事施設内	通常半日から 3 日程度かけて行われる。
私的鑑定 （当事者鑑定）	弁護士	あらゆる時期	刑事施設内	通常 2〜3 カ月かけて行われる。 数々の制約がある（本文参照）。
意見書	弁護士 検察官	あらゆる時期	多くは書面 検討のみ	序列最下位（本文参照）

　鑑定も意見書も、医学的意見としては本来その価値に差はなく、正しいものが採用されるべきであるが、現実には序列がある。序列最上位は裁判所が嘱託した鑑定で、最下位は弁護士が嘱託した鑑定であり、意見書はさらにその下に位置する。

　鑑定は常に公正中立な立場で行うものであるが、嘱託元が弁護士の場合、弁護側に有利な方向への偏りがあるのではないかという疑いが持たれることは否めない。私的鑑定（当事者鑑定）や意見書はこの点、信用されにくい状況にある。「信用されにくい」とは、そもそも裁判所は私的鑑定や意見書が提出されても、必要なしとして事実上門前払いにすることも少なくない。また、他の鑑定では鑑定医が必要と認める条件の多くは受け入れられるが（たとえば、鑑定医が必要と認めた検査はほぼすべて施行することができる）、私的鑑定では診察時間は大幅に制限され、検査も一切施行できないことが多い。

　検察官も争いの当事者である以上、検察官嘱託の鑑定に対しても偏りの疑い

224　刑事篇

は同様とも言えるが、検察官は、鑑定結果が不利な場合は不起訴とすることが大部分なので、鑑定自体に最初から偏りがあるとは考えにくい（但し、検察官が裁判所に提出する鑑定は、検察側の主張を支持する内容のものに限られるから、偏りありの疑いがないとまでは言えない）。

　こうした事情から、裁判所嘱託の鑑定が最も公正中立であるとみなされるのである。そもそも裁判を主導するのは裁判所であるから、嘱託元が裁判所の場合の鑑定が最も信用度が高いのは当然であるが、それでも裁判では必ずしも鑑定医の判断が採用されるとは限らない。法的根拠は昭和58年の最高裁の決定である。

昭和58年9月13日　最高裁第三小法廷決定より

被告人の精神状態が刑法39条にいう心神喪失又は心神耗弱に該当するかどうかは法律判断であって専ら裁判所に委ねられるべき問題であることはもとより、その前提となる生物学的、心理学的要素についても、右法律判断との関係で究極的には裁判所の評価に委ねられるべき問題である。

　すなわち心神喪失も心神耗弱も法律概念であって、医学的に判断できるものではないから、最終決定は裁判所が下す。「生物学的要素」とは、精神障害の認定を指し、「心理学的要素」とは、弁識能力と制御能力の認定を指している。精神障害の認定とは診断にほかならないから、医師の結論を裁判所が覆すのは不合理なようだが、それでも最終決定権は裁判所にあるとするのがこの最高裁決定である。

　とは言え裁判の実務では、鑑定医の判断は相当に重視されるというのが現実である。本事例 Case 17 も、鑑定医の心神耗弱という示唆が裁判所に受け入れられたと見ることができ、生物学的・心理学的判断のいずれについても鑑定医の判断が採用されたという結果になっている。他方、裁判によっては、鑑定医の生物学的判断（すなわち精神障害の診断）さえもが不当ともいえる形で却下されることも散見されていた。こうした状況を受けてか、最高裁判所は平成20年、次のように判示している。

最高裁平成20年4月25日判決より

（最高裁判所第二小法廷平成18年（あ）第876号）

生物学的要素である精神障害の有無及び程度並びにこれが心理学的要素に

JCOPY 498-22904

第7章　刑事責任能力　225

与えた影響の有無及び程度については、その診断が臨床精神医学の本分であることにかんがみれば、専門家たる精神医学者の意見が鑑定等として証拠となっている場合には、鑑定人の公正さや能力に疑いが生じたり、鑑定の前提条件に問題があったりするなど、これを採用し得ない合理的な事情が認められるのでない限り、その意見を十分に尊重して認定すべきものであるというべきである。

　鑑定人の意見を十分に尊重しなければならない。この当然のことが、いわば再確認された判決である。

　但しこの判決文は注意深く読む必要がある。最高裁が十分に尊重すべきだといっているのは、

① 　生物学的要素である精神障害の有無及び程度
② 　これが心理学的要素に与えた影響の有無及び程度

である。すなわち、心理学的要素そのものではない。心理学的要素とは前記の通り弁識能力と制御能力を指し、換言すれば責任能力そのものである。つまり、最終結論である刑事責任能力の判断以外については鑑定医の判断を尊重せよとしたのがこの判決である。

　ところがこの翌年には、最高裁による精神鑑定への言及が再度なされる。上記平成20年の判決文にある、「・・・鑑定の前提条件に問題があったりするなど、これを採用し得ない合理的な事情が認められるのでない限り、その意見を十分に尊重して認定すべきものであるというべきである。」を受ける形の記述となっている。

最高裁平成21年12月8日決定より
（最高裁第一小法廷平成20年（あ）第1718号）
専門家たる精神医学者の精神鑑定等が証拠となっている場合においても、鑑定の前提条件に問題があるなど、合理的な事情が認められれば、裁判所は、その意見を採用せずに、責任能力の有無・程度について、被告人の犯行当時の病状、犯行前の生活状態、犯行の動機・態様等を総合して判定することができる。そうすると、裁判所は、特定の精神鑑定の意見の一部を採用した場合においても、責任能力の有無・程度について、当該意見の他の部分に事実上拘束されることなく、上記事情等を総合して判定すること

JCOPY 498-22904

226　刑事篇

> ができるというべきである。

　すなわちこれは、平成20年の「鑑定人の意見を尊重せよ」に対し、「だが鑑定人の意見を採用しなくていい場合もある」と注意書きをつけたかのような文である。また、精神鑑定の意見の一部を採用し、一部を却下することもできるという最後の一文にも注目すべきである。

　そして「鑑定人の意見を採用しなくていい場合」とは、「**合理的な事情が認められ**」た場合であるとされているが、何をもって合理的な事情とするかについての具体例は「**鑑定の前提条件に問題がある**」が挙げられているに過ぎないので、その他の事情については、具体的事例について各裁判所が判断していく

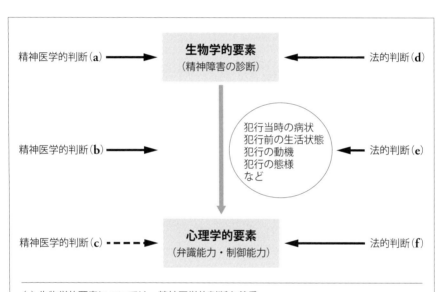

図 7-2　最高裁が示した責任能力の判断構造

ということになる。

　以上、最高裁が示した責任能力の判断構造は図 7-2 のように示すことができる。

3 ｜ 刑事責任能力判断の構造——精神鑑定の実務

A. 岡田の 8 ステップ

　上記最高裁決定から 4 年後の平成 25 年、岡田幸之は、「刑事責任能力判断の 8 ステップ」を提唱している[4]。

岡田の 8 ステップ

①精神機能や症状に関する情報収集

②精神機能や精神症状（健常部分を含む）の認定

③疾病診断

④精神の機能、症状、病態、病理（健常部分を含む）と事件の関連性

⑤善悪の判断や行動の制御への焦点化

⑥法的な弁識・制御能力としての特定

⑦弁識・制御能力の程度の評価

⑧法的な結論

　この 8 ステップは、図 7-2 を精神鑑定の実務に具体化する際の指針を示したものと位置づけることができる。前記最高裁昭和 58 年の決定にあてはめれば、「生物学的要素」が①から③に、「心理学的要素」が⑦と⑧にあたる。そして④がおおむね「生物学的要素が心理学的要素に与えた影響の有無及び程度」にあたる。他方、⑤と⑥については、それらが医の領域に属するか法の領域に属するかは微妙であるが、少なくとも実務上は、⑤⑥も、時には⑦も、さらには⑧までも、鑑定医が意見を求められることがしばしばある。鑑定医の本来的な責務は①から④とするのが正道であるが、⑤⑥⑦⑧に直接言及するにせよしないにせよ、⑤⑥⑦⑧についての裁判実務における論法を認識しておくことで、①から④をより裁判に有用な形で呈示することが可能になる。

　精神障害者の刑事責任能力判断は、法と医の協同作業であり、そのための指針としての岡田の 8 ステップは評価できるものである。但し、我が国の裁判実務に照らすと、小さくない問題が指摘できる。それは⑤と⑥、「医の領域に属するか法の領域に属するかは微妙」と上述したステップである。なぜなら、1

228　　刑事篇

に前記の通り、我が国の裁判における刑事責任能力判断は、必ずしも弁識能力・制御能力に直接切り込むのではなく、間接法すなわち精神症状の犯行への影響を論ずることで、間接的に弁識能力・制御能力を判断することがしばしばであるからである。すなわちいかなる手法を採るかは各裁判所に委ねられているのであって、岡田の8ステップの⑤善悪の判断や行動の制御への焦点化は必ずしも裁判では行われていないのであるから、あたかも⑤⑥を刑事責任能力判断の構造を構成する要素であるかのように規定することは適切とは言えない。

試みに本事例 Case 17 をこの8ステップにあてはめてみると、鑑定医は、

① 依頼元から提供された資料及び被告人の診察等を通して情報を収集したうえで
② 認知機能の全般的低下ありと認定し
③ アルツハイマー病との診断を決定した。そして、
④ 認知症の症状としての支配観念と事件の関連を「**本件犯行は、認知症の症状である支配観念に著しく影響された行為であった**」と述べた。

医の領域にある本来の鑑定作業はここまでで、そこから先は法の領域であり裁判所が論考するのであるが、裁判所は前記の通り、鑑定医による④までの判断を採用して犯行には認知症が著しい影響を与えたことを認定したうえで、いわゆる「合理性の列記」[2] により⑧法的結論としての心神耗弱を導いている。この論考過程においては、少なくとも明示的には⑤⑥⑦のステップを見ることはできない。すなわち、医学的結論（本事例では、「犯行には認知症が著しい影響を与えた」）から法的結論（本事例では「心神耗弱」）を導く論法は、裁判所の裁量であり、また、事例によっても異なると言えよう。

なお、刑事責任能力についてのいわゆる7つの着眼点[5] なるものが知られているが、同着眼点は、「あくまでも法律家の視点から法廷などで問われる可能性の高い質問などを経験的に列挙したもの」[5] である以上、精神障害の犯行への影響の本質とは無関係であり、且つ、⑤⑥⑦の法的論考を正しく反映しているものでさえないから、鑑定医が刑事責任能力の直接・間接の判断において7つの着眼点をベースにするのは不合理であり避けなければならない。本事例で裁判所が指摘した殺害方法の選択は同着眼点中の「犯行の計画性」に、犯行時の思考は「犯行の一貫性・合目的性」に、自首は「違法性の認識」にあたると解することができるが、それは本件ではこれらが責任能力判断上重要であると判断した裁判所が結果として取り上げたのであって、最初から7項目について

JCOPY 498-22904

第7章　刑事責任能力　　229

順に判定していったのではないのが見逃してはならない重要な点である。こうした判例を多数集めて裁判所の判断根拠となった要素を、さらには法廷で検察官や弁護人が尋問内容として取り上げた要素を、収集すれば、7つが抽出されることになるかもしれないが、それを一律個々の事例にあてはめることがいかに不合理であるかは、抽出過程を振り返ってみれば自明である。着眼点は鑑定医自身が事例を分析のうえで選択抽出しなければならないのであって[6]、精神鑑定において、あるいは裁判においても、この7つを前提に責任能力を論じるようなことがもしあるとすれば、それは愚の骨頂である。

B. 犯行心理フローチャート

　岡田の8ステップの①②③は、最終的に法から求められる結論を展望しての作業であるとはいえ、疾病診断までの過程は一般の精神科臨床でも常に行われている仕事であるから、特に鑑定経験のない精神科医でも比較的容易に行うことができる。だが④精神の機能、症状、病態、病理（健常部分を含む）と事件の関連性は精神鑑定特有の問いであって、精神科一般臨床にはない技術が求められる。精神症状や病理と事件の関連性は、精神医学的観点に加えて、法が結論に向けてどのような論考をするかに目を向けることが望ましい。そして裁判所が責任能力を認定する際には、了解概念を重視することが判例から読み取れ、また、了解概念は精神医学の診断において言うまでもなく最重要概念の一つであることに着目して提唱されたのが表7-1に示した2段階から構成されるいわゆる犯行心理フローチャートである[7]。

表7-1　犯行心理フローチャートの手順

第1段階　フローチャートの作成 　犯行に至る経緯を 　　　　先行事情──思考の発生──動機の萌芽──思考の発展──動機の固定──犯行 　と分節し、それぞれの項目における了解可能・不能を検討する。 第2段階　抽出したポイントについての論考 　ステップ1のうち、精神医学的な重要ポイント、特に了解不能な部分を抽出し、論考を 　加える。

　本事例を犯行心理フローチャート化したものが図7-3である。

　このようにフローチャート化することで、認知症における責任能力判断の特徴を見出すことができる。

先行事情
認知症罹患(**a**)
長年にわたる妻(被害者)の介護(**b**)

思考の発生
金銭的不安(**c**)

動機の萌芽
不安・疲労から自殺を考える(**d**)

発展
兄弟に援助を求めるが得られず、不安が募る(**e**)

動機の固定
不安・疲労から解放されるためには
妻を殺害するしかない(**f**)

犯行
ネクタイによる絞殺(**g**)

(**a**) 本件犯行の遅くとも1年前には罹患。
(**b**) 献身的に介護を続けていた(但し客観的には不十分な介護)。
(**c**) 客観的には経済状況は差し迫ってはいなかった。
(**d**) 了解困難である。
(**e**) 突き放されたわけではないので、不安が募ったことは不合理である。
(**f**) 了解困難であるが、ここまでの心理の流れを前提とすれば了解不能とは言えない。
(**g**) 被害者が苦しまないよう留意した。犯行直後に自首した。

図 7-3　Case 17: 犯行心理フローチャート

その第一は、了解不能の部分をピンポイントで示すことが難しいという点である。図 7-3 の説明に記した通り、本事例 Case 17 には複数にわたって了解困難な部分が存在する。

責任能力が問題となる刑事事件の代表は、妄想を有する精神障害者による犯行である。その場合には、了解不能の部分は比較的限定されたポイントとして指摘することができ、そこに焦点を絞り、第 2 段階として精神病理学的考察をすることが可能である[7]。しかし認知症ではそうなりにくい。

第二の点は、第一の点の別の側面とも言えるが、了解不能性が曖昧だということである。長年介護していた妻を殺害した本件は、もし被告人が認知症でなければ、了解可能と認定されることも考えられたケースであると言える。すると本事例の責任能力判断は、先行事情としての認知症の診断が大きな意味を持っていたとみることができる。

第三の点は、上記 2 点のベースにあるとも考えられる事項であるが、そもそも被告人の思考がこのフローチャートのように進行したとは言い切れないことである。心理の流れの再現とは、結局は推定にすぎないのであって、認知症で認知機能が著しく低下していたり、統合失調症で思考障害が著明な場合、健常者の心理からは逸脱した論理（または無論理）で思考が発生・発展するものである。本事例 Case 17 はそこまで重度の認知症ではなかったと一応は考えられるが、そうだとしても、犯行心理が図 7-3 の流れであったか否かは不確実な推定の領域に入る。加えて、心理推定の大部分は本人の回想を根拠にする以外にないところ、認知症では記憶障害により回想内容の信頼性が低いことも不確実性を強めている。

犯行心理フローチャートは多数の判例を検討することによって作成されたものであるが、そこに見られた精神疾患の大部分は非器質性の疾患であった。また、そもそも心神喪失、心神耗弱の概念を大審院が示した昭和 6 年（1931 年）[8] 当時の日本人の平均寿命は 50 歳に満たないから、認知症の被告人は想定外であったに違いない。すると、認知症における刑事責任能力をいかに判定すべきかは、現在進行形で議論していかなければならない問題であると言える。

C. 認知症における特有の問題

そこであらためて、認知症や高次脳機能障害の医学に立ち返り、刑事責任能力の判断にかかわるポイントを考察してみると、次の 4 点を挙げることができる。

（1）脳の所見を示すことができる。
（2）認知機能を測定することができる。
（3）症状と弁識能力・制御能力の距離が近い。
（4）進行性の疾患である。

　（1）は特徴というよりむしろ定義とも言うべきであろう。認知症や高次脳機能障害は脳器質疾患であり、それはすなわち脳に所見を示すことができるということにほかならない。被告人が精神疾患に罹患していることを画像診断という目に見える形で示されれば、診断の説得力は格段に増すのみならず、疾患の犯行への影響についても肯定されやすくなる。本事例 **Case 17** は外形上は介護殺人であって、介護疲れという文脈で了解することが決して不可能ではないが、激しく争われることなく心神耗弱が認定されたのは、認知症が脳器質疾患であること、すなわち犯行心理フローチャートでいえば、先行事情としての脳所見が大きかったとみることができよう。

　（2）については、本事例では呈示されなかったが（被告人の認知機能が悪すぎて測定不能であったなどの理由が考えられる）、一般的には、認知機能検査の成績低下が客観的に示されれば障害ありとする説得力を高め、ひいては犯行への影響ありとの判断が肯定されやすくなろう。

　そして（3）は、責任能力との関係において最も顕著な特徴である。ここでいう症状とはすなわち認知機能障害であり、認知機能の中には判断力、抑制力など、法でいう弁識能力・制御能力に近い概念のものが含まれており、しかもそれらが検査によって測定可能な場合がある。このとき、医学的な認知機能と法的な認知機能（弁識能力・制御能力）は別次元にあるという認識はきわめて重要であるが、共通する部分もあること、言い換えれば症状としての認知機能と弁識能力・制御能力の距離が近いことは、責任能力判断において前述の②直接法を用いやすくすると考えられる。

　（4）の進行性であることは、責任能力との直接的な関係は見えにくいかもしれない。責任能力とは、犯行時というある一時点について判断されるものであるから、その意味においては疾病が進行性か否かということは無関係である。だが刑事裁判実務においては、犯行後に症状が改善し、法廷での落ち着いた被告人の様子からは犯行時の異常性がイメージしにくいという事態がしばしば発生し、これが裁判所の判断に影響することは否めないが、進行性であることすなわち犯行後に症状が改善することは通常ないことは、この問題の発生可能性

JCOPY 498-22904

第 7 章　刑事責任能力　　233

を低くする。

　これらの特徴はいずれも、責任能力減免の方向に判断を偏らせると見れば、マイナスポイントであると見る余地もあるが、責任能力判断をより客観的かつ正確にする要因になると見ればプラスの特徴であると言うことができる。そしてプラスの特徴を判決という最終判断に反映させるためには、脳と認知機能についての正確な理解が不可欠である。それが本書後半、刑事篇のテーマである。

参考

1) 森岡かおり: 介護殺人: 裁判員裁判事件と医療観察法事件. 季刊刑事弁護 73 号 86 頁.
2) 村松太郎: 妄想の医学と法学. 中外医学社. 東京. 2016.
3) 刑事責任能力認定手法としての「天秤法」は著者の命名及び作図である. 類似した考え方として, 安田拓人: 裁判員裁判のもとでの責任能力判断および精神鑑定のあり方. 第 13 回 日本司法精神医学会大会 教育講演　大阪 2017. がある. この講演で安田教授は司法研究に言及し,「障害により犯行に駆り立てられるベクトルと正常な精神機能によりそれを制御するベクトルのせめぎ合いのイメージ」と述べている.
4) 岡田幸之: 責任能力の構造と着眼点. 精神経誌 115: 1064-1070, 2013.
5) 厚生労働省研究班（代表 岡田幸之）: 刑事責任能力に関する精神鑑定書作成の手引き　平成 18 ～ 20 年総括版 (Ver.4.0).
6) 中谷陽二: 最高検察庁による精神鑑定書例に関する私見. 精神神経学雑誌 111: 1363-1368, 2009.
7) 村松太郎, 古茶大樹, 中根　潤, 久江洋企, 大場宏幸, 米森京子: 心理のフローチャート　--- 刑事責任能力判断に直結する鑑定書を目指して ---. 司法精神医学 12: 28-32, 2017.
8) 大審院判決　傷害被告事件竝附帯私訴［昭和六年（れ）第一三〇五号　同年十二月三日第一刑事部判決. 棄却］大審院刑事判例集. 法曹界.

Case 18

前頭葉障害と窃盗

心神耗弱

窃盗、傷害被告事件
大阪地方裁判所平成 22 年（わ）第 5488 号
平成 24 年 3 月 16 日第 12 刑事部判決

コンビニのたばこを非常に稚拙なやり方で
盗んだ事件である。被告人は脳出血による
前頭葉障害を有していた。

脳器質疾患では、認知機能を測定することができる。そして症状（認知機能）と弁識能力・制御能力の距離が近い。その功罪が具現した事例である。

事件

病歴

A（35歳女性）は平成19年9月26日深夜、脳出血で昏睡状態となり、血腫除去のため緊急開頭手術がなされて救命された。出血は先天性の血管奇形ないし血管腫によるものとみられ、頭頂から右前頭葉付近にかけての広範な損傷を負った。平成20年3月リハビリを終えて自宅に退院した。

脳出血発症前には万引き等の前科や前歴はない。喫煙は17歳から開始し、1日あたり10本程度の喫煙量をかなりの期間続けていた。飲酒も好きで相当量を飲んでいた。左利きである。

脳損傷～本件犯行

退院後は病気に悪影響を及ぼすということで医師から喫煙が禁止され、夫等によりたばこの本数を制限されていた。しかし決められた本数以上にたばこを吸いたくなり、路上で拾いたばこをしたり、コンビニエンスストアでたばこを万引きすることもあった。

　　　　平成22年1月、コンビニエンスストアで、本件と同様のたばこの万引き及び店員に対する傷害に及ぶ事件（「先行事件」という。）を起こした。そして、同年4月ころから、被告人は、大阪市内の実母の元で生活するようになったが、実母の住居付近にある本件コンビニエンスストアでも複数回たばこ等の万引きをした。その際、万引き直後に店内の店員の前でたばこを吸い始めることもあり、他方で、店員が被告人が入店したことに気付いた際、声を掛けると、まだ何もしていないのに逃げ出すこともあった。そして、平成22年1月の事件で逮捕、起訴され、保釈された後、その裁判終了前の平成22年10月6日に本件事件を起こした。

本件犯行時 A は 39 歳である。事件時の様子については判決文に次の通り非常に具体的に描写されている。

　　本件当日の朝、被告人は、朝食を取った後、たばこを吸いたくなり探したが見つからず、母親も居宅に居なかったことから、新しいたばこをもらうことができなかったため、家中たばこを探し回ったが、見つからなかったため、イライラした気持ちが募ったものの、しばらく母親の帰宅を待ち、午後零時頃、昼食を食べたところ、さらにたばこが吸いたくなり、外に出て、路上に落ちているたばこの吸い殻を拾って吸おうと考え、ライターを持って家を出た。20 分位、吸い殻を探し回ったものの見つからなかったことから、イライラした気持ちは最高潮に達し、我慢できなくなり、本件コンビニまで歩いて行き、本件犯行に及んだ。本件犯行当時、本件コンビニエンスストアでは、たばこの万引きに備える目的で、たばこの棚からたばこを取ると、「チリーン」と鈴の音が鳴るという仕組みを持つ棚を出入口から奥側のレジ付近に設置していた。本件犯行の際に店内にいた店員らは 3 名であったところ、被告人が出入口付近からその棚を目指して進もうとした際、出入口付近のレジには店員 1 名がいた。また、奥のレジ付近でかつたばこの棚付近の事務所入り口付近には本件傷害被害店員の C がいた。そして、被告人がたばこの棚付近にいた頃、赤いユニフォームを着た店員 2 名が入り口側レジ付近におり、奥側レジ内付近にはもう一人の人物がいた。被告人は、「マイルドセブン 3mg ロングサイズ」を取って、これをジャージズボンのポケットに入れた。その際、上記の鈴の音が鳴ったが、被告人は、鈴の音やその意味について気付いた様子がない。　C はその鈴の音に気づき、被告人がまた万引きしたと思ったことから、他の店員らに出入口を塞ぐよう言った後、被告人のところに行き、レジの付近に立っている被告人に声をかけた。C は、被告人にズボンのポケットの中身を見せるように言ったが、被告人は、「何も盗っていない」と言いながら店外に出ようとしたため、C は、被告人の腰付近を掴み逃がさないようにした。被告人は、同店員を引きずるようにして出入口方向に進み、その際、被告人は、ズボンの右ポケットからたばこを取り出して、右手に持ち、店内のコピー機がある方向に右手を大きく振り上げるようにして投げつけた。C は、その様

子をみていたことから、万引き犯人と確信し、「たばこそっちほったから。」と別の店員に告げた。被告人は、大きく振った右手を返すようにした際、同店員の左頬を殴りつけ、さらに出入口に向かおうとし、その付近でまたCに腰付近を掴まれたり、出入口をふさがれたりし、「何も盗ってない」などと繰り返し、店内の商品を払い落としたり、Cの手をひっかくなどを続けるなどして暴れ続けた。その後、同店の男性オーナーが駆けつけたが、被告人の行動が止むことはなかった。そのうち、被告人は隙をみて走って逃走したが、駆けつけた警察官に拘束され、ようやくおとなしくなった。

裁判

(1) 鑑定結果

　　　本件での共同鑑定人らが鑑定した結果及び鑑定人E医師の証人尋問の結果は以下の通りである。

　　　被告人の脳出血は、もともとあった静脈性奇形により発症したものとみられるところ、被告人は、前頭葉症候群、脳出血性後遺性精神障害を有する精神障害者であって、右前頭葉背側面、右前頭葉の頭頂付近から眼窩面の上部等にかけて、上下等の広範な範囲に脳出血に起因する損傷が生じ、その部分が壊死したとみられること、損傷部位には、ワーキングメモリーや行動の抑制を統合するための重要な機能を有する前頭葉の一定部分すなわち、ブロードマン野の8、9、11があり、これらは、作動記憶（頭を切り換える能力）、観念を並立させる機能やそのキャパシティー等を示すとされる部位（ブロードマン野8）、道徳観、抽象的観念等を司るとされる部位（ブロードマン野9）、抑制を司るとされる部位（ブロードマン野11）が含まれる。E鑑定人が実施した神経心理学的検査によると、被告人は、前頭葉機能ないしこれによる行動面の障害、神経心理面の問題が明らかであり、重度である。

　ここには本書 Case 17 の解説に前記した認知症や高次脳機能障害の裁判についての重要なポイントのうちの二つ、すなわち「(1) 脳の所見を示すことができる」「(2) 認知機能を測定することができる」が具現している。

前頭葉の広汎な部位が損傷されていること、神経心理学的検査の成績が低下していること。この二つ（上記 (1) (2) にあたる）は被告人についての動かぬ事実である。だが脳の各損傷部位と機能の対応についての記述は慎重に読まなければならない。たとえば、抑制機能とブロードマン 11 野が関連することは確かであるが、「司る」とするのは言い過ぎであり不正確である。そこまで言えるだけの知見は現在の脳科学にはない。司ると「される」という引いた表現によってかろうじて容認できる記述になっていると見るべきであろう。また、「**作動記憶**」を「**頭を切り換える能力**」とするのは完全な誤りとまでは言えないにしても容認できるレベルを超えた単純化であるし、「**道徳観**」や「**抽象観念**」としてまとめられる認知機能があるかというのはまだまだ研究が成熟していない問題であり、それらを脳の特定部位に結びつけるに至ってはエセ科学の領域に足を踏み入れていると言わざるを得ない。

　このような記述からは、E 鑑定が、本来はわからない事項にまであたかも科学的に証明できたかのように断言するのではないかと予感させる。事実その通りであった。次の記述にそれが現れる。前記、認知症や高次脳機能障害の裁判についての重要なポイントの「(3) 症状と弁識能力・制御能力の距離が近い」に直接かかわる記述である。

　　　　　　犯行当時、右前頭葉損傷による遂行機能障害と高等感情鈍麻による
　　　　　　器質的な人格変化があり、これによる抑制欠如や衝動性亢進等により、異常な体験反応に直接支配されていた。

　さて、このように断言できるかどうかが大問題である。「**右前頭葉損傷による遂行機能障害と高等感情鈍麻による器質的な人格変化があり**」まではよい。その通りであろう。「**抑制欠如や衝動性亢進等**」もよいであろう。それらが前頭葉損傷の症状として現れることは医学的に確定した事実である。だが「**直接支配されていた**」は、刑事裁判では心神喪失を示唆する用語であり、それを別としても、前頭葉損傷による器質的な人格変化があることと、その障害に直接支配されていることの間には大きな飛躍がある。E 鑑定は症状と責任能力の間の距離感を誤り、接近し過ぎているのではないか。

　さらに E 鑑定は次のように述べる。

　　　　　　被告人は、前頭葉に存在する脳のワーキングメモリーの容量が少な
　　　　　　く、かつ情動の亢進が強いため、複数の観念等を結合させたり拮抗

させるなどした上での判断ができなくなる、ひとたび、「たばこを吸いたい」という観念に支配されると、脳内に存在する「盗みは悪いことである」などという反対意思を並立させつつ、反対動機を立てた上であえて悪いことを選択するという判断を行うことはできなかった。

　これはまさに見てきたような説明である。仮に「本件を前頭葉障害の症状として説明せよ」という試験問題が医学生に出されたのであれば、この説明は模範解答として優れている。だが鑑定ではその前の段階にあるより深い論考が求められているのである。すなわち、「本件を前頭葉障害の症状として説明することが妥当か否か」が鑑定人に出された問いである。被告人に前頭葉障害があるのは事実である。前頭葉障害の症状として抑制欠如や衝動性亢進が現れうることも事実である。しかしだからといって本件犯行がそうした症状で直接的に説明できるとは限らない。E医師は鑑定において最も重要な論考をスキップして結論を述べている。

　　　また、万引きの疑いが掛けられた後に、たばこを投げ捨てたり、暴力に及んだりしたのは、破局反応、すなわち解決困難な状況に陥ったとき、まとまりのある態度を取れなくなり、動揺、不安、焦燥の観念に基づいて明らかな態度の変化を起こすこと、刺激に対する機械的な反応を起こしたものと判断できる。

　これもまた、そのように判断できるということ自体は医学的に不合理ではない。学生の試験問題であれば合格できる解答である。だが鑑定意見としては甘い。

　　　通常人の万引き犯を前提とした盗みという悪いことを起こしたことから、逃走のためとか、発覚を防止するために行ったなどと評することはできない。

　何とも強気な鑑定意見である。

　　　本件犯行当時、現実的で有効な判断能力は失われており、有効な判断に従って行動を制御する能力も完全に失われていた。

強気な意見の結論は心神喪失であった。

裁判所はいったんこの鑑定を次の通りまとめる。

> このE鑑定人の判断は、本件関係証拠の外、平成19年11月12日及び同月30日に撮影された被告人の脳内のMRI画像、カルテ、各種の神経心理学的検査、被告人の問診、被告人の夫との面談ないし母親からの聞き取りなどに基づいて、共同鑑定人であるF鑑定人と意見交換した上なされたものである。
>
> また、F鑑定人も、本件犯行の原因の大部分は、被告人の前記脳損傷に基づく高次脳機能障害によるもので、たばこに対する異常なほどの執着、それをいかなる手段（反社会的であっても）を講じてでも手に入れようとする脱抑制、同じことを何度繰り返しても反省しようとしない病識の欠如、自ら犯したこと、他人から注意を受けたことを直ぐに忘れてしまう記憶障害などの高次脳機能障害の全てが本件犯行に関係していると判断している。

(2) 裁判所の鑑定評価

E鑑定に対し検察官は、神経心理学的検査の評価や脳MRI検査の施行法などについて批判する意見を述べたが、裁判所は検察官の意見は却下した。これらの点を含めE鑑定の医学的判断の部分についてはほぼそのまま信用できるとして裁判所は採用したのであるが、法的判断の部分、すなわち責任能力については鑑定意見を排斥している。次の通りである。

> E鑑定人の「前頭葉のワーキングメモリーの容量が狭く、たばこを吸いたいという欲求でみたされてしまい、盗むことは悪いことであるとの反対動機を形成できなかったことから、被告人は、本件犯行当時、善悪の判断をすることができない状態にあり、事理の弁識能力や行動制御能力が全く無かった」とする旨の判断については、そのとおりには是認することはできない。

案の定である。だが裁判所はどのような論理で否定したのか。最高裁は平成20年判決で、「生物学的要素が心理学的要素に与えた影響の有無及び程度」については鑑定意見を十分に尊重しなければならないと述べている（本書 **Case**

17解説参照）。本事例 Case 18 における「生物学的要素」は脳損傷による前頭葉機能障害であり、鑑定医はその犯行への影響を、少なくとも文章的には精密に論じている。前頭葉障害について専門知識を有していないはずの裁判官がこの鑑定意見を排斥することには相当な困難が予想されるが、本件、裁判官はひるまず次の通り詳細な論考を展開する。

> たとえば、本件当時、被告人がたばこを吸いたいという欲求にみたされてしまい、自分の物と他人の物の区別という点も含め善悪の判断に直面せず、その行動も制御できない状況にあったとすれば、その欲求の充足のためには、たばこが存在するところに行き、自分のたばこを吸うのと同じように、直ぐに火をつけそのたばこを吸うのが自然な行動とみられるが、本件では、被告人はたばこを取上げた後、ポケットに入れ、すぐにたばこを吸うという行動に至っていない（被告人はライターも持っていた。）。

それなりに納得できる指摘である。

だが「盗ってからすぐ吸っていない」ことが、「たばこを吸いたいという欲求を制御できていた」ことになるかについては議論の余地はあろう。

> また、被告人が上記の様な状態にまで陥っていることを前提にするならば、拾いたばこをすることよりも、コンビニエンスストアのたばこを取って吸うことの方が、より手っ取り早く、かつ清潔なよりよいものが入手できるのであるから、そのような選択をするのが自然なこととなるとみられるが、被告人は、たばこを吸いたいという欲求と接近しているともみられる、感覚的な側面からみてもかなりの抵抗感を感じてもよく、かつ欲求の内容からみて迂遠で不確実な方法でもある、吸い殻を探して拾いたばこをするということを、先に行っている。

それなりに納得できないこともない指摘である。

だが「コンビニからたばこを盗む」という行為よりも「拾いたばこをする」という行為のほうが、たばこへのより強い欲求の現れであるとみる余地も十分にあろう。コンビニに着く前に道でたばこを見つければそれを拾って吸うほうが、よほどたばこへの抑制力欠如の証と言えるのではないか。

この点について、Ｅ鑑定人は、とりあえず周囲にあるたばこを求めていった結果であり、手順を踏んだということではないと説明する。しかし、一方で、上記のようにコンビニエンスストアに向かった後については、たばこを吸いたいという欲求でみたされ、万引きは悪いことという観念が飛んでしまったとの説明もしているのである。後者の説明を裏返せば、被告人は、コンビニエンスストアに向かう前の時点では、善悪の判断等が可能であったということとなり（前者の説明が善悪判断が可能であることを前提にしているのであれば同じである。）、検察官が主張するように、それまでは、善悪の判断に基づき万引きを回避していたのではないかなどという反論にあうことになる。

それなりに理屈は通った指摘である。
だが人間の行動をここまで理詰めで説明できるかは甚だ疑問である。

　他方で、前者の手順を踏んだのではないなどという説明は、欲求充足を求めて機械的な反応をした、欲求充足のことしか頭に想起していない状態がコンビニエンスストアに向かう前からあったということを前提にしているようにもみられるが、そうであれば、２つの説明の間に整合性があるのか疑問が生じるだけでなく、上記のとおり、より直接的な手段を取るのが自然であるとの反論を回避できなくなる。

それなりに理屈は通っている。
だがこれはかなり抽象的な理屈だ。人間はそんなに厳密な理屈通りには行動しない。

　また、「たばこを吸いたい」という観念そのものが欲求によって増大していき、最終的には、Ｅ鑑定人のいうワーキングメモリーがいっぱいになるという説明も、欲求が増大して一時的にそのような状態に陥ることが反対動機形成不能とまで結論づけられるものであるかは問題がある上、そのような説明を是認したとしても、どの時点でそのような状態になるかについては、単に欲求増大という説明だけで結論を導くことまではできないものと考えられる。

これはそれなりではなく、100% と言っていいくらい正当な指摘である。ワーキングメモリーという医学的概念と反対動機形成不能という法的概念は異なる平面にあるのであるから、両者を密接させた E 医師の説明は成立し得ないことに加え、医学的な面だけに限ってみても、「「たばこを吸いたい」という観念そのものが欲求によって増大していき、最終的には、E 鑑定人のいうワーキングメモリーがいっぱいになる」というのはまさに見てきたような説明であって、犯行時の被告人の脳でそのような現象が発生していたという証拠はどこにもないし、そのように確信的に推定できる根拠も存在しない。

> 　結局のところ、E 鑑定人は、被告人の脳損傷の状況と検査結果から障害の程度が重度であることや「イライラした気持ちは最高潮に達し、我慢できなくなった」という被告人の供述を基にしつつも、最終的な結論を導き出し得たのは、被告人が何度も万引きに及んでいることから、このような悪い行動を行うことは、善悪の判断ができないほどに欲求でみたされた状態になったためであろうという、本件犯行が起こったことから本件犯行当時の被告人の精神状態の推認を行ったためであるとみられる。

　まさにその通りだとみられる。E 鑑定は、認知機能障害を起点として本件犯行を説明するとしたらどのようになるかという問いを立て、それに答えているにすぎない。それは前述の通り、医学生の試験問題の模範解答にはなっても、鑑定意見としては不十分である。認知機能障害による説明とはすなわち脳機能による説明にほかならないから、人間の行動はすべて脳機能の現れである以上、いかなる犯行も、認知機能障害によって説明しようとすれば美しく説明することが可能である。裁判官はそんなごまかしには乗らなかった。

> 　そうすると、E 鑑定人は「被告人の鑑定結果によれば、その精神状態はおよそ正常人からかけ離れているから、犯行の経過や言動等から推認される事実を考慮できない」旨述べているが、本件の被告人の精神状態を考察するのに、そのような検討が必要ないとは到底いえないということになる。

　上記 E 鑑定人の意見は、前記犯行心理フローチャート（**Case 17** 解説参照）にあてはめれば、「先行事情」として正常人からかけ離れた精神状態があり（そ

れは神経心理学的検査結果として客観的に示されている）、それゆえ「思考の発生」以下についての了解可能性についての検討は不要、と言っていると解される。裁判所はこの意見を受け入れなかった。そして裁判所は自ら責任能力判断を行う。

(3) 裁判所の責任能力判断

A．了解可能性
犯行とそれをめぐる言動の了解可能性を論ずるのは、責任能力判断の定法であり、本件裁判所もまずそこから論考を開始している。本書 **Case 17** の図 7-1 の「正常ベクトル」にあたる部分である。

> 本件は、窃盗と傷害の事案であるところ、たばこを吸いたいという欲求からたばこを万引きすることは動機として了解可能であり、万引きが発覚したことから逃走をしようとし、制止する店員に対し暴行に及んだことも不可解な動機に基づくものとはいえない。

動機も暴行も了解可能。それはその通りであるが、本書 **Case 17** で述べた通り、認知症や高次脳機能障害の被告人による犯行の特徴は、了解不能なポイントを示しにくいという点であり、それを脳機能障害との関係でどう考えるかが中心的かつ難解な点である。が、それはそれとして本件、行動として現れた事実だけを見れば、動機も暴行も了解可能ということ自体には異論が出る余地はないであろう。

> この点、E 鑑定人は、暴行等に及んだことが機械的な反応でまとまりのない行動としての破局反応であるとするが、窃盗を否定しながら、店員が認識しうる状況で、所持している盗品を捨てるなどすること自体や、万引きが明らかになった後に暴行に及ぶこと自体は、通常の万引き犯でもみられることであり、たばこを投げ捨てることが目撃していた店員との関係では窃盗を事実上認めるようなことを意味していても、あるいは、万引き発覚後は素直に謝る人が多いとしても、被告人のような行動を選択することが何の理由もない機械的反応とか支離滅裂な行動とまではいえない。

行動として現れた事実だけを見れば了解可能でも、そこには脳機能障害の影響があるのであって、「行動として現れた事実だけを見る」という態度が認知症や高次脳機能障害の被告人による事件においては適切でないというのがE医師の主張である。この主張は正しい。だが本件において、それが脳機能障害の影響なのか、通常の万引き犯と同じ心理として説明できる範囲のものか、と問われたとき、回答する知見を現代の脳科学は有していない。前者であると答えるE医師には根拠がないことは先に述べた通りである。するとこれは誰にも正解がわからない問いであり、その場合は裁判所の答えが定義上正解になる。

　　　　また、被告人は、捜査公判を通じて、本件が悪いことであることとの認識を一貫して示し、自発的にもそのような発言をしており、本件万引きに至るまでに家の中でたばこを探したとか、拾いたばこをしたとかの経緯については被告人の体験に基づく記憶を語っているものとみられ、この点は、被告人に被暗示性が認められ、他人の観念や誘導に乗りやすいという面があることでは説明し難いことから、そのような認識を有していたことがうかがわれる。さらに、被告人は、窃盗に及んだ後、ポケットの中身を見せるようCから言われた際、「盗んでいない」旨述べた後、たばこを取り出し、投げ捨てており、このことからは、少なくとも被告人が盗んだことの認識とこれを否定して取り繕うことの認識を有し、たばこをポケット内に所持していることが逃走できない原因となっていることを理解していたことがうかがわれる。

　これは弁識能力についての検討である。弁識能力（善悪の判断能力）については、他に何か強力な論拠がない限りは、本人が言葉で述べる認識が有力な判断根拠になる。したがって**「本件が悪いことであることとの認識を一貫して示し」**ていることと、犯行時の上記言動をあわせれば、被告人の脳に障害があるなしにかかわらず、弁識能力は保たれていたという認定になるであろう。

　　　　そして、病気の前後の人格の変容については、公判廷において、被告人の夫であるHは、病気になる前、被告人が酒を飲んだ際、暴力を受けることがあったかという問いかけに対し、過失によるものであるなどと述べているが、他方で、酒を飲んだら暴力があったこと

246　　刑事篇

は認める供述もしている上、Ｈは、捜査段階でも、被告人が酒を飲むと短気になる、暴れ出すことがあったことを認めている。被告人も公判廷でこの点を認めている。そうすると、程度の問題やその内容の深刻さの問題はあるとはいえ、病前と病後での被告人の人格が全く異質のものになったとまではいえない（万引きについてもたばこを吸いたいという欲求という点ではかわらない。）。

　飲酒時の言動に基づいて元々の人格を判断するとはどうかと思うが、とにかく本件裁判所はこのように判断した。

　以上、了解可能性と元々の人格親和性の指摘は、本件を心神喪失とすること（それはＥ医師の意見である）の否定と位置づけることができる。すると次は、心神耗弱か完全責任能力かが問題である。裁判所は次の通り、犯行時の被告人の異常性に言及する。本書 **Case 17** の図 7-1 の「異常ベクトル」にあたる部分である。

　Ｂ．不合理性の列記

〔1〕　本件犯行に及ぶ際、被告人は、たばこの棚の周りに店員がいないことを確認し、その機会を捉え犯行に及んだと捜査段階で述べているが、上記前提事実のとおり、その際、たばこの棚のあるレジ周辺ないし付近には店員等がいたのであり、そこに至るに手前のレジにも店員がいたのであるから、この被告人の供述は、客観的事実と合っていない。被告人の被暗示性も考慮すると、上記捜査段階の供述は信用性に乏しい。そうすると、被告人は本件犯行当時、周囲の状況を正確に確認ないし把握していたとはいえず、たばこの棚に意識を集中させ、注意が行き届いていなかったものと認められる。

〔2〕　被告人は、たばこの棚からたばこを取った際、鈴の音が鳴ったことに気づいた様子がなく、また、気づいていたとしてもその意味に気づいた様子がない。この点、そのような棚を設置していたことを知っていた店員の方がその意味に気付くことは容易であるとはいえるが、被告人よりも棚から離れていたとみられるＣや他の店員がこの鈴の音に気付いていることからすると、より近くにいた被告人も聞くことができたものと認められる。たばこを窃取する側からみて

第 7 章　刑事責任能力　　247

も、棚から鈴の音がするということは、それなりの意識ないし注意が働く事情とみられ（そのような注意喚起機能、警告機能がおよそ期待できないような代物であれば、万引き防止の効果は半減するともいえる。）、一定の思考力、判断力があれば、店側の意図に気付き、直ぐに、逃げるか、返還するか、精算するなどを選択しなければならないことに気付くものとみられるが、被告人は、前記認定事実のとおり、被告人がたばこの棚付近にいたころから、店員が被告人に声をかけるまでの間にそれなりの時間の経過が認められるのに、ズボンのポケットにたばこを隠したのみで、この音に対する対応をした様子がみられない。

〔3〕　また、被告人がたばこの棚付近にいた時間から、Ｃに声をかけられている時間までは前記認定事実のとおり相応の時間があり、被告人がたばこをポケットに入れた後すぐさま店外に出る行動をする余地もあったとみられるが、被告人は、そのような行動に出ているとはいえない。このようなことなどからすると、本件犯行に明らかな計画性がうかがわれるとか、その際の行動全体を通じて捕まることなく窃盗を実現するなどという目的に合わせた一貫した行動を選択しているとは言い難い。

〔4〕　その後、被告人は、Ｃからポケットの中身を見せるよう言われ、店内で同人から腰付近を掴まれた後、ポケットからたばこを取り出し、コピー機の方向にたばこを投げているが、Ｃにたばこを見られないようにした様子もうかがわれないし、Ｃが見ることができない方向に投げたともいえない。投げ捨てる動作も大きすぎるのであり、これでは、Ｃらに万引きをしたことを知らしめるような行動でもある。このような投棄が被告人を解放する理由にならないことは、これにより「万引き犯と確信した」とＣが述べているとおりであり、被告人がＣに腰付近を掴まれている状況で、このような態様でたばこを投げ捨てるだけでは、逃走のための理に適った行動をしたとは言い難いのであって、動機はどうであれ、稚拙で感情的な行動とみることができる。この点、検察官は、被告人は、店員のいない方向にたばこを投げて店員の気をそらそうとしたものであると主張するが、そのような意図を推認させる事情はない。本件では、２名の店員とオーナーの妻がいたのであるから、Ｃが行ったように、他の店員にたばこのことを指示し、自分はより被告人の逃亡を阻止

することに集中すれば足りたのであり、店員の気をそらす効果が期待できたとは言い難いし、実際にそのような効果も発生していない。

〔5〕　その後、被告人は、店内の商品を払い落としたり、Cに対する暴行を続けたりして暴れ続けた。被告人は入店時にはたばこのことのみに集中し、平穏な姿勢であり、Cから指摘を受けた時も、最初は、抵抗を示している様子も、積極的に暴言や暴力を振るっている様子もなく、Cから制止された後にも、始めはCを引きずりながら、出入口に向かおうとし、次にたばこを投げ捨て、その後にCの顔を殴る暴行に及んだが傷害までは負わせるまで至ってはおらず、傷害にまで至る暴行や店内で暴れ続けたのはその後であって、結局、被告人は、客観的には犯人であることが明らかになった後に暴行に及び、これをエスカレートさせ、これが、警察に捕まえられるころまで続いたのであり、次第に粗暴性を高めていく行動は、遂行機能障害、社会的行動障害の内容とも符合する衝動性の亢進とも整合している。以上のような、本件での被告人の行動には、高次脳機能障害のうち、注意障害、遂行機能障害、社会的行動障害等の影響が強いことは否定できない。

〔6〕　また、被告人は、本件犯行前、本件と同一店舗での万引きの際、たばこを万引きした後に店員に声を掛けられ、その後店員の目の前で万引きしたたばこを吸い始めたことがあったのであり、このような行動は、欲求充足と直接的に結びついており、社会的判断とはかけ離れている。

〔7〕　たばこを吸いたくなると拾いたばこをしたりしているが、被告人が女性であることも考慮すると、このようなことは、現在の一般的感覚とはかなりの乖離があり、被告人の人格、行動面の障害が大きいことを裏付けている。

〔8〕　被告人は、たばこ以外にビールを万引きしたことはあるとはいえ、たばこを吸えないなら死んだ方がよいなどと述べるなどしているほか、医師や夫、実母などの禁止ないし制約の説得にもかかわらず、たばこへの強い執着を止めることができず、その万引きを繰り返すなど、被告人のたばこに対する執着は尋常とは言えない。

〔9〕　被告人の夫に対する気持ちは病前病後も変わっているとはいえないが、他方で、被告人は、心配する夫らの注意喚起がなかったかのよ

うに万引き等を繰り返している上、病気発症前に粗暴な面はあった
とはいえ、全くの他人にこのような暴行を行ったことがあったとは
認められないのであり、本件等の暴行や暴れようからも、被告人の
人格的変化についてはかなりの程度のものに至っていることがうか
がわれる。

本件では、鑑定の結果等から認められるその脳損傷の程度と損傷部
位や高次脳機能障害の内容は一定の整合性があり、その障害の程度
は重度のものとされており、上記のような事情も勘案すると、被告
人は、犯行当時、善悪判断や情動抑制、行動制御等を統括する前頭
葉機能等の高次脳機能障害があり、その障害が事理弁識能力や行動
制御能力に与えた程度には著しいものがあったものと認められる。

以上によれば、本件では、被告人には、事理弁識能力や行動制御能
力が全くなかったとまではいえないが、それらの能力に著しい障害
があったといえ、被告人は、犯行当時心神耗弱状態にあったものと
認められる。

　以上の通り裁判所は、被告人に見られる異常性を列記してみせた。責任能力
が争われる刑事裁判ではしばしば「合理性の列記」による被告人の異常性の否
定が試みられるが[1]、本件はそれを逆にした「不合理性の列記」とでも言うべ
き認定手法である。手順としては、**A. 了解可能性**として正常ベクトルを示し、
しかる後に **B. 不合理性の列記**により異常ベクトルを示したという形である（図
7-4）。裁判所の結論は心神耗弱であった。

（4）量刑判断

本件は、たばこを万引きし、店員に逃走を制止された際、暴行に及
び傷害を負わせた事案である。

被告人は、平成22年1月に起こした同種事件の裁判中（保釈中）に
また同じ犯行におよんだものであり、他人のものを盗むことが悪い
ことであること、人に危害を加えるのはさらに悪いことであること
を知りながら行ったものであることを考えると、社会的な非難は免
れない。度々被告人の万引き被害に遭っている被害店舗の関係者や
傷害の被害を負った被害者の被害感情には厳しいものがある。

しかし、本件は、高次脳機能障害による心神耗弱状態で行われたも

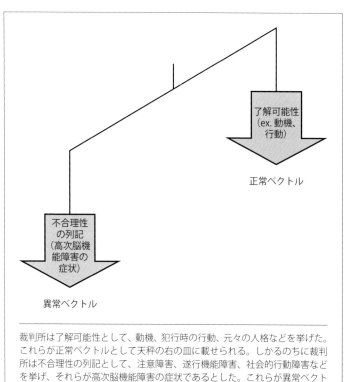

裁判所は了解可能性として、動機、犯行時の行動、元々の人格などを挙げた。これらが正常ベクトルとして天秤の右の皿に載せられる。しかるのちに裁判所は不合理性の列記として、注意障害、遂行機能障害、社会的行動障害などを挙げ、それらが高次脳機能障害の症状であるとした。これらが異常ベクトルとして左の皿に載せられる。その結果、天秤は左に大きく傾き、心神耗弱と認定された。

図 7-4　Case 18 の責任能力判断

のであって、脳出血及びその後遺症がなければ、このような万引きないし傷害の犯行が繰り返される事態に陥ったとは考えがたいこと、このような被告人が、裁判中ないし保釈中に再犯を犯す社会的意味を十分にわかった上で、あえて本件に及んだとまではいえないこと、万引き被害額は 410 円、傷害の程度は加療約 3 日間であること、万引き被害品は返還されているものとみられること、被告人の夫が本件発生後、被害店舗に赴き謝罪をし、これまで万引きをしてきた金額として 1500 円が支払われたこと、精神鑑定が行われるなどし、本件で長期間勾留されてきたこと、被告人も反省の態度を示していること、被告人には、医療による上記障害のリハビリを受

けることが必要であると判断がなされていること、再犯は危惧されるとはいえ、たばこに対する尋常ではない執着心を示して違法な行動さえいとわない状態に陥っている被告人の現状に対し、周囲や社会の理解や保護の姿勢が乏しかったという側面があることは否定できないこと、今回の事件を通じ、夫を中心として被告人の現状に対する周囲や社会の理解が深まり、リハビリ治療を受けるなどして、被告人の障害も改善される可能性もないとはいえないことを考えると、この段階で実刑判決をしなければならないとはいえない。また、今後、被告人の周囲が被告人に対し拒否的姿勢を取ることも予想されるが、保護観察によって対応することは難しいものとみられ、社会的な治療ないし保護の制度が利用されることが考慮されるべきであるとみられる。

かくして懲役1年2月、執行猶予3年が言い渡された。

解説　距離感の錯覚

　E 鑑定は心神喪失を示唆したが、裁判所はこれを否定した。E 鑑定と、それを否定する裁判所の論は、図 7-5 に集約できる。

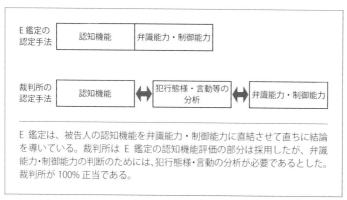

図 7-5　Case 18 における責任能力認定手法

　この図が端的に示しているように、E 鑑定は距離感を誤ったのである。認知機能が弁識能力・制御能力に直結すると考えたのが E 鑑定の深い誤解であって、認知機能と弁識能力・制御能力の間にはかなり距離があり、その距離は犯行の態様や被告人の言動の分析によって埋めるという作業が必要なのである。医の世界の住人である鑑定医が、法の世界の概念である責任能力がすぐ手の届く距離にあると錯覚したと言ってもいいであろう。

　錯覚した理由の一つは言葉である。認知症や高次脳機能障害の症状を描写する医学用語と、責任能力にかかわる法律用語の類似性である。そもそも医と法はそれぞれ別の平面で発展してきているのであるから、言葉も別の平面にある。表面的にいくら類似していてもそれは似て非なる言葉である。たとえば前頭葉機能障害の症状である「脱抑制」は、責任能力の文脈で用いられる「制御能力が失われている」こととは、重なる部分があったとしても、一致はしない。

　錯覚のもう一つの理由は起点の混乱である。鑑定の起点は犯行であって、病

気ではない。まずそこには犯行があり、ではそれをどう説明できるかというのが鑑定医に与えられた課題である。鑑定医は医学の専門家であるが、鑑定においてはまず、その行動が病気で説明できるかできないかという地点から考察を開始しなければならない。その行動を病気で説明せよという医学生の試験問題とは起点が異なるのである。E鑑定に対する「**このような悪い行動を行うことは、善悪の判断ができないほどに欲求でみたされた状態になったためであろうという、本件犯行が起こったことから本件犯行当時の被告人の精神状態の推認を行った**」という裁判所の指摘は、この混乱を見事に言い当てている。

○岡田の8ステップ

この錯覚のメカニズムは、E鑑定が行った論考を岡田の8ステップ[3]にあてはめるとさらに明確になる。同ステップ中、鑑定作業において最も中心となるのは**④精神の機能、症状、病態、病理（健常部分を含む）と事件の関連性**であるが、E鑑定ではこの④を論ずるにあたって、神経心理学的検査結果と前頭葉障害についての医学的知見を駆使することにより、同時的に、**⑤善悪の判断や行動の制御への焦点化**、**⑥法的な弁識能力、制御能力としての特定**まで重ねる形で言及し、結果として**⑦弁識・制御能力の程度の評価**、**⑧法的な結論**までを自ら述べている。

それを受けた裁判所は、E鑑定の医学的意見の部分は尊重し採用したうえで、法の領域に踏み込んだ部分は排斥した。その手法は、決して領海侵犯は許さないといったふうの強権的なものではなく、E医師の論考の不合理性をひとつひとつ指摘するという丁寧なものであった。

本件裁判所の採ったこの手法は、認知症や高次脳機能障害のような脳器質疾患における責任能力判定について、一つの深い示唆を投げかけている。なぜなら、本書Case 17解説に前記の、最高裁の三つの決定・判決の谷間に、脳器質疾患は入り込むからである。

すなわち最高裁は、昭和58年の決定で「責任能力は法的判断」であるとし、平成20年判決で「精神障害が心理学的要素（すなわち弁識能力・制御能力。これは責任能力と同値である）に与えた影響の有無・程度については鑑定意見を尊重せよ」とし、さらに平成21年決定では「合理的事情が認められれば鑑定意見を採用しなくてよい」としている。これらをまとめたのが本書Case 17解説の図7-2であり、本事例Case 18の裁判所は、E鑑定は同図の**(b) 精神医学的判断**が不合理であると判定し、**(e) 法的判断**によって「精神障害が心理学的要素に与えた影響の有無・程度」についての結論を下している。ここまでで

JCOPY 498-22904

254　刑事篇

あれば、鑑定意見を採用しない場合の他の事例と同様であるが、本事例の特殊性は、E鑑定が示した「精神障害が心理学的要素に与えた影響」が、図7-5の通り、認知機能（精神障害）と弁識能力・制御能力（心理学的要素）を直結させるものになっているという点である。E鑑定の示した説明が、少なくとも文章的には脳機能で犯行を美しく解明するものとなっていたため、裁判所は丁寧に対応したが、裁判所の個々の論理は納得できるとしても「それなり」というレベルにとどまることは前述の通りである。だがそれは、そもそものE鑑定の説明が、「医の平面と法の平面の混同」あるいは「医の概念と法の概念の距離感の誤り」という不合理なものであったことに起因することころが大きい。根本が不合理な説明を適切に排斥するには「根本が不合理である」と断ずる以外にないところ、そうせずにひとつひとつ対応して否定すれば、否定する論理も「それなり」にならざるを得ない。E鑑定の不合理さがしかし、脳機能を持ち出した説明ゆえ合理的であるかのように錯覚されるところに、脳器質疾患における責任能力判定の独特の特性があると言えよう。

　岡田の8ステップに戻ると、E鑑定は、岡田が論文中で強調している鑑定の中心作業である④を怠り、鑑定の本来の射程ではない⑤⑥⑦⑧に飛躍していると要約できる。「**E鑑定人は「被告人の鑑定結果によれば、その精神状態はおよそ正常人からかけ離れているから、犯行の経過や言動等から推認される事実を考慮できない」旨述べているが、本件の被告人の精神状態を考察するのに、そのような検討が必要ないとは到底いえないということになる**」という裁判所の指摘は実に正鵠を射ている。

　では本件、④**精神の機能、症状、病態、病理（健常部分を含む）と事件の関連性**として鑑定医はどのような論考を行うべきであったか。

○犯行心理フローチャート

　本書 **Case 17** に前述の通り、犯行心理フローチャートは、過去の判例の分析に基づき、裁判所は責任能力判断において了解可能性を重視しているという事実に基づいて提案されたものである[2]。本件においても前記 **(3) 裁判所の責任能力判断**に引用した通り、裁判所は了解可能性の検討から始めている。そこで、本件を犯行心理フローチャートにあてはめると図7-6が得られる。

JCOPY 498-22904

第7章　刑事責任能力　　255

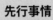

先行事情
前頭葉損傷

↓

思考の発生
たばこへの欲求

↓

動機の萌芽
どうしてもたばこが吸いたい

↓

発展
拾いたばこをしてでも吸いたい

↓

動機の固定
コンビニのたばこを吸いたい

↓

犯行
窃盗。とがめた店員に暴行

思考の発生から犯行までの一連の流れは、単にたばこへの欲求が増大していく過程を示しているにすぎず、了解可能である。この過程の中に了解不能性を求めるとすれば、欲求の強さや行動の短絡性に着目する以外になく、それらを異常と認定するためには先行事情としての前頭葉損傷が必須であろう。

図 7-6　Case 18: 犯行心理フローチャート

JCOPY 498-22904

ここに（図7-6）、本書 Case 17 で指摘したのと同様の、認知症における責任
能力判断の特徴が映し出されている。それは、第一に、了解不能の部分をピン
ポイントで示すことの難しさであり、第二に、了解不能性の曖昧さである。こ
の意味で、本件における動機や行動の了解可能性を指摘した裁判所の論考はご
く自然なものであると言える。この了解可能性は結論を完全責任能力に向ける
正常ベクトルであり、図7-4 の通り裁判所は、不合理性の列記によって逆方向
の異常ベクトルを示し、心神耗弱という結論を導いている。ここまでは脳器質
疾患以外の被告人における責任能力判断と共通する手法である。

○錯覚の正し方

　了解可能性という正常ベクトルと、不合理性の列記という異常ベクトルを示
しつつ論考を進める。あるいは了解不能性という異常ベクトルと、合理性の列
記という正常ベクトルを示しつつ論考を進める。これらはいずれも裁判所の責
任能力判断の定法（間接法）であり、すると本件も結局は、単に従来からの定
法に準じた判定手法が採られているように表面的には見える。だが見逃しては
ならないのは、本件裁判所は、不合理性の列記において、被告人に見られる不
合理な行動を高次脳機能障害の現れとして論じているという点である。本来は
これこそが医学の専門家たる鑑定医がすべき論考であったと言えるであろう。

　本書 Case 17 で述べたように、認知症や高次脳機能障害の被告人による犯行
を犯行心理フローチャートにあてはめたとき、大きな意味を持つのは「先行事
情」としての脳器質性精神障害への罹患であることが多いと考えられる。それ
は、脳に所見があることで、犯行への障害の影響ありとする判断をしやすくな
るという抽象的な理由にとどまらず、障害されている具体的な個々の脳機能を
犯行に結びつけやすい、逆に言えば、犯行を具体的な脳機能障害で説明しやす
いというのが重要な点である。これが本書 Case 17 解説に **C. 認知症における
特有の問題**として示した4項目のうちの **(3) 症状と弁識能力・制御能力の距離
が近い**ということにほかならない。

　本件 E 鑑定はその距離感を誤り、医から見れば彼岸にある法的な事項がす
ぐ手の届くところにあると錯覚したのであるが、E 鑑定で行われた画像診断や
神経心理学的検査は裁判所が認める通り正確なものであったのであるから、正
しい距離感に基づいて論考すれば、裁判の補佐人としての鑑定人の役割を最も
有効に果たすことができたと考えられる。

　犯行心理フローチャートで示される「先行事情」として重視すべきもの。そ
れは脳器質疾患においては疾病診断にほかならない。岡田の8ステップでは、

JCOPY 498-22904

第7章　刑事責任能力　　257

④精神の機能、症状、病態、病理（健常部分を含む）と事件の関連性が③疾病診断より重視されているという現状も一部にはあるようだが、それは大きな誤りであって、④を正確に論ずるためには前提として③が必須であり、脳器質疾患においては特にそれが強調されなければならない[5]。一見了解可能にも見える被告人の言動には、脳機能障害が大きく影響していることがしばしばあるのである。

　かつて我が国の責任能力判断は、不可知論が優勢であった。不可知論とは、精神病者（たとえば統合失調症）の心理とは、健常者には不可知であって、精神病者の言動をもとに、それを正常心理にあてはめて了解できるとか了解できないといっても無意味であるというものである。この不可知論に従えば、精神病者の犯罪はすべて心神喪失であり、したがって診断が確定した時点で責任能力判断も確定することになる。だが実際に個々の精神病者に目を向けてみれば、正常心理から十分に了解できる言動が多々見られるのであって、精神病者であることを理由に一律に不可知であるとするのは不合理である。

　こうした経緯で、現在は可知論が優勢になっているが、不可知論への反動のためか、過剰な可知論が法廷を跳梁跋扈している状況がしばしば見られるようになっている。それは真の了解可能も見かけの了解可能も区別することなく、表面的に了解可能に見えれば正常心理とみなすという愚行である。

　脳器質疾患の裁判においては、精神病の裁判と比較すると、かかる愚行はなされにくい。それは脳に所見を示すことができるという脳器質疾患の最大の特性によるところが大きいと思われるが、それだけを理由に了解可能性を否定する（本件E鑑定はそれに近いものである）のは不可知論への逆行であって、当該被告人における脳機能障害を具体的に示し、それらと犯行との関係を慎重に論ずることが、あるべき鑑定の姿である。このとき、現在の神経心理学的検査には、他のどの検査とも同様に、限界があることを看過してはならない。そしてその限界も含めた検査結果を正確に裁判所に伝えることが、鑑定医の責務である[4]。

文献
1) 村松太郎: 妄想の医学と法学. 中外医学社. 東京. 2016.
2) 村松太郎, 古茶大樹, 中根　潤, 久江洋企, 大場宏幸, 米森京子: 心理のフローチャート --- 刑事責任能力判断に直結する鑑定書を目指して ---. 司法精神医学 12: 28-32, 2017.
3) 岡田幸之: 責任能力の構造と着眼点. 精神経誌 115: 1064-1070, 2013.

4) 村松太郎，他: 精神鑑定における高次脳機能検査の取り扱い. 精神医学 53: 955-962, 2011.
5) 検証「8 ステップ」 --- 法曹と精神科医の役割分担を考える. 季刊刑事弁護 93 号. 2018. この座談会で田口寿子が強調している通り，責任能力判断において診断はきわめて重要である. そして器質疾患においては特に強調されるべきである.

刑事篇

第8章

前頭側頭型認知症

前頭側頭型認知症では倫理機能の障害が見られ得ることが古来より知られている。すると、症状が犯罪に直結するという事態が発生する。このとき、脳の障害が犯行に影響していたことは明白であるが、それが弁識能力や制御能力といった文脈で語られなければ、責任能力の空間に入ることはできない。しかしながら、責任能力が弁識能力・制御能力の二段階に分けられたのは 1931 年であるから、脳科学が飛躍的に発展している現代において、当時の理論にそって論考しようとする時、様々な歪みが発生している。一つには、倫理機能の障害を制御能力の障害に解消して説明しようする不合理がある。一つには、神経心理学的検査で犯行のすべてを説明しようとする不合理がある。さらには脳画像検査の過剰な解釈による誤謬も頻発している。近未来には脳画像検査によって、臨床症状発生前に前頭側頭型認知症と確定診断することも可能になると思われ、すると犯罪が初発症状という事例が数多く発生し、刑事法廷での扱いは深い考察を要することになろう。現代と近未来の前頭側頭型認知症は、実務的にも理論的にも多数の問題を我々に突きつけている。

Case 19

夫殺し

完全責任能力

殺人被告事件
岐阜地方裁判所平成 25 年（わ）第 297 号
平成 26 年 12 月 17 日刑事部判決

長年にわたり夫から虐待を受けていた妻が、
夫を刺殺した。妻は犯行の 1 年前から前頭
側頭型認知症[1] に罹患していた。

事件

A（昭和 24 年生、犯行時 64 歳女性）は夫 H を殺害した。A はそれまで、夫から強度のストレスを受けていた。判決文から引用する。

> 被告人は、平成 23 年夏ころに、京都で H と知合い、間もなく岐阜県関市内にある被告人方に転がり込んできた H と同居生活を始めた。被告人方で生活を始めた H は、生活費を被告人に渡すこともほとんどしないばかりか、全く働かずに被告人の年金や被告人が個人で経営していた理美容はさみ製造販売業により稼いだ金を使ってパチンコやスナックでの遊興にふけっていた。さらに、H は、被告人に対して、仕事よりも自分を優先した生活をしろと強要するとともに、暴力、暴言で被告人を支配し、被告人は、H に抑圧された生活を強いられていた。そのような中、被告人は、H からの暴力や暴言について警察に相談したり、妹や知人に、H に殺されるかもしれないなどと話したりすることもあったが、生き甲斐とする仕事の拠点でもある自宅を離れて H から逃げ出すこともできずにいた。このため、被告人は、H から更なる暴力や暴言を受けることをおそれ、同人に反抗することもなく服従する生活を続けることを余儀なくされ、多大なストレスを抱えつつ、H にいなくなってほしいという思いを募らせていた。

約 2 年間にわたる精神的・身体的虐待である。そして本件が発生する。犯行前日の 6 月 14 日の出来事から描写されている。

> 平成 25 年 6 月 14 日午後 9 時頃、被告人は、H がいた被告人方近くのスナック「c」を訪れ、H と共に飲食したが、翌日の早朝から仕事があったために、同日午後 9 時 30 分頃には H を残して同スナックを出て帰宅の途についた。被告人は、帰宅に際して、コンビニエンスストアに寄って、H が帰宅した後に食べるための唐揚げなどを購入し、帰宅後は、翌日の仕事に備えてベッドで休むなどしていた。一方、H は、同スナックで最も高額な酒をボトルキープするなどしながら、翌 15 日午前 1 時 5 分頃まで同スナックで酒を飲み、3

264 　刑事篇

万 5000 円余り請求された飲食料金のうち手持ちの現金で支払える 7000 円のみを支払い、その余はつけ払いとして帰宅した。

同日午前 1 時 15 分頃、早朝からの仕事に備えて被告人方寝室のベッドで休んでいた被告人は、同スナックから酒を飲んで帰宅した H から、つけの料金を今すぐに支払ってこいなどと言われて起こされ、寝かせて欲しいと頼んだにもかかわらず、さらに、被告人があらかじめ H のために準備していた唐揚げについて、塩味ではなくしょうゆ味のものに今すぐ買い換えて来いなどと言われた。被告人は、このような理不尽な要求を受け、それまで 2 年近くにわたる抑圧された生活の中で蓄積されたストレスと相まって、H に対する強い怒りを爆発させた。

そして H 殺しを敢行する。

（罪となるべき事実）　被告人は、平成 25 年 6 月 15 日午前 1 時 15 分頃から同日午前 2 時頃までの間、岐阜県関市α×丁目×番××号被告人方 1 階台所において、H（当時 59 歳）に対し、殺意をもって、その正面から同人の左腹部を文化包丁（刃体の長さ約 17.7 センチメートル。岐阜地方検察庁平成 25 年領第 602 号符号 1）で 1 回突き刺した上、その左前胸部の同一箇所を前記包丁で 4 回突き刺し、よって、その頃、同所において、同人を心臓を貫通する胸部刺創に基づく失血により死亡させて殺害した。

裁判 [2]

P 医師による鑑定が行われ、結果は要旨次の通りであった。

A の診断は前頭側頭型認知症。その発症は本件犯行の約 1 年前で、本件前から無関心（服装や化粧に気を遣わなくなる。）、脱抑制・反社会的行動（万引きなど）等が認められ、鑑定時にも場にそぐわない行動（面談中に歌い出す）や意味記憶障害があった。他方で A は、本件当時、1 人で行っていた理美容はさみ製造販売業の仕事を含め、大きな問題を起こすことなく社会生活を過ごしていた。

JCOPY 498-22904

この鑑定結果を受けて、前頭側頭型認知症という診断については検察側・弁護側ともに認めたが、その犯行への影響については次の通り対立し、責任能力の争いとなった。

　検察官：自己の行動をコントロールする能力に若干の影響を与えたにとどまり、完全責任能力。
　弁護人：自己の行動をコントロールする能力が著しく損なわれており、心神耗弱。

　裁判所は、弁識能力にあたる「善悪を判断する能力」と、制御能力にあたる「行動をコントロールする能力」について、次の通り論考した。以下、FTD は前頭側頭型認知症（Frontotemporal Dementia）を指している。

　　（1）　善悪を判断する能力について
　　　　　被告人は本件犯行後、救急車を呼ぶことも、直ちに警察に連絡することもなく、葬儀場の従業員や知人などに、被告人自身が被害者を刺したことを隠すような言動をしており、その後の警察への通報でも自分が被害者を刺したことを述べていない。このような被告人の犯行後の言動は、まさに自分のした行為が悪いことであると分かっていたからこそ行われたものと言うべきである。また、P 医師も、被告人が FTD の影響により善悪がわからない状態になってはいないと証言していることも併せれば、本件犯行当時、被告人は FTD に罹患していたとはいえ、善悪を判断する能力にその影響があったとは認められない。

　以上、弁識能力は障害されていないと認定された。

　　（2）　行動をコントロールする能力について
　　ア　前記「犯行に至る経緯」のとおり、本件は、被告人が、被害者に従属させられ続けていたことによるストレスの蓄積と、本件直前の被害者の理不尽な言動に対する怒りから被害者を刺して殺害したものであり、その主たる動機は、被害者の言動によって引き起こされた激しい怒りである。前記認定にかかる犯行前の経緯からすれば、被告人が被害者に対して怒りを爆発させ殺意を抱くことも十分に理解

できるものであるし、被告人が FTD を発症する以前から、感情の
起伏が激しく、怒りっぽい性格であったと認められることからすれ
ば、本件犯行は、被告人の性格等から考えられる行動としても、そ
の想定から大きく逸脱するものではなく、むしろ、被告人の元来の
人格の延長線上に位置づけられるものとして理解できる。また、P
証言によれば、FTD はその症状が急激に進行するような病気ではな
いことが認められるが、被告人は、FTD に罹患した状態であっても、
本件犯行までの間は、被害者から日常的に繰り返されていた理不尽
な暴言や暴力に対して、怒りを爆発させることなく我慢して服従す
るなど、その行動をコントロールすることができていたと認められ
る。

　ここまで、裁判所が指摘するポイントは三つである。第一に、犯行に至る経
緯は了解可能。第二に、犯行は元々の性格と異質ではない。第三に、これまで
は自分の行動をコントロールできていた。

　　　　　イ　もっとも、他方において、被告人が罹患していた FTD は、自己の
行動にブレーキをかける機能を司る前頭葉の機能を低下させる精神
障害であり、本件前に見られた被告人の万引き等の犯罪行為や周囲
への配慮を欠く身勝手な行為は、FTD の症状である脱抑制・反社会
的行動の現われと考えられる。そして、本件直前の被害者の言動
が、それ自体理不尽であるにせよ、従前までの被害者の暴言・暴力
と比べて特に激しいものとはいえないことからすれば、それにもか
かわらず、これまで反抗しなかった被告人が、鋭利な包丁で被害者
の胸部等を突き刺す行為にまで及んだ背景には、FTD の症状として
の抑制力の低下が一定程度影響していたとも考えられる。

　FTD を「自己の行動にブレーキをかける機能を司る前頭葉の機能を低下さ
せる精神障害」と要約することには単純すぎるきらいがないでもないが、「本
件前に見られた被告人の万引き等の犯罪行為や周囲への配慮を欠く身勝手な行
為は、FTD の症状である脱抑制・反社会的行動の現われと考えられる」につ
いては妥当であろう。これらを前提事実として認定した裁判所は、上記の通
り、本件はこれまでの被害者（夫）との経緯からすれば了解できるものの、刺
殺という激しい行為におよんだという点については、FTD の影響ありとして

JCOPY 498-22904

第 8 章　前頭側頭型認知症　267

いる。表面的には了解可能な行為の中に非合理性を見出し、それを脳機能障害と結びつけて説明しているという点で、本書7章 Case 18 の裁判所の論考と共通している。そしてそれは、医学的にも妥当な論考手法であると言える。

> また、FTD の症状として、刺激に反応しやすくなる、常同行動（毎日同じ行動を決まった時間に行うこと）あるいは常同行動とまではいえなくとも、本人がこれと決めていた行動を妨げられることによって衝動的に暴力行為に及んでしまうというものも認められる。そして、被告人が、本件直前にそれ自体は特に従前と比較して激しい暴言ではなかったとしても、自己の生き甲斐である仕事に行くために早朝から出勤しようと準備していたところを邪魔されたことが、FTD の影響により激しい怒りと衝動性を招き、被告人を本件犯行に駆り立てたという可能性も考えられる。

ここで常同行為を持ち出すことを慧眼とみるか、深読みし過ぎとみるか、難しいところであるが、確かに可能性としては考えられる。

> ウ 以上のとおり、本件は、被害者に対する激しい怒りを主たる動機とするものであり、かつ、被告人の元来の人格の延長線上の行為と理解し得るから、その意味で、FTD の影響を強く受けたものではないというべきであるが、FTD の影響による抑制力の低下や衝動性も一定程度作用した可能性があるから、被告人の行動をコントロールする能力については限定的ながらも FTD の影響があったというべきである。

以上、裁判所は、制御能力の認定にあたって、「**被害者に対する激しい怒りを主たる動機とするものであり、かつ、被告人の元来の人格の延長線上の行為と理解し得る**」という正常ベクトルを示した後、「**FTD の影響による抑制力の低下や衝動性**」という異常ベクトルを示した。そして異常ベクトルの大きさは（すなわち前頭側頭型認知症の影響は）「一定程度」という判定である。結論はこれを責任能力に翻訳したものになる。次の通りである。

> 以上のとおり、本件犯行当時、被告人の善悪を判断する能力は損なわれていなかった上、行動をコントロールする能力については、

JCOPY 498-22904

268 刑事篇

FTD の影響により限定的ながらも損なわれていたものの、その程度は著しくなく、被告人は、完全責任能力を有していたと認められる。

判決は懲役 5 年 6 月であった。（求刑は懲役 10 年）

解説　なぜ水はあふれたのか

　本件犯行に前頭側頭型認知症の影響があったという認定は、医学的にみてきわめて妥当であろう。だが裁判で必要なのは、「影響があったか否か」だけでなく、その影響のメカニズムであり、そして最終的には「影響がどのくらいあったか」に対する回答である。そしてこの「どのくらい」とは、弁識能力・制御能力を完全に失わせる程度なのか、著しく損なわせる程度なのか、そこまではいかない程度なのか、ということが、裁判所が導かなければならない最終結論である。

　本件は「そこまではいかない程度」だったと裁判所は認定した。

　裁判所が採った責任能力判断手法は直接法（本書 Case 17 解説参照）であった。すなわち、弁識能力と制御能力に直接切り込んで論ずるという手法である。

　まず、弁識能力については比較的あっさりと「あり」と認定した。医学的一般論としても、前頭側頭型認知症では善悪の認識自体は保たれるとされていることからも（少なくとも患者本人の言葉からは、善悪が認識できなくなっていると解するのは困難である）、弁識能力ありとの認定は妥当であろう。

　制御能力の判定について裁判所が採ったのは天秤法であった（図8-1）。すなわち、経緯が了解可能であること、それと関連して、犯行が元々の性格と異質でないことを述べ、さらに、これまでは自分の行動をコントロールできていたことを指摘した。これら3点を正常ベクトルとしたうえで、他方、前頭側頭型認知症の症状としての抑制力の低下・衝動性を異常ベクトルとし、両者を天秤にかけたうえで異常ベクトルの大きさは「一定程度」とした。本件裁判所がいう「一定程度」とは、「限定的」であることが、結論が完全責任能力とされていることから明らかである。

　ここに論理としての瑕疵は見あたらない。そして互いに逆行するベクトルの大きさを定量する方法が存在しない以上、その判断は裁判所の裁量に任せるのが正当であるが、「**本件は、被害者に対する激しい怒りを主たる動機とするものであり、かつ、被告人の元来の人格の延長線上の行為と理解し得るから、そ**

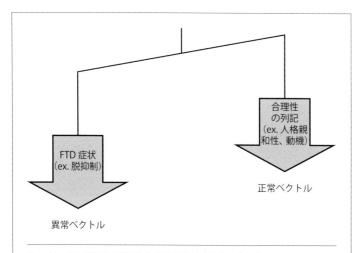

図 8-1 Case 19 の責任能力判断

の意味で、FTD の影響を強く受けたものではない」という裁判所の認定が、前頭側頭型認知症という脳疾患の病態を考えたとき妥当か否かは、少なくともある程度までは医学的論考が可能である。特に問題とすべき点は、「**被告人の元来の人格の延長線上の行為と理解し得る**」についてであろう。

　元々怒りっぽいというのが事実だったとする。そして犯行がその怒りっぽさの延長線上の行為であるというのも事実だったとする。
　このとき、被告人が精神疾患に罹患していなければ、被告人への非難を弱めなければならない理由は見あたらない。だが、では、被告人が精神疾患に罹患している場合はどう考えるべきか。我が国の裁判で一般的に行われているの

は、犯行への精神疾患の寄与と、元来の人格の寄与との二つに整理して考え、後者については被告人を非難するという手法である。

この手法は、これまでの我が国での多くの刑事裁判においては概ね正当であったということができる。その多くは統合失調症等の精神病による幻覚妄想の犯行への影響が論点であり、そのようなケースにおいては、「精神疾患の症状＝幻覚妄想の影響」と「健常部分＝元々の人格の影響」を比較的明確に切り分けることができる[3]。であれば、それぞれの犯行への影響の程度を比較して論じ、後者が大きければそれに応じて本人を非難するという手法は正当化されよう[4]。

しかし認知症等の疾患では事情が大きく異なる。症状の本質が統合失調症等の精神病とは異なるからである。

認知症においては、病気の進行にともない、元来の性格が強調されることがよくある。性格の尖鋭化として古来より知られている現象である。病気に罹患する前は、性格の範囲内とみられていた傾向が、病気に罹患後は容認し難いレベルに達するのである。

これはコップの水があふれる現象にたとえることができる。病気に罹患する前からコップに入っていた水が、病気に罹患したことであふれる。あふれた時が、犯行の実行である。ではこの時、元々コップに入っていた水が平均より多かった場合、それが本人非難の理由になるのか。

このたとえと本件の関連は自明であろう。元々怒りっぽかった人が（そしてそれを、努力によって抑制していた人が）、病気によってその怒りっぽさが臨界点を超え努力では抑えきれなくなり犯罪として具現したとき、元々怒りっぽかったという事実が、本人非難の理由になるのか。

本件裁判所のいう「被告人の元来の人格の延長線上の行為」の「延長」とは、まさにコップから水があふれるイメージに合致している[5]。

一方、法が定める心神喪失とは、「精神の障害により、制御能力が（または、弁識能力が）完全に失われた状態」である。

法を文言通りに解釈することが必ずしも正当とは限らないが、それでももし文言を尊重するとすれば、脳機能障害（もちろん認知症を含む）によって抑制が外れた場合は、元々の人格にかかわらず、心神喪失でなければならない。ここでの論点は完全に失われたか否かであって、つまり水があふれたか否かであって、病前の準備状態とは無関係のはずである。

本事例 Case 19 の判決文は、元々の人格以外に、動機の了解可能性と、本件犯行までは怒りを抑制していたことを、完全責任能力に結論を向ける根拠とし

JCOPY 498-22904

272　　刑事篇

ている。

　犯行心理フローチャートにしてみると（図8-2）、確かに動機は了解可能であり、動機から犯行までに至る心理の流れにも異常性を指摘することは困難である。だが了解可能性については、本書7章で繰り返し述べたとおり、それは認知症や高次脳機能障害の被告人による犯行に共通する特徴である。これらの疾患については、了解可能性を過剰に重視することは禁物である。少なくとも、他の疾患の場合と同列に考えることはできない。

　そして、完全責任能力に判断を傾ける根拠として裁判所が挙げた第三の根拠である、それまで抑えられていたから抑えられたはずだという論理は、認知症が進行性の疾患であることを考えれば、不条理である。もっとも、認知症の進行は緩徐である。緩徐であるから、昨日は抑えられていたのに今日になって急に抑えられなくなるというのは解せないともし言うのであれば、それは「進行」と「緩徐」という次元の異なる事象を混同している。緩徐であっても急速であっても進行する以上は、どこかの時点で臨界点を超え、抑えきれなくなるということに変わりはない。

　本件裁判所の論考は、責任能力がかかわる刑事裁判において一般的に適切とされている手法に一致している。しかし前頭側頭型認知症という本件被告人の疾患の特性を考慮したとき、上記のような問題点が指摘されなければならない。これらの問題点から責任能力の判定までにはなお距離はあるので、法的結論に跳躍することは禁忌であるが、現代の医学的知見に照らしてこれらの問題があることを裁判所に報告することが、鑑定人に求められる責務であると言えよう。

先行事情
前頭側頭型認知症への罹患(**a**)
夫(被害者)からの慢性的な暴言・暴力(**b**)

思考の発生
夫にいなくなってほしいという思いがつのる

動機の萌芽
夫からの暴言による強い怒りの爆発(**c**)

発展
上記の怒りが一気に高まる(**d**)

動機の固定
殺意の発生

犯行
夫の胸腹部を包丁で計4回突き刺し刺殺

(**a**) 発症は犯行約1年前であるとされた。
(**b**) 明らかに度を超えた激しいものであった。
(**c**) それまでの暴言に比して特に酷い暴言であったか否かは不詳。
(**d**) 短時間で高まり殺意が発生した。

　こうしてチャート化してみると、心理のフローに了解不能の部分は見あたらない。だが、動機の萌芽から犯行までの短絡性・急激性は顕著であり、先行事情としての(**a**)前頭側頭型認知症と(**b**)被害者との関係性のどちらを重視するかで異常性の判定が決まる。また、仮に(**b**)を重視したとしても、それが今回刺殺という激烈な行為につながったのは、まさに前頭側頭型認知症の強い影響であると考えることもできる。

図 8-2　Case 19: 犯行心理フローチャート

参考

1) 本章の中には前頭側頭型認知症（FTD）ではなく前頭側頭型変性症（FTLD）と考えられるケースもあるが，判決文ではすべて FTD となっており，また，本章のどのケースにおいても，診断が FTLD であっても責任能力についての論考はほぼ同じと考えられるので，すべて FTD として論じた．

2) 裁判では〔1〕被告人が被害者の腹部を刺したか，〔2〕被害者が殺されることを承諾していたか，も争われたが，本書では省略した．

3) 器質疾患に比べれば比較的明確という意味である．たとえば，犯行に幻聴が影響している場合，その幻聴の影響部分については元々の人格の影響からは切り分けることが可能である．

4) 器質疾患以外の精神疾患において，元々の人格の犯行への影響を考慮する手法は，理論としては正当化できるが，実務レベルでは誤用されていることが目立つのが現状である．村松太郎：うつ病の医学と法学　Case 10　解説　人格異質性の乱用を参照．

5) このイメージはドイツ司法精神医学でいう情動犯罪（Saß の Affektdelikte; Nedopil N: Forensische Psychiatrie. Georg Thieme Verlag, Stuttgart, 2000. pp.193-198）に一致する．我が国においても情動行為の責任能力が争われた判例は複数ある（林美月子：情動行為の責任能力判断. 中谷陽二他編 精神科医療と法. 弘文堂 東京 2008. pp.23-44）．著者の私見としては，情動犯罪で責任能力が減免されることは仮にあるとしても例外中の例外として扱われるべきであると考えるが，認知症においては事情が大きく異なる．認知症では，水があふれた原因が脳の障害によるからである．

Case 20

漬物泥棒

心神喪失

窃盗被告事件
大阪地方裁判所平成 28 年（わ）第 21 号
平成 29 年 3 月 22 日第 14 刑事部判決

裁判所は、脳機能障害と犯行の関係を精密
に説明してみせた鑑定を採用した。

事件

　被告人 A（犯行時 70 歳。男性、昭和 20 年生）は、平成 27 年 12 月 28 日午前、店から漬物 2 点（販売価格合計 500 円）を窃取した。

　　　　被告人は、中学校卒業後、板金塗装業の会社を経営するなどしていたが、平成 14 年頃に同社を倒産させた後は、GG で日雇いの仕事を続け、家族の生計を立てていた。しかし、平成 19 年 4 月に脳梗塞を発症した後は、年金及び生活保護費を受給しつつ妻と二人で生活し、平成 27 年 11 月には中等度ないし軽度の認知症と診断された。

　認知症の診断は本件犯行の約 1 カ月前である。その 8 年前には脳梗塞の既往がある。

　　　　この間、被告人は、平成 22 年 5 月及び平成 26 年 3 月にそれぞれ窃盗罪（同一のスーパーマーケットにおける食料品等の万引きの事案）で罰金刑の略式命令を受け、平成 27 年 10 月 14 日にも窃盗罪（別のスーパーマーケットにおける万引きの事案）で懲役 1 年、3 年間執行猶予の判決を言い渡されている。

　すなわち被告人の窃盗初犯は認知症診断の 5 年前である。さらに 2 回の窃盗を重ね、有罪判決を受けている。本件はその執行猶予期間中の犯行である。

　　　　同判決の言渡し後、被告人の妻は、被告人に対し、単独で買い物に行くことを禁じ、食事は三食を家で取らせるようにし、被告人は、日中は散歩をしたり、図書館等に行くなどの生活を送っていた。しかし、同前科の判決後も、被告人は、本件当日までの間に、妻が知る限りでも 3 回食料品を万引きして店員に見つかり、妻が買取りをして事件化されずに済んだことがあった。

　　　　被告人は、本件当日、起床後に普段どおり図書館等に行くために家を出たが、その後、午前 10 時 40 分頃、本件窃盗を敢行した。

JCOPY 498-22904

第 8 章　前頭側頭型認知症　　277

本件窃盗の態様は、被告人（当時 70 歳）が、商店街の中にある被害店舗に自転車で赴き、店先の陳列台の上に並べられていた漬物等の中から被害品である漬物 2 袋（しぼりだいこん 2 本・販売価格 500円）を両手でつかみ、代金を支払わないまま自転車に乗って走り去ったというものである。犯行時、被害品が並べられていた陳列台のすぐ脇には被害店舗の店主が店番をしながら椅子に座っていたが、被告人は、同人の目の前で本件犯行を敢行している。犯行を目の当たりにした店主は、被告人に「お金は」などと声を掛けたが、被告人は、そのまま自転車に乗って走り始め、店主の声を聴いて店内から出てきた店主の息子が、被告人に「おい、待て」などと声を掛けると、被告人は、一度振り返ったものの、なおも自転車で走り続けた。その後、店主の息子が走って被告人を追い駆け、店舗から約 85m の地点で追い付き、肩をつかんで自転車から降車させようとしたところ、被告人は、特に抵抗を示すこともなくそのまま地面にへなへなと座り込み、逮捕された。

なお、被告人の逮捕時の所持品の中には、値札シールがはがされたステーキ肉（2 枚入り）2 パックが含まれており、その後の捜査で、被告人が、本件当日、本件窃盗に先立ち、付近のスーパーマーケットでこれらを万引きしていたことが判明している。

裁判

　検察官は完全責任能力を、弁護人は心神喪失を主張した。弁護人の主張は、被告人は習慣化された行動の抑制が前頭側頭葉型認知症により重度に困難となっており、本件窃盗もそのような行動の一環としてなされたものであって、被告人には行為の違法性の弁識や行動の制御が不可能であったから、心神喪失の状態にあったというものであった。

　Q 医師による鑑定が行われ、その要旨として判決文には以下の通り記されている。

　　被告人は、本件犯行当時、中等度から重症の前頭側頭葉型認知症に罹患しており、その影響により、興味のあるものが際立って思えると、全てを忘れて習慣化された行動の抑制が重度に困難になること

がある。

　ここまでは異論が出る余地はあまりない。前頭側頭型認知症についての医学的一般論を述べているにすぎず、本件被告人についてそれを適用する文脈でも**「ことがある」**と述べるにとどまっているからである。

　　　本件当日も、被告人は、同認知症の影響により、帰宅途中に、買い
　　　物をして凱旋的に帰宅するという過去の習慣的行動（被告人は、平
　　　成 14 年頃に板金塗装会社を倒産させた後は、朝早くから GG で仕
　　　事をし、仕事を終えると急いで買い物をして家で待つ妻の下に帰る
　　　ことを習慣としていた。）が自動的に惹起され、意識変容を生じる
　　　中、被害店舗前で漬物を見てそれが際立って見えると、執行猶予中
　　　であることや、単独で買い物することを妻に禁止されていたこと、
　　　妻が家で昼食の用意をしていたこと等といった現実の状況が意識野
　　　から消え去り、漬物のことだけで頭がいっぱいになり、目につくま
　　　まに漬物を取る一方、レジ清算の段取りを飛ばして、レジ清算を済
　　　ませたつもりでそのまま帰宅しようとしたものである。

　さて、これは前記一般論の、被告人個人の本件犯行へのあてはめである。なぜこのように言えるのか。もちろんこのように解釈で˙き˙る˙ということまでなら医学的に正しい意見である。だが行動を医学的に説明するだけでは、医学生の試験の答案にはなっても鑑定にはならない。ほかならぬ本件犯行が、この前頭側頭型認知症の症状として説明できることの根拠の提示が必要である。

　　　本件犯行前に犯したステーキ肉 2 パックの万引きも、これと同様の
　　　精神状態の下で行われたもので、その犯行後に値札をはがす行動に
　　　及んだのも、過去の習慣的行動（被告人は、過去の GG における帰
　　　宅時の買い物の際、安い商品を購入して帰宅するに当たり、高い品
　　　物に見せて妻の喜ぶ顔を見る目的や、差額を酒の購入費用に充てる
　　　目的で、値札をはがす習慣があった。）としての無意図的な行為で
　　　ある。被告人は、これらの万引きの際、善悪に関する一般的な知識は
　　　有していても、前頭側頭葉型認知症ゆえに反対意思を成立、拮抗さ
　　　せることは不可能で、被告人の人生や人格において同認知症がなけ
　　　れば本件犯行はなかったといえる。

JCOPY 498-22904

「反対意思を成立、拮抗させることは不可能」このフレーズは本書7章Case 18のE鑑定とほぼ同じである。そしてこれは、医というより法の領域で用いられる表現である。Case 18 では裁判所から一蹴されたが本件ではどうなるか。なおこれに続く「被告人の人生や人格において同認知症がなければ本件犯行はなかった」については、仮にその通りだとしても、そのことと「反対意思を成立、拮抗させることは不可能」とは全く無関係である。

> なお、本件当日の行動に関する被告人供述は、同認知症による意識障害や健忘ゆえに記憶が欠ける部分を事後に作話（記憶を再構成）して供述しているとみるべきで、信用性に乏しい。

それは事実かもしれないが（すなわち、「信用性に乏しい」のは事実かもしれないが）、事実であると断定する根拠があるかどうかが問題である。そして、これが事実か否かは本件を考察するうえできわめて重要な事項である。なぜなら、本人の供述が作話であるとすれば、本件を本人の供述に基づいて論考することは不可能になり、それ以外の証拠に全面的に依存する以外にないということになるからである。

裁判所はいったんこの鑑定を次の通りまとめる。

> 同認知症が本件当時の被告人の行動等に与えた影響に係る説明部分についても、被告人の神経・心理検査の結果を前提としつつ、同認知症に基づく前頭葉眼窩障害や前頭葉前部帯状回の障害があるがゆえに過去の習慣的行動が惹起されたり、特定の物が際立って見えるようになったりする機序や、前頭葉背側面の障害があるがゆえに記憶容量の総体が減少し、自己の気づきや論理的思考力、高次遂行機能、記憶が欠落し、意識障害が生じて現実的状況が意識野から消え去ったり、遂行機能に障害が生じて段取りを飛ばしたりする機序等を詳しく説明できている。

裁判所による小括は、Q鑑定への高い評価であった。しかしここにはかなりの疑問が残る。裁判所が述べるように、Q鑑定は本件を被告人の前頭側頭型認知症の症状の現れとして「詳しく説明できている」のはその通りであろう。そしてそれが納得できる内容であるのもまたその通りであろう。だが重要なのは

「詳しく説明できている」かどうかではない。その説明がほかならぬ本件犯行に適用できるとなぜ言えるかである。その部分の根拠を欠いた論考は、医学生の試験問題解答としては優れていても、鑑定としては空虚である。

> さらに、本件犯行態様が、一見して店主と分かる人物が店番をしている目の前で敢行されたという点で万引き犯人の行動として不合理・不可解な部分があることや、被告人が直近前科の懲役刑の執行猶予期間中で、かつ、妻から単独での買い物を禁止されたり、再度万引きをしたら離婚をすると告げられたりしている状況の中でなおも本件犯行に及んでいること、被告人が本件犯行の直前に他のスーパーマーケットでもステーキ肉２パックを万引きしているところ、その直後にしたとうかがわれる値札をはがす行動も過去の習慣的行動が惹起されていたというＱ鑑定によってより理解が可能であることなども踏まえると、Ｑ鑑定は説得的なものといえ、これを採用し得ないとみるべき理由等は見当たらない。

　裁判所はほとんど手放しともいえる言葉でＱ鑑定を称賛している。だが繰り返すが、行動を医学的にいかに美しく説明しても、それだけでは鑑定にはならない。裁判所は表面的には論理明晰な医学的説明に幻惑されているのではないか。

　検察官はＱ鑑定に対して次の通り反論している。

> 〔１〕　前頭側頭葉型認知症の進行具合を含めた症状の軽重や個々の行動への影響を具体的に考慮しないまま、本件犯行を同認知症による習慣的行動の一環と説明している点で不当であり、トートロジーに終始している

　これは実に的確な反論である。ここまで繰り返し指摘してきたことを実に簡潔に言い表している。すでに指摘した通り、Ｑ鑑定の最大かつ致命的な問題は、犯行を医学的に美しく説明している一方で、なぜそもそもその説明を適用できるのかという根本的な部分の論考を欠いていることである。それは一歩下がって冷静に読めば、「症状で説明できるから症状なのだ」と言っているに等しく、トートロジーであることは明白である。

〔2〕 被告人は、本件当日、本件窃盗に先立ち、日本酒や焼きそばを購入するという行動にも出ていたとうかがわれ、代金清算の段取りを行う判断、実行の能力を十分に維持していたといえる

〔2〕は制御能力が論じられる裁判における検察官反論の定番であるが、いかなる疾患においても、弁識能力や制御能力が障害される場合、24 時間 365 日にわたってすべての面で障害が認められるわけではないから、この反論の有効性は大いに疑問である。実際の裁判ではしかし、いわば柔軟に、この反論が認められたり認められなかったりするのが実情である。

〔3〕 本件犯行は、被告人がこれまで検挙されるなどしてきたスーパーマーケットにおける万引きではなく、商店街にある個人商店での犯行であって、同じ状況で常同的で過去の習慣のままに行われたものとはいえない

既述の通り、本件を常同的行為という文脈で捉えることには疑問があるが、そのように主張されている以上検察官は反論するということであろう。だがそもそもの主張が疑問であることを受けて、この〔3〕の反論も主論から逸脱していると言わざるを得ない。犯行がなされた店の違いなどあまりに些末な点である。

裁判所は上記検察官反論のすべてを次の通り排斥している。

しかし、Q 鑑定は、前頭側頭葉型認知症の程度や進行具合につき、種々の検査結果に照らしつつ、実行、習慣行動の切り替え、衝動抑制などの各機能の障害の程度を具体的に考察しながら、同認知症が本件犯行に与えた影響に関する所見を示しており、〔1〕のような批判は当たらない。

鑑定に幻惑された裁判所には、検察官の的確な指摘も通じなかったようである。Q 鑑定が「種々の検査結果に照らしつつ、実行、習慣行動の切り替え、衝動抑制などの各機能の障害の程度を具体的に考察しながら、同認知症が本件犯行に与えた影響に関する所見を示して」いるのは事実であろうが、何度も繰り返し指摘したように、それだけでは医学生の試験問題解答にすぎない。

JCOPY 498-22904

282 刑事篇

〔2〕の点については、本件犯行前に購入した品目や購入方法に関する被告人供述には、捜査・公判・鑑定を通じて変遷がみられる一方、裏付けも乏しいから、本件当日に被告人が代金清算をきちんと行えていたとする前提自体が定かでないし、その点を措くとしても、Q鑑定は、中等度の前頭側頭葉型認知症の場合、常にレジ清算ができない状態に陥るわけではなく、段取りの省略は、その日の気分等次第でアトランダムに生じるものであって、被告人が随意にコントロールできるものではなく、本件当日に焼きそば等の代金清算ができていたとしても、本件時に同認知症の影響による習慣的行動が惹起されていたとみることと矛盾はしない旨説明し得ているところ、この説明も不合理とはいえない。

　前述の通り、犯行前の言動の正常性をいうこのような反論は、裁判所に採用されることも採用されないこともあるが、本件では採用されなかった。Q鑑定への裁判所の基本的な信頼が強く影響したとみるべきかもしれない。

〔3〕についても、確かに前科の万引きや本件犯行の直前に行われた万引きは、いずれもスーパーマーケットにおける万引きではあるが、Q鑑定が、この点に関し、被告人の過去の帰宅途中の買い物店舗に個人経営店舗が含まれていた可能性は否定できないから、スーパーマーケット以外での買い物も習慣的行動に含めることができる旨説明し得ていることや、本件犯行の直前に行われたステーキ肉2パックの万引き行為と本件犯行との間で、店舗の形態が異なるという理由のみから前頭側頭葉型認知症の影響の仕方を別異に考えることに合理性があるともいえないことからすると、この点もQ鑑定を採用できないとする理由にはならない。

　前半部分、店の種類についての説明はややこじつけ的であるが、後半部分は医学的に異論の余地がなく正しい。

　検察官はさらに重ねて反論し、次の通り、前頭側頭葉型認知症が本件犯行に与えた影響はなかったか、低かったとみるべきであると主張する。

【1】　漬物を食べたいという生理的機能に基づく本件の行動動機は十分了

解可能である。

【2】 被告人が、本件犯行に際し、被害店舗の店頭で「すみません」などと言って人がいないと認識した上で犯行に及んだり、犯行直後、店主や店主の息子から声を掛けられた際に、それらを無視して自転車で逃走したりするなど、被告人なりに合目的的行動や自己防御的行動をとっていた。

【3】 被告人は、認知症の症状が出始めたという平成27年秋よりも前の時点から窃盗を反復継続しており、本件犯行が平素の人格と異質とはいえない。

【1】は本書で繰り返し述べてきた、認知症の犯罪においてほぼ共通して見られる了解可能性の問題である。【2】は合理性の列記の一つであり、被告人に責任能力ありとする論の定番である。【3】は、もし事実であれば了解可能性を高める事情になる。

裁判所は次の通り判断した。

【1】については、Q鑑定人も、本件犯行が生理的欲求に基づくものであったことは前提としつつ、抑制力の障害という観点から同認知症が本件犯行に与えた影響の機序を説明して前記鑑定結果を導いており、Q鑑定と両立し得る事情といえるから、Q鑑定の採否の判断に影響するものではない。

つまり了解可能な部分があっても、Q鑑定はそれを理解したうえで結論を導いているから問題ないと言っている。これは本当は説明になっていないのであるが（問題を理解したというのはスタートラインについたにすぎないのであって、ではどういう論理によってその問題を解決して結論を導いたかを示すことができなければ説明したとは言えない。抑制力の障害という概念で説明するのはトートロジーである）、これもまたQ鑑定への裁判所の信頼性の反映とみるべきであろう。

【2】に関して裁判所は、2つの点から排斥している。第一は事実認定にかかわる点である。刑事裁判においては、犯行の時に正確には何が起きていたのかを再現することがほぼ常に重大なテーマになる。このとき、事実認定の少なくとも一部は被告人の供述に基づく以外にないのであるが、その供述の信用性と

284　刑事篇

いう多くは曖昧なものが重要なポイントになることがしばしばある。本事例では、そこに前頭側頭型認知症の特性という医学事実を重畳することで、少なくとも外見的には合理的で説得力ある論を展開している。次の通りである。

> 【2】のうち、被告人が被害店舗に人がいないと認識した上で犯行に及んだという点については、被告人が鑑定人の問診の際に「『すみません』と言って人がいないかどうかを確認し、その上で漬物を取った」などと供述していたことは検察官が指摘するとおりである。しかし、被害店舗の店主や店主の息子の供述調書には、そのような被告人の発言は一切確認できないし、この点を含め、本件当日の行動等に関する被告人供述は捜査、公判、鑑定を通じて変遷が大きい。Q鑑定によれば、被告人供述は同認知症の影響で記憶がない部分を事後に作話して供述している可能性があるとされ、また、検査所見からは、被告人において店員がいないという判断と漬物を取るという判断とを同時に実施することは困難と判定されていることを踏まえると、検察官が依拠する被告人供述が信用性に乏しいことは明らかである。そうすると、被告人が被害店舗に人がいないと認識した上で犯行に及んだとは認め難く、この点の検察官の主張は前提を欠く。

　裁判所は、刑事裁判所の定番的判断手法に拠る被告人供述の信用性判断に、医学的知見でスパイスを効かせることにより、少なくとも外見的には合理的な判断を下している。医学的知見なしの判断に比べれば説得力がある論考であると言える。だがここでも、「**被告人供述は同認知症の影響で記憶がない部分を事後に作話して供述している可能性がある**」というQ鑑定意見に裁判所が大きく依拠していることが読み取れる。前述の通り、被告人供述が医学的見地から信用できないという意見を裁判所に認めさせてしまえば、通常の刑事裁判での事実認定手法のかなりの部分が使用不能になり、いわば鑑定人のやりたい放題になるから、この部分の認定は最重要とも言うべきところ、作話の「可能性」ありという指摘はあまりに弱いと言わざるを得ない。刑事裁判における非常に重要な証拠である被告人供述を、作話の「可能性」ありという医師の言葉ひとつで棄却していいのか。それにしても上記判決文中、「**検査所見からは、被告人において店員がいないという判断と漬物を取るという判断とを同時に実施することは困難と判定されている**」という記述は、裁判所がQ鑑定に幻惑され

ていることを示す動かぬ証拠である。いかなる検査を行おうとも、**「店員がいないという判断と漬物を取るという判断とを同時に実施することは困難」**などという結論など出せるはずがない。それは検査というものの限界を無視した過剰な解釈である。

　もう一点、逃走について。逃走したからには悪いことだとわかっていたとみるのがごく自然であるが。

　　　　【2】のうち、犯行直後に逃走行動があったという点についても、店主らの供述によれば、被告人が掛け声を聞いて一度振り返った後、そのまま停車することなく自転車で走り続けた事実は認められるが、その後すぐに店主の息子に追い付かれ、逮捕時にも特に抵抗を示していないことや、Q鑑定にあるとおり、被告人が、掛け声を聞いて振り返ったものの、自分のこととは思わず、妻の料理に間に合わせるべく自転車で先を急いだとみる余地もあることからすると、習慣的行動が自動的に惹起されるなどした状態に陥っていたとみることに疑問は生じない。

　犯行直後の逃走行動を、前頭側頭型認知症の習慣的行動の自動的惹起とみることが本当に医学的に妥当だろうか。妥当かもしれないが、**「疑問は生じない」**といえるほどの妥当性は決して有していない。

　　　　【3】については、Q鑑定は前頭側頭葉型認知症の発症時期を平成23年くらい（平成20年頃から始まっていた可能性も十分にある）としており、前科の犯行が同認知症と無関係とはいえないから、Q鑑定に対する批判には当たらない。

　発症時期は認知症の刑事事件で時に大きな問題になる。そもそも認知症の発症とは、ピンポイントでここと定めることはできない性質のものである。本件、Q医師が発症時期を平成23年、さらに遡って平成20年の可能性まで指摘している根拠は不明であるが、窃盗発生より以前を発症と推定すれば、窃盗が認知症の影響であるとする判断が論理的整合性を有するのは当然であり、これもまたトートロジーの香り満載である。

だがまだ検察官は屈せず頑張る。別の医師の意見書の提出である。それは次の通り。

　　　Ａは、前頭側頭葉型認知症による中枢神経系の機能障害の影響により漬物が強い関心対象となり、物を取ることの問題性や執行猶予期間中であるという自身の身上に考えを及ぼすことが困難な心理状態に陥りつつ本件犯行に及んだものであるが、当日焼きそば等の代金の清算ができていたことや、『店員がいない』と認識した上で漬物を取る決意をするという合目的な判断ができていたことなどから、同認知症により中枢神経系の機能が完全に障害されていたとまではいえず、著しいという程度の障害にとどまっていた。

　妥当と思える意見であるが、裁判所はすでに Q 鑑定に幻惑されていることに加え、本書 7 章 **Case 17** に示した「鑑定書・意見書の序列」にしたがって、裁判所が Q 鑑定を採用するのは結果を見るまでもなく明らかである。ただし裁判所は明示的に序列を根拠にはしにくいから、いかなる理由をつけるかには興味がある。

　　　Q 鑑定と比較すると、被告人に関する個々の検査結果の考察が乏しい上、被告人が本件時に「店員がいない」と認識した上で犯行に及んだと認め難いことは前記のとおりであって、前提とする事実関係に誤りがあるといわざるを得ないから、この見解を採用することは相当でない。

　これは定番の理由づけである。まず、意見書と鑑定書ではその詳細さに差があるのは当然であり、それを指摘するのが定番の 1。前提事実が異なることを指摘するのが定番の 2 である。犯行時の店員の在・不在については、「などから」と記されている通り、この医師は決して店員の不在のみを前提として意見を述べているわけではないのであるから、「**前提とする事実関係に誤りがある**」とは言えないのは明らかである。裁判所がこの程度の論理に気づかぬはずはなく、つまりは裁判所は Q 鑑定を採用することを前提として論を展開しているのである。したがってこのような場合、医学的にどちらが正しいかということとは無関係に話は先に進められて行く。それが現代の裁判の現実である。

検察官からの反論をすべて始末した裁判所は、本題の責任能力について論考する。

> 　Q 鑑定によれば、被告人は、前頭側頭葉型認知症の影響により、買い物をして帰宅するという過去の習慣的行動が自動化した状態に陥り、被害店舗前で漬物が際立って見えると、執行猶予期間中であるなどの現状認識を持つことができないまま漬物を手に取り、清算の段取りを飛ばしてそのまま帰宅しようとして本件犯行を犯したとみることができる上、本件犯行態様や犯行前後の被告人の行動を見ても、被告人は一見して店主と分かる人物の目の前で犯行に及ぶという万引き犯人の行動として不自然な行動に及んでいる一方で、3（3）【2】につき検討した点を含め、同認知症の影響を受けていない正常な精神機能に基づき本件犯行を犯したと認めるに足りる被告人の言動等は見当たらない。

　見当たらないとはまた思い切ったことを言うものである。

> 　また、被告人の認識内容を見ても、被告人供述は同認知症の影響ゆえに事後の作話の可能性があり、犯行時の記憶が再現できないから、被告人の供述内容を前提に、本件時の被告人が合理的思考を取っていたとか、罪の意識があったとも認め難い。

　こうして供述内容を事実上すべて検討対象から外す。豪腕である。

> 　直近前科の懲役刑の執行猶予期間中にあり、妻から単独での買い物を禁止されるなどし、当日も妻が家で昼食の準備をしている中で、老夫婦二人分をはるかに超える量のステーキ肉や漬物を盗むという本件当日の被告人の行動は、同認知症の影響を考慮しないと合理的な説明ができず、

　ここは大問題。執行猶予をあざ笑うかのような大胆不敵な犯行態様は、逆に非難の根拠とすることもあり得たはずであるが、もはや勢いは止まらないといった様相を呈している。

JCOPY 498-22904

288　　刑事篇

同認知症が発症した可能性のある時期以前の被告人には本件のような万引き等の問題行動はみられず、発症の前後で明らかな懸隔が認められることも併せみると、

発症時期は窃盗初犯より前ということに決定されてしまっている。

　本件当時の被告人につき、事理弁識能力ないし行動制御能力が著しく減弱していたのはもとより、これらの能力を欠いていた疑いは合理的に否定できない。

かくして、心神喪失が認定され無罪判決となった。

解説　脳科学にときめく刑事法廷

　裁判所が鑑定に全幅の信頼を寄せ，医学的所見から法的結論の示唆まで，すべてQ鑑定内容を採用した事例である．

　前頭側頭型認知症についてのQ鑑定の説明は正しい．被告人についての神経心理学的検査結果も疑う理由はない．犯行についての医学的説明は美しい．だがQ鑑定は誤っている．したがってQ鑑定を全面的に採用した裁判所も誤っている．

　理由はもう繰り返す必要もあるまい．Q鑑定は犯行を医学的に説明している．しかしなぜこの犯行が医学的に説明できるかという最も肝心な論考を欠いている[1]．本書7章Case 18のE鑑定と全く同様の誤りである．そしてこの誤りは，Case 18の解説に記した通り，距離感の誤りに基づいている．認知症や高次脳機能障害のような脳器質疾患では，症状（認知機能）と弁識能力・制御能力の距離が近い．少なくとも近く見える．その距離がすぐ手の届く所にあるという錯覚は，神経心理学的検査（認知機能検査）結果から犯行がすべて説明できるという錯覚に置き換わる．Case 18ではその錯覚が裁判所から的確に指摘されたが，本事例Case 20では裁判官も同じ錯覚に陥った．Q鑑定に幻惑されたのである．賢明な裁判官がなぜ幻惑されたのか．それはおそらく脳科学へのときめきがあったからであろう．刑事事件法廷の裁判官は，人間の行動を解明して白黒の判断を下すという，本来は不可能な仕事を科せられている．賢明で誠実である裁判官であるほど，苦悩の連続であることは想像に難くない．ところがそこに，脳科学という救世主が現れた．難解な人間の行動を客観的な検査所見を示しつつ見事に説明してくれる．その美しさに惚れ，ときめく気持ちが，幻惑させたに違いない．

　その結果は判決に劇的に影響した．ある意味，コペルニクス的転回といってもよい．通常なら被告人を非難する材料として正常ベクトルを強化する証拠が，脳機能的に説明されることによって，異常ベクトルを強化する証拠に転じ，天秤を大きく左に傾け，被告人は無罪となったのである（図8-3）．

　ときめくの語源は「時めく」であるとされる．「時」すなわちその時代の持

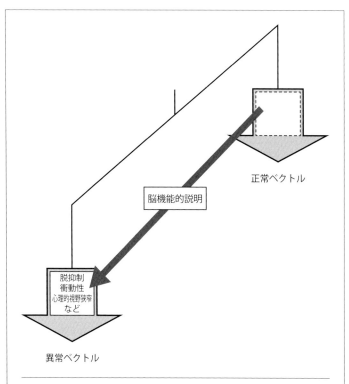

図 8-3 Case 20 の責任能力判断

つ過去からの跳躍に魅せられる気持ちが「時めく」である。現代は脳の時代であり、脳科学は時代の寵児と言えるかもしれない。だが脳科学が発展したのは事実であっても、人間の行動のすべてを説明できるほどまで発展しているわけでは決してない。ましてや犯行という過去におけるある任意の行動について、科学的に説明し尽くせるはずがない。説明が美しく説得的に見えたとすれば、それは時めきにすぎない。時めきを抑え、科学の限界を認識することが真の科学である。

参考

1) 判決文に引用されていないだけで実際は Q 鑑定には示されていたのではないかという指摘は失当である．なぜなら現代の医学においては，神経心理学的検査を含めいかに精密な鑑定を行おうとも，犯行を Q 鑑定が行ったように説明できるという根拠を示すことは不可能だからである．

Case 21

リンゴ泥棒

完全責任能力

窃盗被告事件
神戸地方裁判所平成 27 年（わ）第 970 号
平成 28 年 4 月 12 日第 2 刑事部判決

執行猶予中の再犯。稚拙な手口による窃盗。
そして前頭側頭型認知症という診断。これ
らは心神喪失になった Case 20 と共通して
いるが、本事例は完全責任能力となった。

事件

Ａは平成 27 年 9 月 11 日、スーパーにおいてリンゴ等 5 点（販売価格合計 797 円）を窃取した。手口は、商品を上着のポケットや脇に隠して持ち去るという単純なものであった。

なおＡは、万引き窃盗で平成 24 年 9 月に罰金刑に、平成 26 年 11 月には懲役 10 月、3 年間刑執行猶予に処せられていた。本件はその執行猶予期間中の再犯である。

裁判

被告人は前頭側頭型認知症で、その症状のひとつとして衝動を抑制しづらい状態にあり、本件犯行はその影響を受けているというＲ医師の意見が裁判所に提出された。それに対し検察官は、犯行にあたって被告人が、周囲を確認してから商品を取り、店を出る際も周囲を何度も確認していたことを指摘し、その行動は病的なものではないと主張したが、裁判所は次の通りの論理によりこれを却下した。

> しかし、Ｒ医師の証言によれば、前頭側頭型認知症を患って衝動を抑制しづらい状態にあっても、通常は万引きが悪いことだとは理解しているというのであるから、被告人がそのような行動をしていることから直ちに同医師の診断が不合理であるとまではいえない。

「悪いことだとは理解している」 とはすなわち、弁識能力は保たれているということである。本書 **Case 20** と同様の認定である。そして制御能力の方を論点にするという展開も **Case 20** と共通している。

> むしろ、上記のように手口が比較的単純でやや稚拙である点を、罰則があっても報酬に対する衝動を抑制しづらい状態にあったことの表れと見ることも可能と解される。

すなわち制御能力の問題を裁判所は指摘している。だが、制御能力は著しく

JCOPY 498-22904

294　刑事篇

損なわれていたわけではないと裁判所が認定していることが、次の文から読み取れる。

> 以上によれば、被告人の認知症の症状が本件犯行に一定の影響を及ぼしていることは否定できず、被告人が本件犯行に及んだことに対する非難は、ある程度限定されるというべきである。

「**一定の影響**」、これは心神耗弱となった **Case 19** と同様の認定である。そして、非難が「**ある程度限定される**」という表現は、責任能力は完全だが、情状としての限定が必要との判断と解される。

> そうすると、被告人の責任は、再度の執行猶予を付することが許されないほど重いものではない。そして、被告人は、本件をきっかけに専門医の診察を受け、初めて認知症を患っていることを認識し、今後は医療や介護の支援を受けながら更生する旨述べ、被告人の親族も被告人の監督や更生への援助を約束している。これらの事情を踏まえれば、被告人には社会内での更生がなお期待できるというべきである。
> そこで、被告人には情状に特に酌量すべきものがあると認め、再度の執行猶予を付することとした。（求刑 懲役 1 年 6 月）

判決は懲役 1 年、執行猶予 5 年、猶予期間中は保護観察となった。

解説　一定の中の真実

　前頭側頭型認知症のため、衝動を抑制しにくくなっていた。それが犯行に影響を与えた。このように要約する限りにおいて、本事例は Case 19、Case 20 と同じ骨格を持つ事件である。

　Case 20 漬物泥棒 ではその「影響」について脳機能障害に関連づけて美しく説明した鑑定を裁判所が全面的に採用し、心神喪失と認定した。**Case 19 夫殺し** では裁判所は、障害の影響ありと認める一方で、了解可能性や犯行の前までは衝動を抑制できていたことなどを挙げ、完全責任能力と認定した。Case 19 の裁判所と同様、本事例でも犯行への障害の影響を「一定の影響」と表現したうえで、それ以上あまり論考を加えることなく、ほぼそのまま情状の指摘に移行している。

　だがこれをもって本件 R 鑑定や裁判所の論考を甘いと見るのは失当である。むしろ、前頭側頭型認知症についての現代医学の知見を正しく見つめれば、「一定の影響」こそ至当な表現であって、それを超えた判断を下すことには無理がある。脳の画像診断にも症状を客観的に評価する神経心理学的検査にもまだまだ限界があり、いかに詳細に検査をしようとも、犯行との関係を美しく説明できることはあったとしても例外的で、「一定の影響」という謙抑的な表現にとどめることが適切であることが大部分なのである。「一定」というシンプルな言葉の中には、現代における医学的真実がきれいにたたんで収められている。

　ただしそこに収められているのは限界だけではない。「一定」とはすなわち「不定」であって、それは今後どこまでも展開して行く可能性を秘めている。脳科学・精神医学の発展は、前頭側頭型認知症を含む脳器質性精神障害の理解を深め、その知見は裁判所の責任能力判断を修正していくであろう。予想される論点として、次の諸点を挙げることができる。

・平均的な犯罪行為からの逸脱をどうみるか。非難の根拠にするか、それとも逆に、情状あるいは責任減免の根拠にするか。たとえば、**Case 20 漬物泥棒** も **Case 21 リンゴ泥棒** も執行猶予中の再犯であり、通常ならより強

い非難の対象となるところであるが、いずれの事例も裁判所はむしろ脳機能障害の現れとして、非難を弱める根拠とした。換言すれば、逸脱を了解不能性と解釈したと言える。

・逆に、了解可能性をどうみるか。脳器質疾患の被告人による犯行の多くは了解可能な面が多々ある。了解不能性が顕著でないと言ってもよい。了解可能性は正常性の根拠とされるのが裁判の通例だが、脳機能障害の具体的な現れ方を考えるとき、了解可能に見える言動の中に病理性を見出す努力をすることが必要になる。

・元来の人格の延長上の行為をどう考えるか。これは **Case 19 夫殺し** の解説 **水はなぜあふれたか** に示した通りである。

・犯行前は衝動性を抑制できていたことをどう考えるか。通常の刑事裁判では、それを根拠に制御能力ありと認定されることもあれば、犯行時と犯行前は別の精神状態だったと認定されることもある。これは日和見主義的という印象をぬぐえない認定である一方、現実に即した柔軟な認定であるとも言えるが、脳器質疾患のうち変性疾患（アルツハイマー病、前頭側頭型認知症等）では、それが進行性の疾患であることなどの要素が考慮されることになろう。

　これらは特に本書で取り上げた事例での論点を中心とした例であるが、認知症や高次脳機能障害においては、裁判所がいかなる責任能力判断手法を採った場合にも、被告人の具体的な認知機能障害の検討を加味することが求められるであろう。そして鑑定医においては、法との距離感を正確に保ちつつ、裁判所の適切な判断に資するべく、神経心理学的検査所見を含む医学的所見を、その限界も十分に示しつつ、裁判所に提出することが求められる[1]。そして現時点では障害の影響は「一定」とするのが至当であるが、「一定」の内容をどこまで具体的に示せるかは、これからの医学研究の発展に伴い刻々と変化していくであろう。

参考
1) 村松太郎, 野崎昭子, 小口芳世, 高畑圭輔: 法廷に踊る生物学的検査. 臨床精神医学 41: 907-913, 2012.

JCOPY 498-22904

第8章　前頭側頭型認知症　　297

Case 22

大型ディスカウントショップ
連続放火事件

完全責任能力

現住建造物等放火未遂、窃盗、建造物損壊、
建造物侵入、現住建造物等放火被告事件
東京高等裁判所平成 19 年（う）第 1306 号 [1,2]
平成 20 年 5 月 15 日刑事第六部判決

大型ディスカウントショップ 7 カ所連続放
火事件被告人の 47 歳女性は前頭側頭型認知
症疑いとされたが、一審では完全責任能力
が認定され無期懲役の判決を受けた。本件
は控訴審である。

事件

　わずか3日間に埼玉県の大型ディスカウントショップ7カ所が連続放火され、うち全焼した一店舗では従業員3人が死亡した。犯人である47歳女性は前頭側頭型認知症疑いとされたが、一審では完全責任能力が認定され無期懲役の判決を受けた。犯行への前頭側頭型認知症の影響を軽視しているとして被告が控訴した。

病歴

　被告人A：昭和32年生まれ女性（犯行時47歳。無職。元看護師）

〔1〕　被告人は、昭和49年ころから、整形外科クリニックに看護助手として勤務しながら看護学校に通い、准看護師の資格を取り、その後平成16年8月末まで、患者や職員とトラブルを起こすことなく同クリニックに勤務していた。

　Aは公私ともに安定し幸福な生活を送っていたが、平成10年（被告人41歳）、家庭で問題が発生する。

〔2〕　被告人は、昭和58年ころBと結婚し、二子をもうけた。被告人は、結婚当時、優しい性格で、Bがきついところを感じることはなかった。ところが、平成10年ころ、Bが被告人に隠れて多額の借金をしていたことが発覚してから、被告人は、気分が落ち込み眠れないなどの症状が出て、精神安定剤や睡眠剤等を多用するようになり、家事をおろそかにするとともに、Bに対して嫌味を言うようになって、夫婦仲が悪化し、平成11年にBと離婚した。

　Bの借金をきっかけとする夫婦間のひずみとAの体調不良。この記載からは了解可能な経緯のように見えるが、これ以後、Aの人生は坂を転げ落ちるように変化していく。

〔3〕　被告人は、平成12年にCと結婚したが、Cが被告人に暴力を振るって服役し、再びBの住居に同居するようになった。

JCOPY 498-22904

第8章　前頭側頭型認知症　　299

〔4〕 被告人は、平成 15 年ころから D と交際を始め、同年 10 月ころに B 宅を出て、D のマンションで同居するようになり、翌 16 年 2 月ころ、D とけんかをして B 宅に戻ったものの、その後も D との交際を続けていた。

〔5〕 平成 16 年 7 月 24 日、D が自殺未遂を図り、被告人がその救助をしたことから、被告人は、D の父に請われて、D の両親宅の離れで D と同居するようになった。ところが、D は、被告人の生活態度がいい加減なことに嫌気を感じ、被告人と口論し、被告人に出て行くよう求めるようになった。そのような中、被告人が、同年 9 月 18 日から 20 日にかけて、三回にわたって、D に対する当てつけのために手首を切ったり農薬を飲んだりして自殺未遂騒ぎを起こしたことから、D の父は、被告人に離れから出て行くように求め、D は、被告人が暮らす離れではなく、両親の住む母屋で暮らすようになった。

上記〔4〕まではその時その時の夫の側の問題のみのように見えたが、ここに来て A 自身の生活態度の問題が指摘されている。このころから A に逸脱行動が目立つようになる。

〔6〕 被告人は、これに不満を持ち、D 宅の塀や壁、玄関ドアに落書きし、離れにあった食器類を母屋に向けて投げつけ、夜間に「嘘つき親子」などと大声を出し、庭に置いた発泡スチロールの近くに火のついたろうそくを立てるなど、様々な嫌がらせを繰り返すようになり、同年 9 月 29 日に、D 宅の玄関ドアにマヨネーズやケチャップをかけて、器物損壊の容疑で逮捕された。

これが A の起こした最初の刑事事件で、本件放火の約 2 カ月前のことである。

〔7〕 被告人は、被告人が離れから出て行くならば告訴を取り下げるとの提案を D 側から受け、これに同意して釈放され、被告人の荷物も B 宅に送られたが、この荷物を再び D 宅の離れに運び込んだ。その後、D らが被告人の荷物を B 宅に送り、被告人がこれを D 宅の離れに戻すことが繰り返された。

〔8〕　Dは、同年10月下旬に自宅を建て直すため、仮住まいの住居に転居し、転居先を被告人に知らせなかった。このため、被告人は、Dと会えなくなり、Dの携帯電話に電話をしても、着信拒否の設定がされており、さらに、Dの勤務先に電話しても、直ぐに切られてしまうため、Dと連絡が取れなくなった。

〔9〕　被告人は、Dと会うため、夜間にその勤務先の近くを徘徊するなどしたが、会うことができず、不満を募らせる中、平成16年11月18日、原判示第一のとおり、Q屋大宮大和田店の入口ドアを損壊し侵入して窃盗に及び、現行犯逮捕され、勾留された。

〔10〕　被告人は、同年12月8日に釈放された後、Dに会うためにDの実家の様子を毎日見に行ったが、会うことができず、D宅が新築されている様子を見て、Dと会えないばかりか、Dやその家族が被告人のことをのけ者にして自分たちだけ良い思いをしていると感じて、いら立ちを募らせた。

　そして本件犯行の放火を実行する。「いら立ちを晴らすため」が動機とされる。

犯行

〔11〕　被告人は、こうしたいら立ちを晴らすために、平成16年12月13日、原判示第二の一及び二の北浦和Y屋における現住建造物等放火未遂の各犯行に及び、さらに、こうしたいら立ちを晴らすとともに、火災の混乱に乗じて商品を窃取しようと考えて、同三及び四のQ屋浦和花月店における現住建造物等放火及び窃盗と、同五のQ屋大宮大和田店における現住建造物等放火未遂の各犯行に及んだ。

〔12〕　被告人は、同月15日にも、同様のいら立ちを晴らすとともに、火災の混乱に乗じて商品を窃取しようと考えて、原判示第二の六及び七のQ屋大宮大和田店における現住建造物等放火未遂及び窃盗、同八及び九のQ屋大宮店における現住建造物等放火未遂及び窃盗、同一〇の北浦和Y屋における現住建造物等放火未遂の各犯行に及んだ。

裁判

　一審で裁判所から命ぜられて行われた M 医師の鑑定結果は、「前頭側頭型認知症の疑い、責任能力については認知機能の低下の影響により、是非善悪を判断し、その判断に従い行動を制御する能力が低下していたものの、これらが著しく低下していたとはいえない」というものであった。

　裁判所は M 鑑定に言及しつつ、以下の通り論考する。

　　　　平成 10 年ころから、それまでの穏和な性格から、次第に自己中心的で攻撃的な性格に変わっており、そのころから前頭側頭型認知症のため脳の萎縮が生じて認知機能が低下し、その結果、行動を抑制する能力が低下した疑いがある。

　　　　また、鑑定当時の被告人の IQ は、全体としては IQ61 であったが、言語性 IQ70 であり、被告人の脳の萎縮が後発的なものであり、本件各犯行から同人の鑑定まで二年近くが経過していたことからすると、本件当時の被告人の IQ は 70 ないし 80 程度であったと推認される（M 医師の証言）のであって、責任能力に影響を及ぼす程度とは思われない。

(3)　本件犯行に至るまでの経緯をみても、被告人は、確かに、平成 10 年ころに B の借金が発覚した後、それまでとは異なり、家事を怠り、いい加減な生活態度を取るようになったほか、B 等に対して攻撃的な言動に及ぶようになった事実が認められる。しかし、被告人は、この間、整形外科クリニックに看護助手として勤務し、感情の起伏が大きくなってはいたが、患者や他の職員との関係でも、特に問題を生じることなく過ごしていた。

　　　　また、被告人は、平成 16 年 9 月以降、別居を求める D への当てつけのために繰り返し自殺を試み、これを契機に離れから出て行くよう求める D の父に対して、上記のとおりの様々な嫌がらせを行うなどしている。このような D 及びその家族に対する被告人の行動は、明らかに度を過ぎたものであり、M 医師が指摘するような脳の萎縮による判断能力及び制御能力の低下の影響も否定できないところではあるが、D やその家族に対して不満を持ってこのような行動に出

JCOPY 498-22904

302　　刑事篇

た経緯・動機自体は十分に了解可能であり、度を過ぎた行動が D や
その家族に対してのみ行われていたことからしても、被告人がそれ
なりに状況を判断して自らの行動を制御していたものと認められ
る。

　行動制御能力があったという認定の布石となる記述である。前頭側頭型認知
症のような進行性の変性疾患において、犯行前に行動を制御できていたことが
犯行時の行動制御能力ありという認定の根拠になるか否かをめぐる問題は本書
Case 21 に既述の通りであり、しかしその認定手法が事例によって柔軟に採用
されたり採用されなかったりしているのも既述の通りである。

　　(4)　次に、本件各犯行についてみると、被告人は、D が仮住まいに転居
した後、同人に会いたいのに会えず、連絡すらとれないことにいら
立つとともに、D の実家が新築されているのを見て、D やその家族
が被告人をのけ者にして、自分達だけ良い思いをしていると感じ、
強い悔しさを覚える中、その鬱憤を晴らすために、原判示第二の現
住建造物等放火・同未遂の各犯行に及んだものである。このような
動機から連続的な放火行為に及んだ経緯は、確かに短絡的であり、
M 医師が指摘するような脳の萎縮による判断能力及び制御能力の低
下の影響も否定できないが、動機及びその形成過程は、十分に了解
可能である。

　了解可能性の指摘。この問題も本書 **Case 21** に既述の通りである。

　　また、被告人は、本件各犯行当時、新築中の D の実家に放火するこ
とも思い立ったが、D と復縁できたときに一緒に住めなくなると考
えてこれを止めているのであり、このことからも、被告人が衝動に
任せて本件各犯行に及んでいたのではないことがうかがわれる。
　　しかも、被告人は、最初に北浦和 Y 屋のトイレで二回にわたり放火
に及んだ後、火事騒ぎに乗じて自分の欲しい商品を万引きしていら
立ちを解消することを考え、好きな商品が多くある Q 屋の浦和花
月店と大宮大和田店を対象として選び、灯油をしみこませたティッ
シュペーパーやトイレットペーパーを準備した上で両店舗に行き、
好きな商品を物色した上で、両店舗はトイレが店外にあるため、こ

れに放火しても大した騒ぎにならず、欲しい商品を盗むことが難しいと考えて、店内の洋服売場や寝具売場で放火行為に及んでいる。これに対し、被告人は、その後、Q屋大宮店や北浦和店Y屋で放火したときは、両店舗は、Q屋と異なり、売場で放火すると周囲の客や店員から見られてしまうことや、店内にトイレがあり、そこで放火すれば騒ぎになって万引きが出来ると考えたことから、トイレにガソリンをしみこませたティッシュペーパー等を持ち込んで犯行に及んでいる。このように、被告人は、単に衝動に任せて本件各犯行に及んだものではなく、自らの欲求を満足させるために、合理的に被害店舗を選び、火をつける媒介物を準備し、放火の場所を選ぶなど、状況を的確に把握し行動を制御して各犯行に及んでいる。

　動機から犯行に至るまで、十分に判断力を動員して行動を制御しているという指摘である。

(5)　以上のような鑑定結果並びに被告人が本件各犯行に及んだ経緯、動機、被害店舗や犯行場所の選択及び犯行の準備状況等に照らすと、本件各犯行当時、脳の萎縮により被告人の判断能力及び制御能力が低下していた可能性は否定できないものの、是非善悪を判断し、その判断に従って行動を制御する能力が著しく障害されていた疑いはない（なお、原判示第一の建造物損壊、建造物侵入、窃盗については、証拠上、被告人がこの犯行に至った経緯は明らかでないが、特にこのときに被告人の責任能力を障害するような事情があったとは認められず、M医師の鑑定書も、被告人の認知機能の低下は、本件各犯行ごとに有意にその程度が異なっていたとは考えられないとしているのであって、この犯行当時被告人の責任能力が限定されていた疑いはない。

　つまり完全責任能力であるということである。
　これに対し、弁護人は、Aの脳画像所見に言及して反論する。

(7)　所論は、被告人の脳の萎縮が老齢の人であれば認められる程度のものであるとして責任能力への影響を認めなかった原判決は、脳の萎縮が老化ではなく病的なものである点を軽視しすぎており、病気で

脳の萎縮が進んだ者に対し、通常人と同様の責任非難を問うもの
で、責任能力に関する判断を誤っていると主張する。

医学的にきわめて適切な主張である。裁判所の回答はこうであった。

しかし、M医師の鑑定書及び同人の証言によれば、被告人の前頭葉
及び側頭葉の萎縮は、その年齢からすると高度であるが、前頭側頭
型認知症と確定できるほど著明なものではなく、70歳から80歳程
度の人にはよく見られ、通常の生活を維持することができる程度の
ものと認められるのであるから、責任能力への影響を認めなかった
原判決が、脳の萎縮が病的なものである点を軽視しすぎて不当であ
るとはいえない。所論は採用できない。

裁判所は重大な誤解をしている。画像上の脳の萎縮が健常高齢者と同程度で
あることは、被告人の脳の異常性を軽度と評価する根拠にはなり得ない。「**70
歳から80歳程度の人にはよく見られ、通常の生活を維持することができる程
度のものと認められる**」ということを根拠に弁護人の反論を排斥した裁判所は、
脳画像所見として見られる脳萎縮と認知機能は比例すると考えているのであろ
う。医学的見地からはあまりに非常識な誤解であるが、だがともかく裁判所は
こう判断したのである。そして裁判所は決して脳画像だけを判断根拠にしたの
ではないから、少なくとも裁判の手続き上はこの誤解の比重は大きいとは言え
ない。

かくして控訴は棄却され、完全責任能力・無期懲役が維持された。

JCOPY 498-22904

第8章 前頭側頭型認知症 305

解説　脳と倫理と責任能力

　本事例 Case 22 の判決文に現れた責任能力についての論考は、了解可能性の指摘と、弁識能力・制御能力に直接切り込むという両方から成っている。本書7章 Case 17 に前記の間接法と直接法の両方の要素をそなえた論考であるといえる。

　了解可能性についての論は、判決文中にも記した通りで、論そのものはその通りであるが、本書の他の認知症の事例と同様の問題が指摘できる。すなわち、認知症の犯行の多くはそれなりに了解可能なのであって、そこにどれだけ認知機能障害の影響があるかどうかが真の問いなのである。「いらいらの原因があり、いらいらがつのって」という心理は了解可能だが、それだけで話はすまない。認知症の犯行の大部分は外形的には了解可能という言い方も可能であろう。

　だが本事例の裁判所はそれだけを理由に完全責任能力を認定したのではない。直接法を併用した。「**本件各犯行当時、新築中の D の実家に放火することも思い立ったが、D と復縁できたときに一緒に住めなくなると考えてこれを止めている**」を制御能力保持の根拠とし、「**自らの欲求を満足させるために、合理的に被害店舗を選び、火をつける媒介物を準備し、放火の場所を選ぶ**」を弁識能力・制御能力保持の根拠とした高裁の論理は、我が国の刑事裁判における責任能力認定手法としてごく標準的なものであり、そこに瑕疵を見出すことはできない。

　しかし標準的とはすなわち、前頭側頭型認知症という疾患の病態を考慮していない手法であるということでもある。裁判の公平性という観点からは、標準的であることが何よりも重んじられるべきという立場もあり得るが、責任能力とは一種の認知機能である以上、障害されている脳機能についての論考なしには真実に接近できないと考えるほうが適切であろう。その観点からすると、本事例からは次のようないくつもの重要な問題提起を読み取ることができる。

1 │ 倫理機能 ≠ 弁識能力 + 制御能力

　責任能力を弁識能力と制御能力という二つの能力から構成されるとするのは、本書7章 **Case 17** に記した通り、1931年に大審院が定めたものである。すなわちそこには科学的根拠は皆無である。

　法律とは科学に基づいて定められるものではないから、科学的根拠など本来不要である。責任能力は法的概念であって、法がそれを弁識能力と制御能力に二分することを定めている以上、医学者である鑑定人がもし責任能力に言及するのであれば、この二分法に従わなければならない。

　しかし、脳は法など気にしないのである。

　前頭側頭型認知症では倫理機能が障害されることがあることは医学界では古来より知られている。そしていま、前頭側頭型認知症の被告人Aが法廷に登場している。犯行には前頭側頭型認知症の症状の影響があったと裁判所も認めている。その症状とは倫理機能の障害である。倫理機能とは脳内に存在するシステムである[3]。ではそのシステムは弁識能力と制御能力から成っているのか。そんな証拠はどこにもない。そんな証拠が将来発見される可能性もないであろう。人は法に合わせて行動する義務があるが、脳は法に合わせて動いたりしない。法が定めた弁識能力と制御能力の二分法が、脳内のメカニズムにそのままあてはまるという偶然はまずあり得ない。すなわちこういうことである。

$$責任能力 = 弁識能力 + 制御能力$$
$$倫理機能 ≠ 弁識能力 + 制御能力$$

　しかし、では、脳内の倫理機能とはどのような構造を取っているのか。それを示すだけの成熟に、脳科学はまだ達していない[4]。すると前頭側頭型認知症の症状たる倫理機能の障害について法廷で論ずるとき、弁識能力と制御能力という観点から論ずるのが、差し当たっては適切かつ唯一の方法である。前頭側頭型認知症では、少なくとも本人の言葉から判断する限りにおいては弁識能力は保たれているから、本事例 **Case 22** や本章の他の事例に見られるように、責任能力論は制御能力に絞られることになる。かくして前頭側頭型認知症の責任能力判断は、他の精神疾患における制御能力判断の標準的な手法が適用されることになるのであるが、それは倫理機能の脳科学成熟までの仮の手法であり、今後刻々と発展する脳科学の知見に従って、絶えず修正を求められることになろう。

JCOPY 498-22904

第8章　前頭側頭型認知症　307

2 | 制御能力 ≠ 制御能力

　責任能力を弁識能力と制御能力に二分するとき、「弁識能力」も「制御能力」も便宜的な略語にすぎない。弁識能力とは「理非善悪についての弁識能力」であり、制御能力は「同弁識に従って行動を制御する能力」である。制御能力一般ではない。すなわち、「責任能力の構成要素としての制御能力」は、「一般的な意味での制御能力」ではない[5]。

　ところが、我が国の裁判においてこの二つはほとんど区別されていない。

　その理由の一つは、責任能力の争いにおける中心テーマは多くの場合弁識能力の方で、制御能力がテーマになることは少なく、したがって少なくとも実務的には議論が深まらなかったことであると思われる。もう一つの理由は、直感的には「責任能力の構成要素としての制御能力」と「一般的な意味での制御能力」は同一とみなされることであろう。

　そもそも制御能力とは刑事裁判において厄介な概念である。結果として犯行をなしたからには、制御能力は失われていたということではないかと迫られたとき、十分に説得力ある論理的反駁は困難である。そこで多少なりとも論理を持ち込むためには、制御能力の舞台を生活全般に拡大し、犯行以外の行為において行動を制御できていることをもって、制御能力ありと認定するのが唯一ともいえる合理的感のある手法となっている。本事例 Case 22 で高裁が「D やその家族に対して不満を持ってこのような行動に出た経緯・動機自体は十分に了解可能であり、度を過ぎた行動が D やその家族に対してのみ行われていたことからしても、被告人がそれなりに状況を判断して自らの行動を制御していたものと認められる」と指摘したのもまさにこの手法である。さらに高裁は本件犯行についても「単に衝動に任せて本件各犯行に及んだものではなく、自らの欲求を満足させるために、合理的に被害店舗を選び、火をつける媒介物を準備し、放火の場所を選ぶなど、状況を的確に把握し行動を制御して各犯行に及んでいる」と指摘することで、制御能力が保たれていると認定している。

　もし前頭側頭型認知症ではなく、前頭葉障害一般を対象とするのであれば、この手法が合理的であることもあり得る。前頭葉眼窩面の広汎な損傷があるとき、衝動性が全般的に高まり、その一貫として犯罪がなされることがあるからである。そのようなケースでは、当該犯行以外の行動についての制御能力から、犯行についての制御能力を類推することは許されよう。

　しかし前頭側頭型認知症に独特の特徴は、他の症状が見られない時期にも、倫理機能の障害が見られるという点である。初発症状が触法行為というケース

JCOPY 498-22904

308　刑事篇

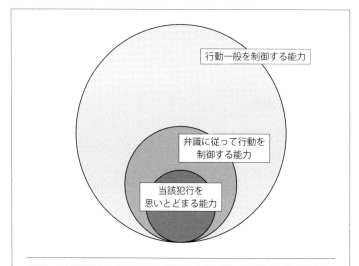

「行動一般を制御する能力」「(理非善悪の)弁識に従って行動を制御する能力」「当該犯行を思いとどまる能力」はこのような包含関係にある。このうち、「当該犯行を思いとどまる能力」の有無は厳密には知り得ないので、他の能力から推認することになる。我が国の刑事裁判では「行動一般を制御する能力」から推認するのが定法となっている。それは「弁識に従って行動を制御する能力」と一致する場合もあり得るが、前頭側頭型認知症においては一致しない。したがって少なくとも前頭側頭型認知症においては、「行動一般を制御する能力」の判定をもって「当該犯行を思いとどまる能力」の判定に代用することは不合理である。

図 8-4 制御能力の諸相図

があることもしばしば指摘されていることに加え[6,7]、本書5章に示したように、前頭側頭型認知症患者の自動車事故は法を無視することによるものが多いことも、この認知症において、衝動制御一般ではなく、倫理機能の障害が本質であることを示唆している[8]。すると両者は画然と区別されなければならない（図 8-4）。

制御能力の本質とは、弁識にしたがって行動する能力ではなく、弁識にしたがった意思を形成する能力であるとする刑法学からの指摘もある[9]。この指摘は前頭側頭型認知症の責任能力を考えるとき、きわめて示唆的である。なぜなら前頭側頭型認知症の臨床観察からは、彼らはまさに、「悪いとわかっているのに、それをしないという意思決定が生まれない」ように見えるからである。これを反対動機形成不全と名付けてしまうと法の領域を侵犯する考察になるの

で控えるが、前頭側頭型認知症の症状分析と責任能力論考は、脳科学と刑法学に今まではなかった密接な接点を見出す可能性を秘めたテーマであると言える。

3 脳の所見 ≠ 責任能力

　脳の所見を目に見える形で示すことができる。本書7章 Case 17 で述べた通り、これが認知症をはじめとする脳器質疾患の大きな特徴である。この特徴は裁判においては諸刃の剣になる。それは被告人にとって有利にも不利にもなるという意味もあるが、より重要で深刻なのは、真実の追究を正確にも不正確にもするという意味である。

　正確にするというのはもちろん診断についてである。診断の根拠となる客観的な検査所見というものがほとんどない他の精神疾患に比べて、脳の所見を画像検査で示すことができる脳器質疾患は、診断の説得力が格段に大きいものがある。

　そしてこの説得力が逆に不正確さも生んでいる。それは脳画像所見からの過剰な解釈、歪んだ解釈である。

　CT スキャンや MRI が医療場面に導入されてから、認知症の診断は急速に発展した。だが導入後比較的すぐに、脳萎縮の程度と認知機能低下が相関しないケースが多々あることが医学界の共通認識となった。脳萎縮がほとんどなくても認知機能が相当に低下しているケースもあれば、逆に、脳萎縮ははっきり認められても認知機能はほとんど低下していないケースもあるというのは決して珍しくないことがわかってきたのである。

　脳画像所見が法廷に持ち込まれたとき、しばしばこの点が看過され、あたかも目に見える脳の所見と認知機能が相関するかのような歪んだ解釈がなされている。またそれに関連して、病的な萎縮と生理的な（老化に伴う正常な）萎縮が混同されるという誤解がなされている。

　本事例 Case 22 の高裁は、まさにこの誤りを犯している。**「被告人の前頭葉及び側頭葉の萎縮は、その年齢からすると高度であるが、前頭側頭型認知症と確定できるほど著明なものではなく、70 歳から 80 歳程度の人にはよく見られ、通常の生活を維持することができる程度のものと認められる」**がそれである。

　この記述から読み取れるのは、高裁は、第一に、脳萎縮の程度と認知機能はかなりきれいに相関すると考えていることであり、第二に、40 代の人の脳萎縮も 70 代 80 代の人の脳萎縮も、その程度が同等であれば認知機能も同等である

310　刑事篇

と考えているということである。医学的観点からはどちらも実に初歩的な誤解である。

その意味で本件控訴審弁護人の主張「**被告人の脳の萎縮が老齢の人であれば認められる程度のものであるとして責任能力への影響を認めなかった原判決は、脳の萎縮が老化ではなく病的なものである点を軽視しすぎており**」は正鵠を射ているのであるが、脳画像所見についての高裁の初歩的な誤解の前に散り果てるという結果となった。

これは微熱を呈する患者の診断にたとえられるかもしれない。健常者でも暑い環境におかれたなどの理由で微熱を呈することがある。他方、何らかの慢性疾患により微熱を呈することがある。前者は生理的な微熱であり、後者は病的な微熱であるが、たとえば同じ 37.1 度であっても意味は全く異なるのであって、後者の場合には、生理的にも発生し得る程度の熱だから心配ないなどということにはならない。微熱の原因である疾患は何らかの臓器を非常に深刻に障害しているかもしれないのである。

本事例に見られた軽度の脳萎縮が微熱にあたり、認知機能障害が臓器の障害にあたる。高裁の判断は、「それが病気による微熱であったとしても、その程度の熱は健常者でも出るものだから、障害は軽い」と言っているに等しい。臨床なら明確な診断ミスであり、医療過誤として訴追されかねない。

本件で高裁が犯したもうひとつの、そして最も深刻な誤りは、距離感の誤りである。

先に引用した判決文の続きはこうである。

「**・・・と認められるのであるから、責任能力への影響を認めなかった原判決が、脳の萎縮が病的なものである点を軽視しすぎて不当であるとはいえない**」

すなわち高裁は（一審地裁も同様と考えられる）、脳の所見を責任能力に直結させている。これは、本来はそれぞれ別の平面にある医の概念と法の概念を直結させたことにほかならず、本書 **Case 18** の E 鑑定と同様の誤りである。もっとも、E 鑑定で直結させたのは医学的な認知機能と法的概念であるが、本事例の高裁は医学的な認知機能よりさらに遠い脳の形態と法的概念を直結させているから、誤りの程度はさらに一段重度である（図 8-5）。

先ほどから繰り返し引用した判決文の文頭からの流れは「**M 医師の鑑定書**

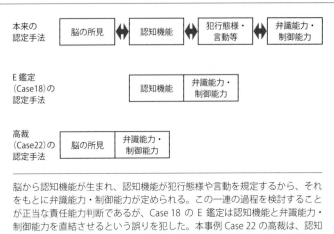

図 8-5　脳の所見と認知機能と弁識・制御能力

及び同人の証言によれば、被告人の前頭葉及び側頭葉の萎縮は、その年齢からすると高度であるが、前頭側頭型認知症と確定できるほど著明なものではなく、70 歳から 80 歳程度の人にはよく見られ」である。M 医師は法廷での尋問でこの通り述べたのであろう。だが M 医師が述べたのはここまでであって、70 代 80 代の人によく見られる程度の萎縮だから病的意義は小さいなどという趣旨であるはずがなく、ましてや脳萎縮と責任能力を直結させる意図であったはずはない。この判決文を見た M 医師は激怒したか、自らの説明不足を反省したかは知る術もないが、確実に言えることは、裁判所には二度とこのような誤りを繰り返さないで欲しいと切望したであろうということである。裁判所が鑑定結果を非科学的に曲解するのでは、鑑定を行う意味がない。

4 今日の脳 ≠ 昨日の脳

前頭側頭型認知症（をはじめとする認知症）には、進行性であるという顕著な特徴がある。ひとたび発症すれば、基本的には悪化し続けるという経過を取るのである。そして、発症がいつであったかを事後的に確定することは非常に

難しい。

　臨床においては、発症時期を正確に特定する必要が発生することはあまりない。医療とは治療を目的とし、それは現在から未来に向かうものだからである。臨床医の目は常に未来に向けられている。

　それに対して刑事裁判は、過去に目を向けて行われる。犯行という過去の一時点における事実の認定が裁判の最大の課題である。そして被告人が認知症の場合は、犯行時よりさらに遡ったもう一つの過去である発症時期が問題になる。本書 Case 20 が好例で、彼の窃盗の初犯が、前頭側頭型認知症の発症の前であったか後であったかは、責任非難のうえで重大な問題である。

　さらに複雑な問題として、発症後の経過と犯行の因果関係をどう考えるかという点を挙げることができる。本事例 Case 22 の犯行動機は「こうしたいら立ちを晴らすために」と認定されている。この認定自体には異論は出にくいであろう。だが「こうしたいら立ち」が生じた原因は、「D は、被告人の生活態度がいい加減なことに嫌気を感じ、被告人と口論し、被告人に出て行くよう求めるようになった」ことや「D の携帯電話に電話をしても、着信拒否の認定がされており、さらに、D の勤務先に電話しても、直ぐに切られてしまうため、D と連絡が取れなくなった」ことなどであり、これらが理由で「いら立ち」が生ずることは十分に了解可能であるし、それを「晴らすために」何らかの行動に出ることも了解可能である。しかしながらそもそもこうした「いら立ち」を生む状況はすべて Case 22 自身の非倫理的な行動が招いたものであり、その非倫理的な行動は前頭側頭型認知症の症状の現れである。すると動機は前頭側頭型認知症を前提として初めて発生し得たものであるところ、前頭側頭型認知症と切り離して、動機それ自体の了解可能性を論ずることに意味があるのか。これは、妄想に駆動された犯行の責任能力と同様の問いである[10]。妄想から動機が生まれて実行されるという形の犯罪では、動機の発生そのものは妄想に起因するが、ひとたび動機が発生してから犯行の実行に至る心の動きは合理的で、犯行自体も計画的であることさえしばしばある。このとき、動機から犯行までは了解可能だから完全責任能力と考えるか、あるいは、そもそもの動機の発生が妄想によるものであるから、妄想と切り離して了解可能性を論じても意味がないと考えるかは意見が分かれるところである。前頭側頭型認知症の動機の発生についても同様の議論があってしかるべきであろう。さらには、妄想を動機とする場合は、動機発生以後の心の動きは、妄想を前提とすれば 100% 了解可能で、健常者と全く同じということもあり得るが、前頭側頭型認知症における発症後の心の動きは、病気の症状としての抑制欠如等が影響しているとい

う事情も考慮する必要があろう。本事例 Case 22 でいえば、交際相手の男性 D から嫌われたことは病気の症状ゆえであることに加え（ここまでは妄想を動機として犯行に至る場合と同様のパターンである）、それを原因とするいら立ちによる行動が過剰に激しいこともまた病気の影響が大きいと考えられ（これは妄想を動機として犯行に至る場合には対応しない）、すると妄想を動機とする犯罪よりも病気の影響はより大きいというべきであろう。

5 今日の診断 ≠ 明日の診断

　本事例で被告人が前頭側頭型認知症と診断された根拠は、40 歳頃からの人格変化と、脳画像に見られた前頭側頭の萎縮である。但し M 医師は「**前頭側頭型認知症の疑いがあるが、平成 18 年 11 月の鑑定時点では確定できず、確定診断のためには経過を観察する必要がある**」と述べていることが判決文に記載されている。**Case 22** の診断はあくまで「前頭側頭型認知症の疑い」なのである。

　疑わしきは被告人の利益にという原則が診断にも適用されるかどうかはともかくとしても、そもそもの診断自体が疑いの段階では、病気の影響であるという主張の勢いは削がれることは否定できない。

　もっとも、本件当時以後、認知症の診断技術は長足の進歩を遂げている。前頭側頭型認知症は、分類が分子レベルで行われるようになり、早期診断が PET でできるようになるのは時間の問題である[11]。そうなれば、本事例も鑑定の時点で確定診断が可能であるのみならず、さらには、臨床症状が全くないように見える段階で、窃盗があり、PET 検査を施行したら有意な所見が見出されるという事態も発生し得る。そうした事例が法廷に提出される日はすぐそこであると考えられ、脳内の倫理機能の解明が進むこととともあわせ、責任能力概念は常に脳機能との関連で論じなければならない時代が到来しつつある。

参考
1）判例時報 2019 号 127 頁.
2）村松太郎, 今井　聡: 前頭側頭型認知症の責任能力 --- 大型ディスカウントショップ連続放火事件の裁判を通して. 司法精神医学 6: 29-31, 2011.
3）道徳脳とは何か. タンクレディ著, 村松太郎訳. 創造出版. 東京. 2008.
4）Glenn AL and Raine A: Neurocriminology: Implications for the punishment, prediction and prevention of criminal behaviour. Nature Reviews Neuroscience 15: 54-63, 2014.
5）ここで「理非善悪を弁識する能力」の「理非善悪」とは何を指しているかが問題

となる.「善悪」でなく「理非善悪」であるから,善悪を含めた物事の道理を広く含めるという解釈も可能で,そうであれば「責任能力の構成要素としての制御能力」と「一般的な意味での制御能力」はほぼ同一ということにもなり得る.しかしながら裁判実務においては「理非善悪を弁識する能力」は「物事が善いか悪いかを判断できる能力」と同義で用いられており(それが違法性の認識と同一か否かは議論があるが,それはさておき),すると「責任能力の構成要素としての制御能力」は「一般的な意味での制御能力」とは異なることになる.

6) Chase A: Criminality can be an early sign of frontotemporal dementia. Nature Reviews Neurology 11: 67, 2015.

7) Liljegren M, et al: Criminal behavior in frontotemporal dementia and Alzheimer disease. JAMA Neurology 72: 295-300, 2015.

8) 自動車を運転できるということは,状況に応じて合目的的に自分の行動を制御していることにほかならない.刑事裁判で頻用されている制御能力についての論法に従えば,そのような人物が道交法を破ったとき,制御能力ありと判定され,前頭側頭型認知症の症状とは認定されないことになる.これは医学的には明らかに不合理である.

9) 安田拓人: 刑事責任能力の本質とその判断. 弘文堂. 東京. 2006. p.103.

10) 村松太郎: 妄想の医学と法学. 中外医学社. 東京. 2016. Case 10. 妄想性障害の被告人による殺人の事例で,判決文には「この動機は妄想を前提として初めて発生し得るものであることを考えるならば,妄想と切り離して,動機それ自体の了解可能性を云々しても意味がないというべきである」と記されている.

11) Arbizu J, et al: Emerging clinical issues and multivariate analyses in PET investigations. Quarterly Journal of Nuclear Medicine and Molecular Imaging 61: 386-404, 2017.

刑事篇

第9章

訴訟能力

裁判を受ける能力を訴訟能力という。刑事責任能力が犯行時の能力であるのに対し、訴訟能力は犯行後の能力である。

> **訴訟能力**
> 被告人としての重要な利害を弁別し、それに従って相当な防御をすることのできる能力
> （最高裁平成7年2月28日第三小法廷決定）

　この能力は一種の認知機能であるから、認知症では訴訟能力が失われていることがあり得る。だが上記「重要な利害」とは具体的に何を指すか、「弁別」とはどの程度までできればいいのか、「相当な防御」とはどの程度までの防御を指すかなどは、実例を通して初めて理解することができる。

　訴訟能力なしと裁判所から認められれば公判は停止になり、訴訟能力の回復を待って再開されることになる。だが認知症においては、いったん低下した認知機能が大きく回復することは期待できないので、公判停止はそのまま再開不能となる率が高く、深刻な問題となっている。

318　　刑事篇

Case 23

アルツハイマー病。
公判停止。

傷害被告事件
佐賀地方裁判所平成 20 年（わ）第 294 号 [1]
平成 21 年 10 月 16 日刑事部決定

96 歳男性が妻を包丁で切りつけ起訴された
が、アルツハイマー病のため訴訟能力なし
と認定され公判手続きが停止された。

事件発生から鑑定まで

被告人：Ａ　男。犯行時 96 歳。

事件：平成 20 年 10 月 2 日、妻である B（当時 92 歳）を包丁で多数回にわたっ
て切りつけ、同人に約 2 週間の加療を要する全身多発切創の傷害を負わ
せ、傷害被告事件として起訴された。

その後の経過は次の通り。

・平成 20 年 10 月 2 日　逮捕

・平成 20 年 11 月 6 日　保釈、S 病院（精神科病院）入院　（判決時まで入院
継続）

Z 医師が軽度から中等度のアルツハイマー病と診断。

・平成 20 年 12 月 17 日　第 1 回公判

　被告人は、罪状認否の際、「そう言われてみれば、そういうことがあった
ような気がします。こういうことがあったなぁという程度です。よく分かり
ません」などと陳述した。

・平成 21 年 1 月 28 日　第 2 回公判

　犯行時同居していた被告人の四男が、被告人について、事件当時よりも体
力的にも衰弱し、歩くのにも介護が必要であるほか、認知症の症状が進み、
物忘れがひどく、前日の面会のことが全く記憶になかったり、同日も裁判所
に来る途中で「どこに行っている」と聞いてくるような状況である旨証言を
した。その証言の途中、被告人は、被告人席である長いすに座っていたが、
突然、補聴器を外し、長いすの上に寝そべり、四男の声かけに対しても起き
あがろうとしないということがあった。そのほか、審理の間、長いすに座っ
てはいるものの、顔を仰向け、口を開け、目をつぶり、審理の進行に反応せ
ず、眠っているような様子が窺えることもあった。

・平成 21 年 2 月 18 日　第 3 回公判

　被告人質問実施。被告人は、本件犯行のことや、家族構成、自己の来歴に
関するほとんどの質問に対し、「覚えていない」、「分からない」旨返答した。

　また、弁護人からの「今日ここに何しに来たか分かりますか」という質問
に対して「分かりません」、「裁判の冒頭で、言いたくないことは言わなくて
いいと言われたのは覚えていますか」という質問に対して「よく分かりませ
ん」、「私は誰だか分かりますか」という質問に対して「分かりません」と答
えた。

JCOPY 498-22904

320　　刑事篇

そこで弁護人から、被告人は刑事訴訟法314条1項にいう「心神喪失」の状態にあるとして、同項に基づき公判手続を停止するよう裁判所に職権発動を求める申立てがなされた。

> **刑事訴訟法 第314条1項（抜粋）**
> 被告人が心神喪失の状態に在るときは、検察官及び弁護人の意見を聴き、決定で、その状態の続いている間公判手続きを停止しなければならない。

ここでいう「心神喪失」は、刑法39条（本書7章参照）のそれとは意味が異なり、訴訟能力を失っている状態のことをいう（詳細は後述）。以下、本章においては、「心神喪失」を刑法314条1項のそれとして扱う。
・平成21年5月29日　精神鑑定開始。
　弁護人は公判停止の申立ての後に精神鑑定請求をし、裁判所は、H病院の精神科医Pに被告人の精神鑑定を命じた。鑑定事項は、被告人の犯行時の責任能力と現在の訴訟能力の有無等である。

裁判所の論考

平成21年7月27日にP鑑定書が提出され、同年8月26日、P医師は法廷で鑑定結果について証言した。裁判所は鑑定書と証言をあわせて「P鑑定」とし、そこに示された被告人の現在の精神障害の有無、程度を次の通り判決文に記している。

(1) 被告人は、現在、アルツハイマー型認知症に罹患しており、発症は平成10年（85歳時）ころと考えられる。発症後、記憶障害及び理解力低下は緩徐に進行し、見当識障害（自分がどこにいるのか、今はいつなのか、どういう状況なのか、などと自分自身についての根本的な見当づけの障害）、易刺激性（周囲からの刺激の受けやすさ）の亢進、抑うつ気分、心気症を伴うようになり、日常生活内で支障をきたすようになった。

(2) 本件犯行時の認知症の程度は軽度（ただし、硬膜下血腫による亜急性脳器質的変化が加わり、犯行時の精神状態には影響があった。）であったが、犯行後、勾留され、更に精神科病院に入院をするという

大きな生活環境の変化があったことで、認知症の症状が急速に進んだ。平成 20 年 11 月 6 日と平成 21 年 1 月 23 日に実施した頭部 CT によると、いずれも全般的な脳萎縮が著明である。現在、見当識障害、記憶障害及び理解力低下が著明であり、喚語困難（日常生活内でも慣れ親しんだ物の名前を想起できず言うことができない。）や構成失行（単純な図形の模写ができない。）も認められ、認知機能障害（記憶力、注意力、言語能力、実行機能などの障害）は著しい。更に、体系化した嫉妬妄想、誇大妄想、抑うつ気分、感情不安定、食行動の異常、性的逸脱行為といった精神症状及び行動障害や、迂遠（思考の過程が回りくどいこと。その結果話し方も回りくどくなる。）、常同的思考（同じ形で何度も繰り返される思考）といった思考障害を伴っている。これらの症状は、国際的に汎用されているアメリカ精神神経学会の診断指針（DSM—〈4〉—TR）におけるアルツハイマー型認知症の診断基準を満たしている。アルツハイマー型認知症の症状の診断・評価に用いられている長谷川式簡易知能評価スケール（30 点満点）によると、平成 20 年 11 月 25 日に実施した際には 11 点、平成 21 年 2 月 24 日には 12 点、同年 7 月 13 日には 8 点であり、こうした点数から見ても、認知症が進行していると評価できる。現在、認知症の程度は重度である。

(3) 一般的にアルツハイマー型認知症の症状が改善することはまれであり、今後も現在の状態が持続するか、多くの場合はさらに症状が進行する可能性が高い。

これを受けて裁判所は、被告人の訴訟能力を次の通り判断した。

3 被告人の訴訟能力について

刑事訴訟法 314 条 1 項にいう「心神喪失の状態」とは、訴訟能力、すなわち、被告人としての重要な利害を弁別し、それに従って相当な防御をすることのできる能力を欠く状態をいい（最高裁判所平成 7 年 2 月 28 日決定参照）、その際、被告人が単独で十分な防御をなし得ることまでは必要とされず、弁護人の援助や裁判所の後見的な役割も加味して判断することが許されると解される（最高裁判所平成 10 年 3 月 12 日判決参照）。

裁判所はまずこのように、訴訟能力を定義する。前半は平成7年の最高裁によるいわば抽象的な定義であるが（本章扉参照）、後半で言及されている平成10年最高裁判決は、より具体的で訴訟能力についてのひとつのランドマークになっている。詳細は後述するが、ポイントは、訴訟能力は被告人単独に求められるものではなく、弁護人の援助を受けた状態での能力を指すということである。裁判所が引用している上記最高裁の2事例は、それぞれ **Case 23A**、**Case 23B** として後述する。

　本事例で鑑定を行ったP医師は、被告人の訴訟能力については否定的な見解を表明している。但し訴訟能力は刑事責任能力と同様法的概念であるから、医師の見解は参考意見にすぎず、裁判所は医師の意見を聴いたうえで判断を下すことになる。次の通りである。

（1）　P鑑定は、現在の被告人の症状及びそれらが訴訟活動に与える影響について、以下の所見を示している。

　ア　一般的にアルツハイマー型認知症は、即時記憶（数秒前、数分前の記憶）や近時記憶（数時間から数日前の記憶）から障害されるという特徴があるところ、被告人は、現在、20分前にした食事のことを覚えていない、先ほどまで見ていたテレビの内容を全く覚えていない、家族と数時間前に面会したことを覚えていない、1週間前に会った鑑定医のことを覚えていないなど、近時記憶は著しく障害されており、また、鑑定医の名前を記憶することができないなど、新しい事項を記憶する能力は障害されている。そうすると、刑事手続における黙秘権等の権利について、仮に弁護人が分かりやすく説明をしたとしても、その時点で理解したことを、翌日や1週間後はもとより、数時間後に生かして自分の行動に移すといった能力は間違いなく障害されており、仮に、公判の直前に弁護人と打合せをしたとしても、直後の公判において、その理解した内容を記憶として維持し、更に公判で付け加えられる情報を自分の中で処理をして自己の行動を決めていくということは、いかなる援助があったとしても困難と思われる。

　　　また、被告人の犯行時の記憶は、遠隔記憶（さかのぼった過去の個人的または歴史的事柄についての記憶）としてごく限られた内容のみ把持できているが、犯行直後に比し徐々に狭縮化されており、犯行当時及びその前後の自身の行動や感情などを適切に振り返る能力

は著しく障害されており、今後もさらにその記憶内容は障害される可能性が高い。被告人は、鑑定面接の際に、本件犯行について、一定の内容を語っているが、その内容は限定されたものである上、毎回、その内容や口調は一言一句といっていいほど変わらず、その話の出方も、事件のことを話題にすると、被告人の方から一方的に一気に話すというものである。このように、記憶している内容自体が非常に限定的である上、聞かれたことに対し、自分の中で構成して、伝わりやすいように伝えるということはできず、単に頭の中に残存しているものが、何かの刺激を受けた時にぽんと出てきているだけであって、正常な記憶の過程を経ているとはいえない。

このようにまず**ア**として記憶の問題を取り上げている。記憶力が充分でなければ、裁判において自らを適切に防御することは困難であるという指摘である。

　　イ　被告人には見当識障害があり、日付や場所等の認識に障害がある。現在の自己が置かれている立場について、鑑定面接において、「軍法会議にかけられて刑務所に行けと言われた」、「この頭はくるとるからここに入れてやれ、と言われて連れてこられた」などと述べるなど、逮捕後の経過は歪められた形で記憶されている。自分が妻を傷つけるという罪を犯したという認識はあるが、鑑定面接中のやり取りを踏まえると、公判の進行状況や弁護人、鑑定人の役割といった点の理解は非常に乏しいと思われる。鑑定面接において、今後どうなると思うかという質問を重ねてみたが、それに対しては全く違う話が返ってくるなど、今後判決があるなどといった公判の先のことを自分なりに考えている様子は窺えない。

イでは見当識障害に言及し、裁判というものの理解が乏しいことを指摘している。

　　ウ　被告人の理解力、集中力、注意力、情報処理能力は著しく障害されている。会話を続けるのには、注意力、集中力が必要であるが、鑑定面接の際、質問をしても、返答が全く的はずれであったり、全く違う内容を話し始めることが多々あり、質問に対し、情報を処理

し、自分で話す内容やタイミングを取捨選択して返答するという生産的なやり取りは非常に難しいと思われる。質問の内容を適切に理解する能力は著しく障害されており、また、質問に対してその時々の感情や思考内容に基づく回答をすることはできても、それを何時間という範囲で、一貫し、維持する能力はない。言語的な説明について被告人が情報処理することはできず、弁護人の助言を有益なものにすることは非常に困難と思われる。公判の途中で長いすに横たわるなどの行動は、被告人が注意力、集中力を維持できなかったり、公判の場でそのような行動を取ることが社会的にどのような評価を受けるかという認識が欠如していることの表われと考える。

　裁判を受けるという具体的行為を遂行する能力をこのように**ウ**として指摘している。認知機能としては、理解力、集中力、注意力、情報処理能力に照らして論じている。

　　　　エ　被告人は、公判や鑑定面接において、犯行について「覚えていない」などと供述し、自己防衛的な言動を取っているが、「覚えていない」と言うことがどの程度自己に有利に働くかという判断はできておらず、そのため、鑑定面接の際に、ある時は覚えていないと言ったり、ある時は犯行について語るなど、自己防衛的な行動を一貫して遂行する能力は欠如している。したがって、有利不利について判断したり、その判断に従って行動する能力は障害されていると考える。被告人が、被告人質問において、ほとんどの質問に対し、覚えていない旨の回答に終始したのは、当時の被告人の状態を考えると、自己のコントロールできる範囲で、不利になるから話さないと認識していたというよりも、立て続けに質問されることで集中力が保たれなくなり、その状況に対する反応として、質問に対しては全て拒否するという行動に出た可能性は高く、また質問の内容を理解せずに回答をしていた可能性もある。

　防御は刑事裁判のひとつのキーワードであり、心神喪失の認定においても重要な位置を占める概念である。**エ**では被告人の防御能力についてより具体的に検討している。

オ　現在、被告人の妻に対する体系化された嫉妬妄想は活発であり、その内容は本件犯行の動機と直接関連性が強く、被告人の病的思考内容が訴訟活動に与える影響は多大である。迂遠や常同的思考などの思考障害も著しく、適切な証言を行える状態ではない。

　最後のオは被告人の妄想の影響に言及している。その活発な妄想は適切な証言を不可能にしているという指摘である。

　以上のアからオがP鑑定の要旨で、裁判所はこれらを評価し採用する。

　　　以上の、被告人の症状や、それらが被告人の具体的な訴訟活動に与える影響についての考察及び被告人の公判廷における言動についての分析は、もっぱら臨床精神医学の領域であるところ、前記のとおり、P鑑定は、上記所見を述べる上で、鑑定に先立って実施された被告人質問調書等を含む十分な鑑定資料を踏まえており、証人尋問においても、被告人質問時の言動等に関する当事者や裁判所の問題意識も理解した上で、その尋問に具体的に答えたものであって、そうした判断に至る過程に、前提事実の誤りや論理の飛躍や破たんは見当たらない。加えて、P医師の上記所見は、アルツハイマー型認知症が進行性の疾患であることも考慮すれば、Z医師の所見と矛盾せず、むしろ支え合っているといえる。そうすると、上記P医師の精神医学的所見について、これを採用し得ない合理的な事情は認められない。
　　　（Z医師はAが事件後に入院していたS病院の主治医）

　ここで、「被告人質問時の言動等に関する当事者や裁判所の問題意識も理解した上で、その尋問に具体的に答えた」が鑑定では重要である。医と法は互いに異界であり、それぞれがそれぞれの言葉で主張しても、コミュニケーションは成立し難い。医の代表として法廷に登場する鑑定人には、法の要請に合わせて、医学的所見をいわば翻訳することが要求される。P鑑定はそれを見事に実現していると裁判所は評価している。そして訴訟能力の有無の検討に入る。

　　　被告人は、現在、97歳で、重度のアルツハイマー型認知症に罹患しており、全般的な脳萎縮が著明である。同疾患の症状として、記憶

498-22904

326　　刑事篇

力、見当識、理解力、情報処理能力等の全般的な認知機能が著明に低下しており、注意力、集中力も乏しく、活発な妄想や迂遠・常同的思考といった思考障害を伴う状態にある。被告人は、鑑定面接時に「軍法会議にかけられて刑務所に送られた」というような発言をしており、当公判廷での態度を見ても、自己が妻を傷つけるという犯罪を犯したという認識や、それによって非難される、あるいは裁かれる、または裁かれたという認識は漠然と有していることは窺える。しかしながら、被告人は、これまでの人生において前科前歴は一切なく、刑事手続を経験するのは初めてである上、鑑定面接における鑑定人とのやり取りや、公判廷で天井を仰いで寝ているような様子が窺えたり、長いすに寝そべるなどの態度を見ると、公判手続の進行や、黙秘権等の刑事手続上の権利や各訴訟行為の意味、各訴訟関係者の役割、今後の成り行きについて、どの程度理解し、状況を把握しているのか疑わしい。この点、弁護人がこれらの点について説明をするとしても、医師である鑑定人ですら被告人とかみ合った会話をすることが困難であったというのであり、弁護人とのコミュニケーションに相当難があることは容易に想像がつくし、新しい事項を理解・記憶し、情報処理をする能力は著しく障害されているというのであるから、被告人に経験のない刑事手続について理解を得ること自体にも困難があると思われる。仮に、その時点で一定の理解を得たとしても、即時記憶や近時記憶の著明な障害のために、その理解を数時間や数日というのはもとより、直後の公判まで維持することができないというのであるから（この点、第2回公判期日において、四男が、被告人の記憶障害を示すエピソードとして、同日裁判所に出頭する途中で、被告人が「どこに行っている」と尋ねたと証言していることも、その証左といえる。）、弁護人が有効な援助をすることは困難といわざるをえない。また、被告人は、犯行について人から問いかけられた場合には、覚えていない旨回答することが自己の防御につながるという認識も、漠然と有していることが窺えるが、記憶力や注意力、集中力等の低下によって、そうした言動を一貫させ、維持することができず、その場その場の思考や感情で反応的に答えることしかできない（この点、鑑定面接時の鑑定人に対する言動に加え、第4回公判期日における被告人の最終陳述で突如として犯行について認めるような発言をしていることも

その表われである可能性がある。）。これらの点からすれば、被告人には、現在、単独で、刑事裁判の被告人としての重要な利害を弁別し、その判断に従って相当な防御をすることができる能力が欠如していることは明らかであり、また、コミュニケーションの困難さや、理解力、記憶力、情報処理能力の著明な低下といった諸点（特に弁護人による助言や説明について直後の公判においても記憶を維持できないというのは致命的である。）に照らすと、弁護人の援助や裁判所の後見的な役割をもってしても、これを補うことは困難というべきである。なお、本件審理において、被告人質問を含め、証拠調べは実質的に終了しており、本件の実体面の争点はもっぱら被告人の責任能力の点ではあるが、審理のどの段階で被告人の訴訟能力が完全に欠如するに至ったかはともかくとして、今後、判決の宣告という刑事被告人にとって最も重大な利害関係のある手続が残されており、このまま公判手続を進めることは、被告人の防御に著しい不利益を与えるものであることはいうまでもない。

　このように裁判所は、本件被告人について、被告人単独ではもちろんのこと、弁護人の援助や裁判所の後見的役割によっても、訴訟の遂行は不可能であると判断した。すなわち被告人は、刑事訴訟法314条1項の心神喪失の状態にあって訴訟能力を欠くと認められた。

　弁護人はさらに、無罪の主張もしている。それは刑事訴訟法314条1項但し書きに基づいている。先に抜粋を紹介した刑事訴訟法314条1項の全文は次の通りである。

> **刑事訴訟法 第314条1項**
> 被告人が心神喪失の状態に在るときは、検察官及び弁護人の意見を聴き、決定で、その状態の続いている間公判手続きを停止しなければならない。但し、無罪、免訴、刑の免除又は公訴棄却の裁判をすべきことが明らかな場合は、被告人の出頭を待たないで、直ちにその裁判をすることができる。

　上記但し書きに示されている「無罪、免訴、刑の免除又は公訴棄却」のうち、本件被告人は無罪にあたるというのが弁護人の主張である。その理由は、本件

犯行時、被告人は心神喪失（これは刑法 39 条の心神喪失である）の状態にあったというものである。この点をめぐる判決文の記載は次の通りである。

> P 鑑定は、本件犯行時、被告人は現在より軽度であったが、アルツハイマー型認知症による認知機能障害、抑うつ気分や感情不安定があり、更に、本件の約 1 週間前に生じたと認められる硬膜下血腫による亜急性脳器質的変化が加わり、これらの症状の増悪や衝動性及び攻撃性が亢進し、こうした身体的・精神的変調によるストレスの下、従前からあった妻の不貞行為に関する妄想様観念が強調されやすい状況にあり、その結果、情動統制が困難な状態であったと考えられ、犯行時の被告人の是非弁別能力及び行動制御能力は著しく障害されていたとの所見を示している。
> 犯行の約 1 週間前に硬膜下血腫が生じたとする根拠について、P 鑑定は、S 病院で実施された頭部 CT の検査結果と、被告人の家族らの供述から認められる頭部違和感の訴え、目立った感情不安定や抑うつ気分、食事摂取を含めた意欲低下、夜間の不眠・不穏といったその頃の被告人の状態像（それらの主な内容は既に捜査段階で家族らが捜査官に対し供述していたものであって、前提資料として十分信用できる。）が合致することを挙げ、またそのような硬膜下血腫の生成が、脳が萎縮して頭蓋骨内に隙間がある高齢者に与える影響についても、合理的で納得のいく説明をしており、その他 P 鑑定の精神医学的所見が十分に信用できることは前記のとおりである。これに加え、犯行時 96 歳の被告人が、約 70 年にわたって連れ添ってきた 92 歳の妻に対し、8 人の子供のうち、長男ないし長女以外は自分の子ではないとして（なお、妻及び子らはこれを否定している。）、妻に対する鬱憤を晴らすため、犯行当日の朝、起床後間もなく、妻と何か会話するなど特段情動に刺激を与えるような出来事もないのに、包丁を持ち出し、いきなり多数回切りつけたという本件犯行の経緯、動機、態様等を総合して判断すれば、被告人の犯行時の是非弁別能力や行動制御能力は、アルツハイマー型認知症と硬膜下血腫が引き起こした精神症状によって、著しく減退していた可能性は優に認められるというべきである。

　すなわち裁判所は、心神耗弱までは認定している。しかしながら。

しかしながら、他方で、P鑑定は、犯行時、被告人のアルツハイマー型認知症は軽度であり（この点、単に現在の状態と比較して軽度としているのではなく、それ自体として軽度と評価しているものである。）、犯行後に症状が急速に悪化したとして、犯行時と犯行後の精神症状について、明らかに差異を設けた評価をしているところ、実際、被告人は犯行直前ころを除き、自分で病院に通うなど、日常生活の基本的なことは独力でできており、同居の家族らも認知症その他の疾患による精神的な異常を少なくとも明確に疑うようなことはなかったこと、犯行時に硬膜下血腫の影響があったことを加味しても、被告人は、犯行当日の取調べの際に、家族構成や自己の来歴等の身上について具体的で正確な供述をし、また、犯行状況や犯行後の状況、犯行動機、犯行についての自己の心境等について、それなりに具体的に振り返って供述しており、近時記憶は相当に保たれており、またそうした供述が録取されていることに照らすと、取調べに対する疎通性も保たれていたことが窺えること、犯行時も、妻が逃げにくいようにトイレを犯行場所として選択するなど、一定の合理的な判断に基づく行動を取っていること、取調べに対し、非は妻にあるとしつつも、「わしにも罪は少しあります。」などと述べ、自己の行為が犯罪に当たることは理解しており、また、犯行時から20日後の取調べの際に、それまでの供述を翻して殺意を否認するなど、一定の防御的態度を取っているところ、この点、P医師も、当時、被告人には、殺意を否認することが自己に有利に働くとの認識があったと思われる旨所見を示していること、被告人は平成10年ころのアルツハイマー型認知症の発症以前から、些細なことで機嫌を損ねるなど、短気で頑固な性格であり、特に妻に対して不満を抱きがちで、しばしば激高して妻を殴打するなど粗暴な面を有し、更に、妻の不貞について邪推を抱きやすい傾向もあったものであり、本件犯行は、被告人の病前からの人格傾向に照らし、それまで一度もなかった刃物を持ち出したという点において異質ではあるけれども、完全に懸隔しているとはいえず、むしろ一定の連続性は窺えること、この点、本件の主な動機となった妻の不貞行為に対する考えについて、P医師は、鑑定書において、犯行時には妄想様観念であったものが、現在は妄想に発展しているとして、その程度には差異を設けており、また被告人がそうした考えを持つように

なった原因については、アルツハイマー型認知症の影響であるとともに、被告人の元来の性格傾向や生活環境、妻の行動なども加味されていると思われるともしていること（実際、被告人は平成10年ころから妻や家族に対して、子らが自分の子ではないなどと言うようになったが、家族らはこれを病的・精神異常的なものとまで捉えていなかったことが窺える。）などが指摘できる。

これらの事情を総合考慮すると、本件各証拠関係の下で、被告人が本件犯行時、是非弁別能力又は行動制御能力が、著しく減退していたという程度を超えて、完全に欠如しており、心神喪失の状態にあったとまで認めることができず、無罪の裁判をすべきことが明らかな場合とはいえない。

以上の通り、心神喪失（刑法39条）は否定された。上記裁判所の認定手法は、「合理性の列記」にあたるものである。

かくして本件は、「心神喪失（刑事訴訟法314条）のため公判停止」となった。

解説　訴訟能力とは

　我が国の刑事裁判で訴訟能力が問題になることは少ない。「少なかった」と言うべきかもしれない[2]。今後、認知症の増加により、本事例のように訴訟能力が論点となる刑事裁判は増加することが予想される。

　我が国における訴訟能力についてのランドマークにあたる判例として、次の3例（**Case 23A**、**23B**、**23C**）を挙げることができる。

Case 23A　最高裁平成7年2月28日第三小法廷決定[3-5]

　訴訟能力の定義が示された最高裁決定である。

　本件被告人は、耳が聞こえず言葉も話せず、しかも聴覚障害者としての適切な教育を受ける機会がなかったことから、手話もできず、文字もわからず、意思疎通手段はほとんど身振り・手振りに限られるという、いわば極限的事例である。

　一審（岡山地判昭和62年11月12日）は公訴棄却の判決をした。その理由の中には以下の記述がある：

> 証人尋問における証人の供述内容も、断片的なことはともかくとして、それが意味あるものとして被告人に通訳することは不可能である。そのことは、通訳人Fが第8回、第10回公判廷期日で述べているように、被告人は、証人がなになにと「述べている」ということ自体理解できないばかりか、証人の供述内容を伝えようとしても、通訳人の身振り手振りをみて、とかく自分が問い掛けられていると受け取って、自ら答えようとするなどの状況下にある以上、当然である。
>
> それだけではない。検察官の冒頭陳述、検察官及び弁護人がする証拠の請求、これに対する双方の意見や裁判所の決定、論告、弁論など、すべて然りである。

残念なことに、被告人に最終陳述を求めることも、予測されていたことではあるが、望みうべくもなかった。「これで審理を終りますが、最後になにか特に述べておきたいことはありませんか」という発問は、やはり被告人には通じないのである。

このように、本件の審理の実態を通訳という側面から眺めるとき、通訳の有効性はほとんど失われているといわざるを得ない。そこに堆積しているのは、いうまでもなく、被告人を除く訴訟関係人が単に形式的に手続を踏んでいるという事実のみである。その意味で、本件の審理は常識ではおよそ理解し得ない状態に置かれているというほかはない。そのことはまた同時に、被告人に対する訴追の維持ないし追行が相当性の点で救い難い影響を受けているということにほかならない。

裁判官の洞察と苦悩がありありと感じ取れる判決文である。上記引用部分を含め、公訴棄却とした理由は、次のように要約できる：

被告人に対する通訳の手段は、ほとんど身振り手振りの動作に限られるが、そのような動作によるものでさえ、被告人の意思を反映しているか否か疑問であり、したがって、黙秘権があることのほか、検察官の冒頭陳述、検察官及び弁護人がする証拠の請求、これに対する双方の意見、裁判所の決定、証人尋問における証人の供述内容、検察官の論告、弁護人の弁論、被告人の最終陳述及び判決の内容、これらどれについても、被告人に理解させることはまず不可能である。

そして判決文は次のように結ばれている：

本件のような極限的事例においては、被告人に対する訴追の維持ないし追行は救い難い影響を受けているというほかはない。それはまた同時に、刑訴法が公訴の適法要件として本来当然に要求する訴追の正当な利益が失われているということである。

したがって、本件各公訴については、刑訴法 338 条 4 号を使って、公訴提起の手続自体が不適法であった場合に準じ、公訴棄却をするのが相当である。それ以外に解決する手段を見出すことはできない。

よって、主文のとおり判決する。

主文は「**本件各公訴を棄却する**」である。

対して検察官から控訴があり、2審（広島高岡山支判平成3年9月13日）は、1審判決を破棄、本件を1審に差し戻した。その理由の中には、1審の認定事実は、訴訟能力が欠けていることにほかならないのであるから、公訴棄却は不法であり、公判手続きを停止すべきかどうかについて更に審理を尽くすべきであるという指摘があった。

これに対し、被告人が上告し、平成7年2月28日、最高裁第三小法廷決定が出された。その要旨は次の通りであった：

Ⅰ　刑訴法314条1項にいう「心神喪失の状態」とは、被告人としての重要な利害を弁別し、それに従って相当な防御をすることのできる能力、すなわち訴訟能力を欠く状態をいう。

Ⅱ　耳が聞こえず言葉も話せないことなどから被告人の訴訟能力に疑いのある場合には、医師の意見を聴くなどして審理を尽くし、訴訟能力がないと認めるときは、原則として刑訴法314条1項本文により公判手続を停止すべきである。

本章扉に記した訴訟能力の定義は、上記Ⅰから転記したものである。

この平成7年最高裁決定によって、まず、刑事訴訟法314条の「心神喪失」とは「訴訟能力を欠く状態」であることが示され、さらに、「訴訟能力」とは、「被告人としての重要な利害を弁別し、それに従って相当な防御をすることのできる能力」であることが示されたのである。

Case 23B　最高裁平成10年3月12日第一小法廷判決 [6, 7]

本件被告人は、重度の聴覚障害及び言語を習得しなかったことによる二次的精神遅滞により精神的能力及び意思疎通能力に重い障害を負っている者であるが、上記 **Case 23A** とは異なり、訴訟能力ありと認められた事例である。

判決文には以下の文言がある。

被告人は、重度の聴覚障害及び言語を習得しなかったことによる二次的精神遅滞により、抽象的、構造的、仮定的な事柄について理解

したり意思疎通を図ることが極めて困難であるなど、精神的能力及び意思疎通能力に重い障害を負ってはいるが、手話通訳を介することにより、刑事手続きにおいて自己の置かれている立場をある程度正確に理解して、自己の利益を防御するために相当に的確な状況判断をすることができるし、それに必要な限りにおいて、各訴訟行為の内容についても概ね正確に伝達を受けることができる。また、個々の訴訟手続きにおいても、手続の趣旨に従い、手話通訳を介して、自ら決めた防御方針に沿った供述ないし対応をすることができるのであり、黙秘権についても、被告人に理解可能な手話を用いることにより、その趣旨が相当程度伝わっていて、黙秘権の実質的な侵害もないということができる。しかも、本件は、事実及び主たる争点ともに比較的単純な事案であって、被告人がその内容を理解していることは明らかである。

そうすると、被告人は、重度の聴覚障害及びこれに伴う二次的精神遅滞により、訴訟能力、すなわち、被告人としての重要な利害を弁別し、それに従って相当な防御をする能力が著しく制限されているが、これを欠いているものではなく、弁護人及び通訳人からの適切な援助を受け、かつ、裁判所が後見的役割を果たすことにより、これらの能力をなお保持していると認められる。

被告人の具体的状態は次のように示されている：

被告人は、言語を習得していないため、一般的、抽象的概念と思考体系が欠けており、言語性の知能は測定不能なほどに低く、抽象的、構造的、仮定的な事柄を被告人に伝達したり、被告人に理解させることは極めて困難である。

しかし、被告人は、生活に関連した直接的、具体的事柄や動作的、実用的概念に関しては、相手方の善意と努力に依存しているとはいえ、意思疎通に大きな支障はなく、意思疎通を図ることによって、被告人の理解の程度を推し量ることも可能である

すなわち、被告人に要求される理解の程度は、具体的・実質的な理解能力ないし意思疎通能力があれば足りることを前提としており、被告人の権利を抽象

的・一般的に理解したり、個々の訴訟行為の詳細まで理解することを必ずしも必要としていないと読める。これは、社会経験を通じての実生活における具体的な理解ないし行動能力についても重視していると解することができる。

Case 23C　最高裁平成 18 年 9 月 15 日第三小法廷決定[8]

　いわゆるオウム真理教教祖事件で、控訴審において、被告人が訴訟能力を欠いているとの弁護人の主張を裁判所が退けている。

　本決定の冒頭近くには次の通り記されている。(原々審は一審、原審は二審を指している)

> まず、所論は、申立人の訴訟能力を肯定した原々審及び原審の判断を論難する。
> しかし、原々審が選任した鑑定人及び検察官が依頼した医師は、いずれも申立人を直接触診等した際に申立人が意図的とみられる反応等を示したことを確認した上、その鑑定書及び意見書において、医学的見地から、申立人の訴訟能力を肯定しているものであって、その記載内容自体及び本件記録から認められる諸事実、すなわち、申立人の本案事件第 1 審公判当時の発言内容、判決宣告当日の拘置所に戻ってからの言動、その後の拘置所内での動静、原々審の裁判官が直接申立人に面会した際の申立人の様子、申立人に対する頭部 CT 検査、MRI 検査及び脳波検査において異常が見られないことなどの諸事実に徴すれば、上記鑑定書及び意見書の信用性はこれを肯認するに十分であり、これとその余の諸事実を総合して申立人の訴訟能力を肯定した原々決定を是認した原審の判断は、正当として是認することができる。

　そしてその理由に言及している。そこでは原審公判における言動を軸にした詳細な検討がなされ、被告人の不規則発言には、それなりの合理的な理由があり、よって、「被告人には状況を判断する能力や会話する能力が正常に保たれており、精神に異常はないことをうかがわせている」と述べられている[9]。

　また、本件訴訟が控訴審に係属した以降の被告人の東京拘置所における日常生活は、それ以前とは基本的に変わらないことも指摘されている。

　さらには、高裁の控訴棄却決定には次の記述がある:

JCOPY 498-22904

336　刑事篇

被告人の日常生活上の言動自体から被告人が有していることが明らかな生活能力と訴訟能力の関係について触れておくと、一般論としては、被拘禁者が職員の指示に従ったり、食事を自力で摂取したりする能力と、その者の訴訟能力との間には大きな懸隔があるように考えられがちであるが、それは被拘禁者が弁護人の助力を得ることなく一人で裁判の追行に当たることを前提とするからであって、そうではなく、弁護人の適切な援助を受けながら裁判の追行に当たる場合を考えてみると、前記（1）の冒頭で述べたとおり、被告人本人には裁判で問題となっている重要な事柄の利害を認識、判断し、それを踏まえて弁護人の意思疎通する能力があれば足りることになり、その能力の差はそれほど大きくないと考えられることになる。そうであるとすれば、本件において、被告人が職員の指示に従ったりできることは、被告人が訴訟能力を有することをうかがわせる間接事実といえることになるのである。

「被告人が訴訟能力を有することをうかがわせる間接事実といえる」という慎重な記載であるが、要するに、「日常生活が普通にできれば、ほぼ訴訟能力ありなのだ」と言っているのとほぼ同義である。そうだとすれば、我が国において訴訟能力なしと認定されるための閾値はきわめて高いことになる。

前記 Case 23A は、コミュニケーションそのものがほぼ不能という極限的事例であり、訴訟能力なしと認められた。Case 23B もかなりそれに近いものの、最高裁は、訴訟能力として被告人に要求される理解の程度は、具体的・実質的・概括的な理解能力ないし意思疎通能力があれば足りることを前提としており、被告人の権利を抽象的・一般的に理解したり、個々の訴訟行為の詳細まで理解することを必ずしも必要としていないと判示した。そして Case 23C に至っては、訴訟能力なしと判定されるのは、日常生活もおぼつかないような極めて重度の能力障害を有する場合に限られるという解釈にまで接近している。

本事例 Case 23　平成 21 年 10 月　佐賀地裁判決 [1]

97 歳の重度のアルツハイマー病である本件被告人は、「日常生活もおぼつかないような極めて重度の能力障害を有する場合」にあたると考えられるが、本件裁判所はそのようなラフな論考は採らず、被告人の状態を訴訟能力の概念・

JCOPY 498-22904

第 9 章　訴訟能力　337

定義に照らして精密に論じたうえで、訴訟能力なしとの認定を導いている。判決文からは、裁判所が訴訟能力の認定において着目したのは次の諸点であることが読み取れる。

---

①以下の点についての理解
  ・公判手続の進行
  ・黙秘権等の刑事手続上の権利や各訴訟行為の意味
  ・各訴訟関係者の役割
  ・今後の成り行き
②弁護人とのコミュニケーション能力
③理解の維持　（本件被告人においては、訴訟における重要事項について、仮に理解できたとしても、重度の記憶障害のため、その理解を維持することが不可能）
④言動の一貫性の維持　（記憶力や注意力、集中力等の低下のため、その場その場の思考や感情で反応的に答えることしかできない）

上記の諸点は、米国で汎用されている訴訟能力判定のいくつかのスケールに記載されている項目と基本的に一致している[10]。

訴訟能力にかかわる精神鑑定が非常に少ない我が国とは対照的に、米国では年間約6万件の訴訟能力鑑定が行われており[11]、これは同国での刑事責任能力の鑑定件数よりも多い。したがって米国においては訴訟能力の精神鑑定は我が国よりもはるかに発展・成熟していると考えられる。米国の訴訟能力鑑定でランドマークとされているのが次に示す1960年のDusky v. U.S.である。文化も法律も異なる外国の事例の参考価値には限界があることを考慮しても、この判例は我が国の訴訟能力鑑定において示唆に富むものであると考えられる。

Case 23D　Dusky v. U.S.（1960）

訴訟能力の基準について、連邦最高裁が初めて判断を下した有名な事例である。そこでは、訴訟能力ありとするための条件として、以下のように判示されている（これはDusky Standardと呼ばれている。下線は著者による）：

> 被告人に時間および場所見当識が備わっており事件を想起できるというだけでは足らず、彼が相当程度の理性的理解力をもって弁護人

338　刑事篇

<u>に相談するだけの十分なる能力を現に有しているかどうか、そして、彼を訴追する手続きについて事実に関する理解のみならず理性的な理解をしているかどうかを認定する</u>

上記下線部分の英文: whether he has sufficient present ability to consult with his lawyer with a reasonable degree of rational understanding -- and whether he has a rational as well as factual understanding of the proceedings against him.

　上記「理性的理解力 rational understanding」という表現から、訴訟能力を有するためには、単なる「理解」という言葉で表現されるよりも、一段深い理解、すなわち、比較的高度な能力が要求されていると読める。

　とはいえ、rational understanding の具体的内容は明らかでなく、この基準は抽象的で実用にならないという批判も多かった。

　そこで、この判決を補う形の内容が、後の判例で呈示されることになる。たとえば Wieter v. Settle（1961）には次の内容が記されている：見当識が正常であること、自分が裁判所で刑事訴追を受けていると理解していること、裁判官・検察官・弁護人・陪審員の役割を理解していること、弁護人に必要な事項を伝えられること、これらを把持する記憶力を有していること。

　また、Drope v. Missouri（1975）では、Dusky standard の「弁護人に相談する能力 ability to consult with a lawyer」について、それは「（弁護士による弁護活動を被告人が）手伝う能力がある be able to assist in preparing his defense」ことであるという解釈が示されている。

　このように、米国では訴訟能力についての議論は深く広く行われているが、いずれも「理解」の実質的内容をめぐって展開されているということができる。我が国においては平成7年最高裁決定の「被告人としての重要な利害を弁別し、それに従って相当な防御をすることのできる能力」（**Case 23A**）の実質的内容についての議論が、これからの判例を通して深まっていくことが期待される。

第9章　訴訟能力　339

参考

1) 指宿　信: アルツハイマー型認知症の影響により被告人が刑訴法314条第1項の心神喪失の状態にあるとして公判手続を停止した事例. 速報判例解説 Vol.8　刑事訴訟法 No.2. 2011.
2) 中島　直: 刑事裁判における訴訟能力についての裁判例の検討. 精神神経学雑誌 108: 1128-1141. 2006.
3) 判例時報1533号122頁; 判例タイムズ885号160頁.
4) 川口政明: 1 刑訴法314条1項にいう「心神喪失の状態」の意義, 1 いんあ者が適切な教育を受ける機会を欠いたために意思疎通能力等に制約のある場合と刑訴法314条1項本文による公判手続の停止. ジュリスト増刊　最高裁　時の判例Ⅳ 162-163.
5) 高田昭正: 訴訟能力を欠く被告人と刑事手続. ジュリスト902号39-44, 1988.
6) 判例時報1636号149頁; 判例タイムズ971号113頁.
7) 中谷雄二郎: 重度の聴覚障害及び言語を習得しなかったことによる二次的精神遅滞により精神的能力及び意思疎通能力に重い障害を負っている被告人が刑訴法314条1項にいう「心神喪失の状態」にはなかったと認められた事例. ジュリスト1137号.
8) 判例時報1956号3頁; 判例タイムズ1232号134頁.
9) ただし本事例の精神状態については事実誤認との批判もある. 秋元波留夫, 北潟谷仁: 訴訟能力と精神鑑定 --- オウム事件を素材として ---. 季刊刑事弁護47, 2006年.
10) たとえば Competency Assessment Instrument（CAI）
11) Competence to stand trial の鑑定を指す. 米国では単に competency という語で, competence to stand trial を指す場合もある.
（厳密には competency は, to：confess / plead guilty / waive right to counsel / stand trial /be sentenced / be executed などを包含する語で, 必ずしも刑事裁判における訴訟能力のみを指す語ではない）

JCOPY 498-22904

340　刑事篇

Case 24

コルサコフ症候群。
公判停止。

殺人、窃盗被告事件
徳島地方裁判所平成 25 年（わ）第 242 号、
平成 25 年（わ）第 262 号 [1]
平成 27 年 6 月 29 日刑事部決定

逮捕拘留後に発症した疾患のため著しい記
憶障害になり、訴訟能力なしと認定され公
判手続きが停止された。

脳の疾患により、ある特定の認知機能が顕著に障害されることがある。その障害が訴訟能力を損なう場合には、弁護人の適切な援助があれば裁判を受けることができるかが論じられることになる。本事例の被告人は、犯行時は健常であったが、逮捕拘留後に発症した疾患のため認知機能に障害が発生し、訴訟能力が争われることになった。主たる論点は、彼の認知機能障害が弁護人の援助によって補完できるか否かである。

事件発生から鑑定まで

被告人: 男性 A。犯行時 63 歳。

公訴事実は次の 2 点である。

・「平成 25 年 7 月 27 日午前 10 時 30 分頃から同日午前 11 時頃までの間、徳島県○○の当時の被告人方において、A（当時 68 歳）に対し、殺意をもって、その頸部を電気あんかのコードで絞め付け、よって、その頃、同所において、同人を頸部圧迫により窒息死させて殺害した」（平成 25 年 9 月 13 日起訴）

・「平成 25 年 7 月 27 日 午前 10 時 22 分頃、徳島県○○のパチンコ店『B』において、同社代表取締役 C 管理の現金 877 万 4,000 円在中のショルダーバッグ 1 個（時価約 1,000 円相当）を窃取した」（平成 25 年 10 月 4 日起訴）

起訴後の経過は次の通りである。

・平成 25 年 11 月下旬頃（勾留中）、腎後性腎不全を発症

・平成 25 年 12 月、認知機能障害（判決文には「ボケ症状や意識混濁」と記されている）、歩行不能、日常生活に介助が必要などの身体の運動機能の低下が認められ、リハビリ等の軽度の運動を行った結果、運動機能は回復しつつあるが、認知機能障害については

(1) 留置管理者との日常会話の途中で、担当者を「お父さん」とか「先生」と呼んだり、「今は平成 23 年だろ」と言ったり、被告人が稼働していた仕事場の事など過去の経験を突然話し出して、会話が続かない

(2) 留置施設にいる理由を尋ねると「交通違反で入っている」と説明したり、勾留場所を尋ねると「橋の下」と説明し、留置施設に勾留されていることを理解できていない

(3) 証拠品の還付手続をしようとした際、捜査員を「お父さん」と呼んだり、

342　刑事篇

　　　　　捜査員の説明を理解できず、「証拠品は預けていない」と申し立てる
　　（4）簡易の認知機能検査で時計を図化させても時計の数字を正確に書けない　などの症状が認められた。

・平成 26 年 3 月 17 日、精神科医 P に精神鑑定を依頼
・平成 26 年 4 月 30 日、同年 7 月 9 日、それぞれ、「精神鑑定書」「鑑定書についての質問事項に対する回答書」の提出
・平成 26 年 12 月 8 日、鑑定人の証人尋問
・平成 26 年 12 月 18 日及び 19 日、2 回にわたり、被告人質問

　このような状況の下、弁護人は、被告人には訴訟能力がないから公判手続を停止すべきであるとの意見を述べ、検察官は、被告人に訴訟能力が欠けるところはないとしてこれに反対する意見を述べている。

裁判所の論考

　その後 M、Q、R の医師から意見書が提出され、P 鑑定とあわせ裁判所は 4 名の医師の意見を検討し、それらは完全には一致していないものの、被告人に記銘力障害があるという点では各医師の意見は一致していることを見出し、最終的には P 鑑定に基づき、

　　　　　被告人には記銘力障害を中心とする精神症状が生じており、意思疎通能力や理解力、判断力も一定程度低下していることが認められる。

と要約している。
　この要約は医学的見地からも正しいものであるが、後述（解説参照）の通り、P 医師が下した血管性認知症という診断は誤りであり、被告人の真の診断名は M 医師が示したコルサコフ症候群である。しかるに裁判所は、診断名はあまり問題でないとして論考を進めている。次の通りである。

　　　　　（鑑定結果に）加えて、当裁判所の事実の取調べによれば、以下の事実が判明している。

(1) 被告人は、疑似冒頭手続等を体験しても翌日には訴訟関係人、手続
の内容、自己の回答、法廷に出頭したこと自体等のいずれについて
も記憶を保持しておくことができない状態にある。

コルサコフ症候群の中心症状は前向健忘であるから、これは当然である。

(2) また、被告人は、平成25年11月29日頃以前の出来事については、
本件殺人事件を記憶している様子がなく、犯行時の勤務先や住所に
ついても阿南市ではない別の場所を述べるなどしており、発症に近
い時期の記憶がかなり欠落している。その一方で、具体的な訴訟関
係人のうち、前任の検察官については、弁護士と思っているようだ
が、人物としては「はっきり覚えている」と述べ、弁護人両名につ
いては、最近会ったという記憶はないが、弁護士であると述べるな
どしており、一定の記憶は残存している様子である。

被告人がコルサコフを発症したのは勾留中であるから、犯行時の記憶が逆向
健忘の形で失われているのは自然である。検察官について、**人物としては
「はっきり覚えている」と述べ**　は、彼の言葉をもしそのまま受け取るとすれ
ば、記憶障害の臨床でいうところの既知感の維持ということになるが、彼の言
葉の通り本当に**人物としては「はっきり覚えている」**か否かは不詳である。ま
た、**弁護人両名については、最近会ったという記憶はないが、弁護士であると
述べるなどしており**は、その弁護人両名についての記憶に基づいてそう述べて
いるのか、単に状況から弁護士であろうと推定してそう述べているのかは不明
である。したがってこれらのエピソードから　**一定の記憶は残存している様子
である**という結論を導くことはできない。但し、コルサコフであっても、記憶
力が文字通り完全に失われることはむしろ例外的であるから、一定の記憶は残
存しているという結論そのものは誤りということはまずない。

(3) このほか、被告人は、刑務所においても、刑務官からの指示に応答
したり、刑務官からの指示により布団を畳むなどの対応はできる
が、指示された内容を忘れてしまっているのか、実施しないことも
ある。

コルサコフとしてごく普通のことである。

（4）他方で、被告人は、黙秘権については「自分で考えて自分で不利になることとか、そういうことに関しては、自分で別に無理に答えなくてもいいと思ってます」、訴訟関係人の役割については「大体このぐらいの刑と決めるのは裁判官」、「俺が起こした事件を取調べとか全部したほうで、それを、この裁判所で、俺がどういう罪で今裁かれてるかっちゅうことを、……みんなに開示するっちゅうか、罪を決めるためにそれを全部公開するっちゅうか、そういう感じの立場の人」が検察官、弁護士の役割は「俺自身を弁護するっちゅうか、俺が起こした事件のことで、いろいろ、俺が言葉で言えないことでも、弁護士さんだったら言葉でみんなにそれを弁護できるというか、そういう立場で俺を弁護してくれる人たちだと思います」などと供述していることに照らし、一般的な刑事裁判の重要な事項についての知識を有していると考えられる。

コルサコフは記憶以外の認知機能はよく保たれていることもしばしばあるから、この被告人においてこれらの知識が保たれていても全く不思議はない。

（5）また、被告人は、法廷にいる際、そこが裁判所であることを認識でき、年月については月単位では認識できている様子である。

重症なコルサコフではそのような認識はできないが、本件被告人はそこまで重症ではないと言える。

以上、（1）から（5）の記載内容は、コルサコフである被告人の認知機能の評価として適切なものである。
これらの事実を前提に裁判所は本題である訴訟能力の論考に入る。

4 そこで、以上の事実を前提として、被告人が、訴訟能力、すなわち被告人としての重要な利害を弁別し、それに従って相当な防御をすることのできる能力を欠く状態にあるかどうかを検討する。
先にみたとおり、被告人は、黙秘権の意味や訴訟関係人の役割、刑事裁判の被告人としての立場に置かれていることなどを理解しているかのような供述をしており、その意味では自己の置かれている立場、各訴訟行為の内容、黙秘権等に関して一般的・抽象的・言語的

第9章 訴訟能力 345

な理解能力ないし意思疎通能力は有しているようにも思われる。M医師やR医師はこの点に着目し、被告人は「弁護人の支援があれば、重要な利害を弁別し、それに従って相当な防御をすることは可能であろう」あるいは「判断能力や意思決定能力が残っていれば、記憶に関わらないところで判断し、意思決定することや弁護人と相談することは可能である」「記憶障害があることは、必要な事項をメモに残す等の方法により補完ができるのであって、Aに記憶障害があることをもって、判断能力、意思決定能力の有無の判断はできない」などという所見を示している。これを受けて検察官は、被告人に本件犯行の記憶がない点については、記憶がないことを前提に、弁護人から、公訴事実の内容、証拠関係、捜査段階での被告人の供述内容等の説明を受け、弁護人の助言を得て認否を決し、証拠意見についても弁護人の助力を得て、あるいは弁護人において決することができると認められるし、証人尋問や被告人質問についても、弁護人や裁判所から証人がした証言の内容や被告人がそれまで供述していた内容の説明を受けることなどにより、それらへの対応が可能と思われる、また、前日の審理内容を記憶していない点については、各訴訟行為等の節目ごとに弁護人から事実及び争点等の説明を受け、弁護人と相談の上、防御することは十分可能であるなどと主張している。

　本書 Case 23 に示した通り、訴訟能力とは、被告人単独に求められる能力ではない。弁護人の援助とあわせたうえで求められる能力である。本件被告人の主たる認知機能障害は記憶障害であるから、それを弁護人が援助すれば訴訟能力ありとすることができる。M医師とR医師の意見は適切であるように思える。しかしながら。

　　しかしながら、まず、本件の審理の見通しについて検討すると、現時点において、被告人は本件犯行を行ったという記憶を失っており、弁護人が被告人の意向を十分に汲み取りこれに沿った弁護活動を行うことは不可能ないし著しく困難な状況にある。従って、弁護人において、被告人の防御の万全を期そうとした場合、全面否認事件の場合と同様の応訴方針を採らざるを得ないと思われる。

その通りであるが、事件の記憶がないと主張する刑事被告人は少なくないから、事件の記憶がないことのみで訴訟能力なしとすることはできない。全面否認事件とはすなわち「私は犯人ではない」と主張する事件の裁判で、それは本件「私はそんな事件のことは全く知らない」という主張と同等ということになる。それだけであれば裁判は十分に成立するが。

　　　　検察官が当初請求していた証拠については、本件が自白事件となる
　　　　見通しであったため、相当部分が統合、抄本化された上で追加請求
　　　　されこれに弁護人が同意して採用決定された結果、当初請求されて
　　　　いた証拠の大部分が撤回されている。しかしながら、被告人の防御
　　　　の万全に鑑みれば、現段階で公判審理を行うこととすれば、これを
　　　　白紙に戻して検察官が改めて証拠請求を行い、弁護人の意見を聴取
　　　　する必要があるところ、弁護人においては全ての証拠について不同
　　　　意ないし異議ありとの意見を述べざるを得ないと思われる。本件の
　　　　証拠構造自体は比較的単純なものであるが、検察官請求証拠の分量
　　　　などに照らし、弁護人の不同意意見の結果、相当数の証人請求が必
　　　　要になると見込まれ、これを採用して公判審理に臨んだ場合、ある
　　　　程度長期にわたる公判審理を予定せざるを得ない。

　公判が長期にわたりそうだというだけの理由で裁判をしないなどということはあり得ないが、もちろん裁判所はそんなことを言っているのではない。本件被告人の認知機能との関連におけるポイントは以下である。（ボックスは著者がつけたものである）

> そして、個々の公判期日における手続や訴訟行為はそれぞれが別個
> 独立したものではなく、冒頭手続から判決宣告までの全体としての
> 訴訟手続の構成要素であり、先行する訴訟行為が後行の訴訟手続の
> 前提となり、これらが一連一体のものとなって進展していくもので
> あるから、その時点までに積み重ねられてきた訴訟手続や訴訟行為
> を具体的・実質的・概括的に理解する能力ないし意思疎通能力がな
> ければ、的確な防御活動を行うことはできないと考えられる。

　長い期間にわたる裁判を受けるためには、被告人は、裁判の進行状況（**個々の公判期日における手続きや訴訟行為**）を把握したうえで対応するという能力

があってはじめて、有効な防御をすることができる。著しい記憶障害があれば
それは不可能である。上記7行が本件判決の最も重要な部分である。

　　　　被告人には事件当時の記憶がないだけでなく、記銘力障害という短
　　　　期記憶を保持することができない精神症状があり、現に模擬冒頭手
　　　　続を行っても、翌日にはこれを一切忘却している状況にあることは
　　　　先に説示したとおりである。

　上記**短期記憶**という用語の使い方は誤りであるし（翌日に忘却しているのは
近時記憶の障害である）、記銘力障害を「**短期記憶を保持することができない
精神症状**」とするのも誤りであるが、大勢に影響する誤りではない。

　上記の最も重要な7行について、裁判所は次の通り説明する。

　　　　このような短期記憶を保持できないという被告人の状況を弁護人の
　　　　支援あるいは裁判所の後見的関わりによって補完し、相応の防御が
　　　　できるようにすることが出来るか否かが本件では問われているので
　　　　ある。この見地によれば被告人は説明を受けても事件当時の記憶が
　　　　喚起されず、前日の出来事すら翌日は忘却してしまう状況にあり、
　　　　理解力や判断力にも一定程度の低下がみられるから、弁護人と適切
　　　　に意思疎通を図り前日までの審理の内容を想起して理解し、これを
　　　　踏まえて防御活動を行うことは容易ではない。前日の審理内容どこ
　　　　ろか審理が行われたこと自体についての記憶も保持できない被告人
　　　　にとって、弁護人や裁判所からの説明がなされ、あるいは被告人自
　　　　身が審理内容等をメモに残していたとしても、これらによって前日
　　　　の審理の存在や内容を想起することはできないのであるから、被告
　　　　人の防御の利益に適うように説明等が尽くされたとしても、このよ
　　　　うな方法にはそもそも限界があるといわざるを得ない。このような
　　　　対応で公判審理を実施しても被告人が相応の防御をすることは不可
　　　　能ないし著しく困難であり、被告人の防御権を侵害することは明ら
　　　　かである。検察官の主張は記銘力障害等の被告人の有している精神
　　　　症状を軽視しすぎており、上記主張は採用することはできない。

　「**このような短期記憶を保持できないという被告人の状況**」は「**短期記憶**」

という用語の誤用で、医学的には大変気になるところだが、用語法の誤りにすぎないのでここは目をつぶることにする。用語法はともかく裁判所は、個々の公判期日に行われた手続や訴訟行為を記憶に保持できないという記憶障害を主たる問題とし、さらに「理解力や判断力にも一定程度の低下がみられる」ことをあわせ、このような状態では「被告人が相応の防御をすることは不可能ないし著しく困難であり、被告人の防御権を侵害する」と述べているのである。上記引用最終部分の「検察官の主張」は前記 4 の「これを受けて検察官は、」以下の部分、すなわち、被告人の記憶障害は弁護人の援助等によって補うことができるという主張を指している。訴訟能力とは被告人が単独で訴訟を遂行する能力である必要はないのであるが、本事例 Case 24 の被告人においては、弁護人の援助や裁判所の後見的役割を加えても、彼の著しい記憶障害は補い難いと述べているのである。

> 被告人には、仮に自己の置かれている立場、各訴訟行為の内容、黙秘権等に関して一般的・抽象的・言語的な理解能力ないし意思疎通能力があるとしても、記銘力障害や記憶障害等の精神症状のため、その時点までに積み重ねられてきた訴訟手続や訴訟行為を具体的・実質的・概括的に理解する能力ないし意思疎通能力があるとは認められず、弁護人の援助や裁判所の後見的支援等が尽くされたとしても、複数回の公判期日に跨る公判手続を通して、自己の重要な利害を弁別するに足りる情報を取得し、それに従って相当な防御をなしうる能力があるとはいえない。

「仮に自己の置かれている立場、各訴訟行為の内容、黙秘権等に関して一般的・抽象的・言語的な理解能力ないし意思疎通能力があるとしても」という慎重な表現を加えることによって、著しい記憶障害の存在のみでも（被告人に著しい記憶障害があることは 100% 確実である）、訴訟能力なしと認定できると裁判所は述べている。キーワードは「その時点までに積み重ねられてきた訴訟手続や訴訟行為」である。一定以上の記憶障害があれば、積み重ねを把握することは不可能である。

　かくして裁判所は、被告人には訴訟能力がないと認定した。

> よって、被告人は刑訴法 314 条 1 項本文所定の「心神喪失の状態」にあるから、同条項を適用して、主文のとおり決定する。

主文は次の通りである。

　　　　本件公判手続を停止する。

解説　法廷を駆ける認知機能

1 | 認知機能障害と訴訟能力

　本書で繰り返し示してきた（たとえば Case 17 の解説）器質疾患の特性は、訴訟能力の争いに適用するにあたっては次の通り一部修正が必要である。

(1) 脳の所見を示すことができる。
(2) 認知機能を測定することができる。
(3) 症状と訴訟能力の距離が近い。
(4) 進行性の疾患である。

　修正は (3) のみである。責任能力の争いでは (3) は「症状と弁識能力・制御能力の距離が近い」であったところ、それを「症状と訴訟能力の距離が近い」と修正したものが上記である。

　弁識能力・制御能力と同様、訴訟能力も法的な認知機能である。その内容は本書 Case 23 の解説の通り、「被告人としての重要な利害を弁別し、それに従って相当な防御をすることのできる能力」である。Case 23 で裁判所は、記憶力、見当識、理解力、集中力、注意力、情報処理能力などに言及したうえで、被告人の訴訟能力の有無を判断した。これらの一つ一つは（すなわち、記憶力、‥‥、情報処理能力の一つ一つは）医学的な認知機能であり、これらの総体として法的認知機能としての訴訟能力が成立する。しかしながら、訴訟能力についての結論を医が出すことはできない。なぜなら、第一に、医学的認知機能の中には測定可能なものと測定不能なものがあり、測定可能であってもその精度は各機能によって大きく異なるから、医は法に対して、被告人の完璧な認知機能プロフィールを示すことはできないからである。また、第二に、仮に各機能のすべてが精密に測定可能だとしても、その総体としての機能評価は医学とは別の平面にあるからである。この事情は訴訟能力であっても責任能力

であっても同様で、本書 Case 18 の E 鑑定は医の距離感の誤りを法から厳しく指摘された顕著な例であり、Case 20 は医と法の双方が距離感を誤った顕著な例であった。認知症をはじめとする脳器質疾患では、症状（認知機能）と弁識能力・制御能力、あるいは症状（認知機能）と訴訟能力の距離が近いことが他の疾患にはない特徴ではあるものの、それはあくまで「他の疾患に比べれば近い」ということにとどまるのであって、医学的認知機能と法的認知機能（弁識能力、制御能力、訴訟能力）の間には深い谷間ともいえる距離がある。

　そんな中にあって本事例 Case 24 は、特異な意味を有する貴重な事例である。なぜなら、被告人の認知機能障害はほぼ記憶障害に限られ、そして記憶障害は認知機能障害の中で最も正確に測定可能なものの一つであるという医学的事情に加えて、訴訟能力という法的認知機能について裁判所が下した解釈が、医学的認知機能に直結していたからである。すなわち、本件裁判所の結論は、前述したこの 7 行に集約されている。

> 個々の公判期日における手続や訴訟行為はそれぞれが別個独立したものではなく、冒頭手続から判決宣告までの全体としての訴訟手続の構成要素であり、先行する訴訟行為が後行の訴訟手続の前提となり、これらが一連一体のものとなって進展していくものであるから、その時点までに積み重ねられてきた訴訟手続や訴訟行為を具体的・実質的・概括的に理解する能力ないし意思疎通能力がなければ、的確な防御活動を行うことはできないと考えられる。

　訴訟能力の定義とされる「被告人としての重要な利害を弁別し、それに従って相当な防御をすることのできる能力」は、法の世界において定義とされる他のものと同様、この文言だけでは実務にあてはめて活用することは困難である。「被告人としての重要な利害」とは何かが不明であるし、「弁別」「相当な防御をすることのできる能力」とはどの程度までの能力を指しているかが不明だからである。しかしながら本件で裁判所は、「相当な防御」のためには「**その時点までに積み重ねられてきた訴訟手続や訴訟行為を具体的・実質的・概括的に理解する能力ないし意思疎通能力**」があることが必須であると判示した。Case 24 のように著しい記憶障害があれば、その日その日の記憶はどんどん消えていくから、この能力を欠いていることは明らかである。そして記憶障害はかなり正確に測定できる認知機能であり、したがって本事例の認知機能障害は医学的手法でかなり正確に示すことができるから、本事例においては、認知機

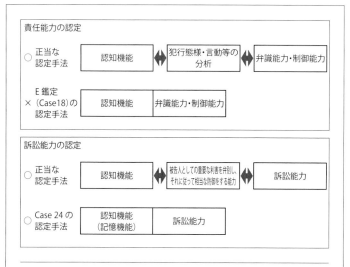

図 9-1　責任能力の認定手法（Case 18）と訴訟能力の認定手法（Case 24）の対比

能という医学的事項と、訴訟能力という法的事項が直結するというきわめて例外的な事態が発生しているのである（図 9-1）。

2 | 顕在化した問題

本事例 Case 24 に「その時点までに積み重ねられてきた訴訟手続や訴訟行為を具体的・実質的・概括的に理解する能力ないし意思疎通能力」がないことは、医学的観点からみて正当である。このレベルのコルサコフ症候群においては、記憶内容は刻々と失われていくので、公判という一定期間にわたっての訴訟手続や訴訟行為を記憶することは不可能である。ではそのことをもって「相当な防御」が不可能と言えるか否かは専ら法的な訴訟能力判断であるから、医の立場から異論を唱える余地はない。

しかしながら、Case 24 の訴訟能力判断と、最高裁平成 10 年 3 月 12 日第一小法廷判決（Case 23B）や最高裁平成 18 年 9 月 15 日第三小法廷判決（Case 23C）との整合性は相当に疑問である。Case 23B は前述の通り「言語を習得していないため、一般的、抽象的概念と思考体系が欠けており、言語性の知能は測定不能なほどに低く、抽象的、構造的、仮定的な事柄を被告人に伝達したり、被告人に理解させることは極めて困難」という状態であり、この障害の重篤度からみて上記「その時点までに積み重ねられてきた訴訟手続や訴訟行為を具体的・実質的・概括的に理解する能力ないし意思疎通能力」を有しているとは考えにくい。少なくとも、有していることを証明することは困難ないし不可能である。また Case 23C では最高裁は前述の通り「被告人本人には裁判で問題となっている重要な事柄の利害を認識、判断し、それを踏まえて弁護人の意思疎通する能力があれば足りる」と述べているのであって、その程度の能力で十分なのであれば本事例 Case 24 も訴訟能力ありとするのが妥当であろう。

かかる矛盾が発生した理由は、本事例 Case 24 では認知機能（特に記憶機能）が検査所見を含めてかなり客観的に評価できたという特殊事情が大きいと考えられる。

ここに、法廷における脳器質疾患特有の問題を見出すことができる。

すなわち、**1｜認知機能障害と訴訟能力** に前記の通り、認知機能という医学的事項と、訴訟能力という法廷事項が直結するという事態が発生したことが、本事例 Case 24 に顕著な特徴であった。この事態を可能にした理由の一つは、Case 24 の認知機能障害が記憶障害にほぼ限定しており、記憶障害が医学的に高い精度で検査できる認知機能であったことであった。

しかしながら、ある意味逆説的であるが、認知機能障害を検査で示すことができるためには、その対象者の認知機能がある程度は保たれていることが必要条件である。なぜなら、著しく認知機能が低下していると、検査そのものが不可能であるからだ。Case 23B がまさにそうした実例である。

すると、Case 24 においては、認知機能障害がそれほど重篤ではなかったために（Case 23B との比較においてそれほど重篤でなかったという意味である）、認知機能検査が可能で、その結果記憶障害を明確に示すことができ、症状＝認知機能と訴訟能力の距離が非常に近くなった（図 9-1）。それを受けて裁判所は、訴訟能力の定義に照らした論理明晰な論考、いわば数学的な論考が可能になり、訴訟能力なしと結論した。それに対し Case 23B においては、認知機能障害がきわめて重篤であったために、認知機能検査が不可能で、その結果記憶障害を明確に示すことができず、症状＝認知機能を訴訟能力に十分に近づけ

ることができなかった。それを受けて裁判所は、訴訟能力の定義に照らした論理明晰な論考が不可能であったため、いわば文学的な論考に依拠し、訴訟能力ありと結論した。Case 24 と Case 23B はこのように対比して理解することが可能である。

　先に、Case 24 と Case 23B の訴訟能力判断の「整合性は相当に疑問」であると著者は述べた。が、証拠裁判主義に照らせば、Case 24 では記憶障害が明快な証拠として示されており、Case 23B ではそれが示されていない以上、Case 24 で記憶障害を重視し、Case 23B では重視しないことには裁判手続上何の問題もなく、両者の整合性には疑問の余地さえないということになるのかもしれない。

　だが手続よりも重要なのは事実であることは言うまでもない。「その患者に著しい記憶障害があることが検査で示された」とき、「その患者に著しい記憶障害がある」ことは事実である（Case 24）。しかし「その患者に著しい記憶障害がある」とき、常に「その患者に著しい記憶障害があることが検査で示される」とは限らない（Case 23B）。すなわち「著しい記憶障害があることが検査で示される」ことが、検査不能という理由で（すなわち、認知機能障害があまりに重篤であったなどの理由で）不可能であったとき、「著しい記憶障害がある」ことを否定するのは事実の否認である。もし著しい記憶障害があれば訴訟能力はないと法が定めるのであれば、検査所見の有無によって訴訟能力の有無の判断が分かれることは、裁判の機能が事実発見にあるとすれば、看過し難い事態であろう。今後、認知症や高次脳機能障害の刑事被告人の増加に伴い、検査所見の正しい理解が（検査不能というケースの意味も含め）、ますます重要性を増すことが予想される。

3 ｜ 潜在する問題

　訴訟能力判断が最高裁判決の Case 23B と矛盾することによって顕在化したのは、検査所見の有無によって症状＝認知機能との距離が大きく変わることであったが、他方、顕在化こそしていないものの、本事例にはもう一つの重大な問題があり、それは将来の裁判においてもっと深刻な形で顕在化するかもしれない。

　それは診断にかかわる医学的誤りである。

　本件、P 鑑定に続き、M、Q、R の各医師から意見書が提出されたのは既述の通りである。裁判所はそのすべてを検討したうえで P 鑑定に信頼性ありと認

め、基本的に P 鑑定に基づき判断を下したのであるが、そこに至る裁判所の論考には、医学的観点からは多数の誤りが認められている。これらの誤りがなかったとしても法的結論は不変であったと思われるが、誤りは誤りである以上、ここにそれらを指摘しておくこととする。

裁判所は次の通り述べている。

1 まず、P 鑑定人による精神鑑定（以下「本件鑑定」という。）の経過及び結果を概観する。

P 鑑定人は、本件鑑定を行うに当たって、平成 26 年 4 月 7 日午後 3 時から午後 5 時まで、同月 14 日午後 1 時から午後 4 時までの間の各 1 時間、T 病院で被告人と面接すると共に、同月 7 日に心理検査である HDS-R（長谷川式簡易知能評価スケール）を行い、同月 14 日に頭部の CT や MRI 検査、脳血流シンチを実施し、更に心理検査である田中ビネー知能検査、MMSE（ミニメンタルステート イクザミネーション）、三宅式記銘力検査、ベントン視覚記銘検査等を行った。その結果、〔1〕MMSE18 点、〔2〕HDS-R14 点、〔3〕三宅式記銘力検査（記銘力障害（＋））、〔4〕ベントン視覚記銘検査（視覚記銘力障害（＋）、視覚認知機能障害（－））、〔5〕観念運動失行（ハトの手で手掌手背が逆）から、被告人は中等度の「認知症」と診断した。また、被告人の身体所見等として突然の発症、人格保持、高血圧、歩行障害、尿失禁、便失禁等から血管性認知症が最も疑われ、CT, MRI で年齢に比してラクナ梗塞が目立ち、SPECT で両前頭葉に血流低下がみられることから、結論的に「血管性認知症」と診断した。

前述の通り、この診断は誤診で、正しい診断はコルサコフ症候群である。診断についての説明は後述する。

なお、上記〔1〕ないし〔5〕の諸検査等の詳細についてみると、〔1〕の MMSE とは標準的に国際的に認められている認知機能をみる検査であって、見当識、遅延再生という記憶面の機能、失行、計算、注意力など全体的な認知機能を検査するものであり、その結果が 30 点満点で 24 点以下になると認知症の疑いがあると判断され、18 点であれば軽度から中等度の認知症を発症している可能性があると

判断されるものである。〔2〕のHDS-Rとは認知機能、特に遅延再生という近時記憶や前頭葉の機能などを検査するもので、30点満点で20点以下であれば認知症の疑いがあると判定されるものである。

　HDS-Rは「特に遅延再生という近時記憶や前頭葉の機能などを検査するもの」ではないから、この記載は誤りである。

　　　　〔3〕の三宅式記銘力検査は、関係する言葉を対に1つずつ覚えさせ、検査者が1つを言えば被験者が対になる言葉を応えるという検査をして、これができれば無関係の言葉を対に覚えさせて前同様のことを行うという検査であり、この検査では被告人に記銘力障害がかなりみられたため、記銘力障害（＋）と判定されている。〔4〕のベントン視覚記銘検査は、被験者に色々な図を見せ、その後それを隠して同じものを書かせて、視空間認知が障害されているか否かをみる検査であり、被告人は物事は認識しているが、それらを覚えておくことが障害されていたため、視覚記銘力障害（＋）、視覚認知機能障害（－）と判定されている。〔5〕の観念運動失行（＋）とは、検査者が行った動作と同じ動作ができるか否かを試してみたところ、被告人は狐の手は真似できたが、鳩の手の形をしたら全然できなかったので、多少能力が落ちていると判定されている。

　〔5〕は観念運動失行の概念の誤解による誤りである。文脈からみて、おそらく鑑定人の誤りであると思われる。これは失行という症状についてのかなり基本的な誤りであるから、P医師が認知機能の専門家でないことは明白である。

　　　　そして、当裁判所が求めた鑑定事項については次の所見が示されている。
　(1)　現時点における被告人の精神障害の有無及びその程度については、被告人は、現在皮質下血管性認知症に罹患しており、その程度は中等度である。皮質下血管性認知症とは、一般的に、記憶障害、失語・失行・失認、実行機能障害、感情不安定、意欲低下、局在性神経徴候や症状等を伴う疾患であり、被告人には、記憶障害、観念運動失行、理解判断力低下、歩行障害、尿失禁、便失禁等の症状が認められる。

JCOPY 498-22904

第9章　訴訟能力　　357

(2) 被告人の意思疎通能力については、現在の被告人は中等度の血管性認知症であり、記憶障害、見当識障害があるため、意思疎通能力は限定されていると考えられる。被告人は、単純な受け答えは可能だが、複雑な質問には、理解力の低下に伴いしばしば的外れな応答、すなわち、質問に対する答えになっていない応答をすることがある。

「質問に対する答えになっていない応答をする」 ことは、理解力の低下に伴うとするのは疑問で、コルサコフの症状としての記憶障害あるいは作話によると判断すべきであろう。

(3) 被告人の知能の程度及び精神年齢については、被告人の現在の知能の程度は田中ビネー知能検査でIQ55、精神年齢は9歳8か月である。

これは大いに疑問である。数値としてはその通りであっても、本件被告人においては、その数値からそのまま精神年齢を算出することは不適切である。なぜなら、著しい記憶障害があれば、この種の検査成績は著しく低値になり得るからである。すると IQ55 という数値は記憶障害による二次的結果にほかならないのであって、この数値から精神年齢という全般的知的機能を述べることはできない。

(4) 被告人に精神障害が認められる場合、現時点での治療の要否及びその回復可能性（回復が見込まれる場合は、回復に要する見込み期間）については、被告人は中等度の認知症に罹患しているので回復の可能性はほとんどないと思われる。

被告人の認知機能が回復する可能性は確かにほとんどない。だがそれは被告人がコルサコフ症候群だからであって、認知症だからではない。診断の誤りは医学的には重大であるが、本件においてはこのように、どの医学的誤りも、法的な最終結論には影響しなかったことは幸運であった。

(5) 上記事項を踏まえた上での被告人との意思疎通方法等、審理遂行上、注意を要すべき事項については、近時記憶障害・見当識障害・言葉の流暢性の障害等みられるため、ここ1年前後の記憶はかなり障害されていると考えられる。

「言葉の流暢性の障害」は、医学的には非流暢性失語の場合にほぼ限定して用いられる用語であるから、本件被告人にはあてはまらない。また、仮に「言葉の流暢性の障害」があったとしても、それは「ここ1年前後の記憶はかなり障害されている」ことと因果関係があるはずがない。上記（5）は医学的には荒唐無稽に近い文章である。

> （6） その他参考事項については、発症の仕方がかなり突発的であるので原因は不明であるが、腎障害に罹患している際に意識障害がみられたことから、不可逆性の何らかの脳器質性変化がみられたのかもしれない。

P医師はこのように脳血管性認知症としては矛盾があることに気づいているようだが、そこから先に思考が進んでいない。それはP医師が精神科医であっても認知機能の専門家ではないことが大きく影響していると見ることができる。

ここで言及されている「不可逆性の何らかの脳器質性変化」がすなわちコルサコフ症候群である。

> 以上のとおりの所見が示されている。その上で、P鑑定人は、「被告人には、1週間前の受診を覚えていない程の記銘力障害がある。」「記銘力とは、新しい記憶を保持する力であり、新しい記憶を保持できないという状態が記銘力障害である。被告人が、刑事裁判の進行や検察官、弁護人及び裁判所の役割、黙秘権の意味等を理解しているような答えをしたことは、知識という面での記憶が保持されているのであり、エピソードなどを記憶することとは全然異なっており、人との受け答えができることと新しい記憶を保持することができないこととは矛盾しない」と説明し、仮に「3日間連日法廷が開廷された場合、被告人は、1日目の審理の内容について、どの程度3日目まで記憶しておくことができるか、また、1日（午前10時から午後5時まで）審理が行われた場合、午前中の出来事について、昼の休憩を挟んだ午後まで 記憶しておくことができるか」という問いに対しては、「すべてを記憶するのは困難で、かなりの脱落があると思われる」と回答するなどしている。

第9章 訴訟能力 359

「記銘力障害」は、記憶のメカニズムでいうところのエンコーディング（符号化）の障害を指す用語であるから、「**新しい記憶を保持する力**」ではない。さらに「**新しい記憶を保持できないという状態が記銘力障害**」に至っては完全な誤りである。保持と符号化は全く異なる記憶過程である。ただし結果としては保持の障害であっても符号化の障害であっても新しい記憶が再生できなことに違いはないので、裁判の実務上は深刻な誤りとは言えない。

　記銘力という用語の使い方を除けば、上記部分のＰ鑑定人の説明は被告人の状態を正確に描写している。そしてこれはまさに教科書に出ている健忘症候群の描写となっている。健忘症候群は原因の異なる複数の病態を含んでおり、コルサコフ症候群はその中の代表的な疾患である。

> 2　これに対し、検察官は、Ｍ医師、Ｑ医師及びＲ医師の意見書３通を根拠に、本件鑑定は根拠薄弱であり、信用できない旨主張する。そこで、上記３名の意見を踏まえて本件鑑定の当否について検討するに、上記３通の意見書の内容は大要次のとおりである。

　「**大要**」と書かれているが、裁判所はこの３通の意見書をひとつひとつ実に丁寧に検討している。本書 **Case 17** の解説にも記した通り、裁判に提出される医学的文書のうち「意見書」は序列最下位に位置しており、裁判所は一蹴する場合がしばしばあるところ、本件裁判所はきわめて良心的に次の通り論考を加えている。

> （1）　Ｍ医師の意見書の要旨は次のとおりである。
> 　血管性認知症は段階的な悪化が特徴であり、急激に発症することは通常あり得ず、急激に発症するのは主要な血管の脳梗塞や脳出血によって大脳皮質の広範な領域が損傷された場合に限られるが、被告人の脳には皮質下にラクナ梗塞を認めるのみであり、このような病変が急激な認知症の発症原因になることはありえない。診断についてより踏み込んだ検討が必要であり、血管性認知症であるとの診断には大いに疑問がある。
> 　これに関連して、本件鑑定が田中ビネー知能検査を認知機能の判定の主たる根拠としている点も大きな問題点である。被告人が何らかの認知機能障害を有していることは確かであるが、発症経過が認知症と一致しない以上、より精密な認知機能検査を行い診断を下すべ

498-22904

360　刑事篇

きである。被告人は黙秘権についてかなり実質的な理解を示しているのに田中ビネー式知能検査の結果が IQ55 というのは極めて違和感のある数値である。そもそも認知機能は検査結果のみから一義的に判定できるものではなく、日常生活等の実場面における実活動から判定しなければならないという判定手技上の問題を挙げることもできる　本件鑑定においては、被告人の意思疎通能力が限定されていると結論づけ、その根拠として記憶障害や的外れな応答を挙げているが、記憶障害のみでは訴訟能力を失わせるには至らないと考えられ、的外れな応答の具体的内容については一切言及されておらず、「質問に対する答えになっていないことがある」という抽象的な説明にとどまっており、判定根拠が事実上存在せず、意思疎通能力にどの程度の問題があるのかを知ることは不可能であり、本件鑑定は著しく不十分である。　現在の被告人に記憶障害が存することは確実であり、その記憶障害は、前向健忘（記銘力障害）と逆行健忘（ある時期より以前の出来事についての記憶障害）である。被告人には検査上見当識障害も存するようであるが、これが存在しないことを示唆する所見もみられる。これらの所見と発症経過を考え合わせる　とコルサコフ症候群が被告人に最もよく当てはまる診断名である。コルサコフ症候群は健忘症候群の一種であり、記憶機能の障害は著しいが、記憶以外の認知機能については一定以上に保たれるのが常である。

被告人に記憶障害があることは明らかであるが、その他の認知機能障害が存することを確実に示す所見は認められない。

　本件被告人の認知機能障害はきわめて急激に発症している。しかし脳画像診断上、脳に大きな脳梗塞や脳出血は認められない。この時点で血管性認知症は明確に否定される。これは医学生レベルの知識でわかることである。

　では被告人の認知機能障害の原因は何か。急性発症。きっかけは重篤な身体疾患。認知機能障害の中心は記憶障害。であれば、第一に挙げられる診断名はコルサコフ症候群である。それもまた医学生レベルの知識でわかることである。もっとも、コルサコフ症候群は有名な疾患であるものの、一般の精神科医が出会う機会は必ずしも多いとは言えないから、この診断名に想到しないことが精神科医として著しく問題であるとまでは言えない。だがそれにしても、この被告人が血管性認知症であるはずがないのは明らかであるところ、精神鑑定

においては診断不明という結論は出しにくいので、P医師としてはどうもおかしいとは思いながらも、やむを得ず血管性認知症という診断名を提出したのであろう。

それはそうと、診断名がコルサコフ症候群であることは、訴訟能力判定上、重要な意味を持っている。なぜなら上記M医師が述べる通り「**コルサコフ症候群は健忘症候群の一種であり、記憶機能の障害は著しいが、記憶以外の認知機能については一定以上に保たれるのが常である**」からである。すると、記憶障害が被告人の唯一の認知機能障害である場合に、訴訟能力をどう考えるかという重要な法的問いが提出されていることになる。M医師は上記の通り「**記憶障害のみでは訴訟能力を失わせるには至らないと考えられ**」という見解を示しているが、訴訟能力が法的概念である以上、この見解は医からの参考意見にすぎない。裁判所は、訴訟能力についての見解が法的に誤りであると指摘することでこのM医師意見を一蹴することもできたはずであるが、それをせずに検討していることは、本件裁判所の誠実さを強く感じさせる。

(2) Q医師の意見書の要旨は次のとおりである。
本件鑑定は被告人の精神状態の記述が極めて不十分である。本件鑑定には「的外れな応答があり疎通性が良好とはいえない」とあるが、具体的な記述に欠けており、客観的な判定ができない。少なくとも本件鑑定時の面接記録をみる限り、質問に対してはそれに沿った答えをしていることから、的外れな応答があるとはいえない。　被告人質問における供述からは、記憶障害や妄想様症状などのため、一見的外れのようにみえることもあるが、質問に対してそれに沿った答えをしていることから、疎通性はある程度保たれていると考えられる。被告人は、訴訟関係人の役割や刑事手続上の自分の立場などが理解できていることから、理解判断能力はある程度保たれている。　MMSE（18点）及びHDS-R（14点）より軽度から中程度の認知症、また、田中ビネー知能検査（55点）より知的には軽度から中程度障害のレベルにあることが推測される。

Q医師はコルサコフ症候群という診断名には言及していないものの、「**的外れな応答があるとはいえない**」「**記憶障害や妄想様症状などのため、一見的外れのようにみえることもあるが、質問に対してそれに沿った答えをしていることから、疎通性はある程度保たれている**」と述べることで、本件被告人に記憶

障害以外の認知機能障害があることに疑問を投げかけている。もっともな指摘である。

  (3) R医師の意見書の要旨は次のとおりである。
    各種心理検査の結果から明らかなことは被告人に記銘力障害があるということである。P鑑定人は、「近時記憶障害・見当識障害・言葉の流暢性の障害等がみられるため、ここ1年前後の記憶はかなり障害されていると考えられる」としているが、心理検査結果と矛盾することはないと考えられる。　本件鑑定で被告人は皮質下血管性認知症を発症していると診断されているが、被告人に記銘力障害があることやCTやMRI等の画像所見に照らし、上記診断に異議の余地はないと考えられる。

 R医師も診断を誤っている。**「被告人に記銘力障害があることやCTやMRI等の画像所見」**だけに着目すれば、**「皮質下血管性認知症を発症している」**という診断は不合理とは言えないが、急性の発症過程であることを見れば、血管性認知症は明確に否定される。**「上記診断に異議の余地はない」**どころではなく、全く逆である。

    詐病に関してはMRI画像により視床前核に梗塞性変化があり記銘力障害の責任病巣となり得るので否定的である。　P鑑定人は、「中等度の血管性認知症がある→的外れな応答→意思疎通能力限定、記憶障害→意思疎通困難」と考えているようであり、まるで以前の不可知論のようであるが、数回の面談、医師診療録、看護記録、各種記録等により意思疎通能力が限定されるという論拠を示すべきであり、意思疎通能力の評価は不十分であると言わざるを得ない。

 この指摘は妥当である。但し、意思疎通能力は、測定不可能な認知機能に属するから、どのような手法でどこまで評価すれば十分と言えるかを決定することはできない。このような場合は、十分不十分かを医学的に判定することはできず、裁判所の判断に任せる以外にない。

  (2) 本件鑑定の当否
    上記3名の医師の意見書の内容は完全に一致しているわけではない

ものの、少なくとも精神症状として 被告人に記銘力障害があることについては一致しており、この点においてP鑑定人の所見と相違は認められない。もっとも、Q医師やR医師は、被告人の記銘力障害の原因疾患が血管性認知症であるとするP鑑定人の診断に疑義を提起していないのに対し、M医師はこれを否定し、被告人はコルサコフ症候群を発症しているとの所見を述べている。しかしながら、訴訟能力の有無という法的判断を行うに当たっては、血管性認知症あるいはコルサコフ症候群という診断名から直ちに訴訟能力の有無という判断ないし結論が導かれるわけではなく、そのためには被告人の精神症状の内実如何が重要なのであり、この見地によればP鑑定人とM医師の診断名の異同に過度に拘泥する必要はないというべきである。

　診断がコルサコフ症候群か血管性認知症かは、医学的に決定的に重要であるのみならず、訴訟能力を判定するうえでも決して無視できるものではない。しかしながら裁判所は、診断を決定せず曖昧な状態のままその先に論考を進めている。これは本来なら大いに批判されなければならないところであるが、判決文の文章論理上は、批判の余地がない隙のない表現が取られている。すなわち**「血管性認知症あるいはコルサコフ症候群という診断名から直ちに訴訟能力の有無という判断ないし結論が導かれるわけではなく」**は確かにその通りである。しかしここは「直ちに」という表現が曲者なのであって、「直ちに」ということは決してないにせよ、診断名が訴訟能力についての結論に密接に関係することは十分にあり得る。なぜなら、たとえ検査の数値上は同じ結果であっても、その解釈は診断名によって大いに異なることがあり得るからである。また、**「被告人の精神症状の内実如何が重要なのであり、この見地によればP鑑定人とM医師の診断名の異同に過度に拘泥する必要はないというべきである」**も確かにその通りである。しかしここは「診断名の異同に過度に拘泥する必要はない」という表現が曲者なのであって、「過度に拘泥する」のは、いかなる事項のいかなる場合でも不適切なのは当然であるから、実はこの文章は普遍的な真実を述べているにすぎず、本件被告人の診断名の議論については何も述べていないに等しい。「診断名の異同について適切に論考する必要がある」が医学的にも法的にもきわめて重要な事実であるところ、その重要な論考を裁判所はレトリックによって見事に回避している。

また、M 医師は、本件鑑定が「認知機能の判定に田中ビネー知能検査を主たる根拠としている点も大きな問題である」などと指摘しているが、P 鑑定人は、先に説示したとおり、〔1〕MMSE 18 点、〔2〕HDS-R 14 点、〔3〕三宅式記銘力検査（記銘力障害（＋））、〔4〕ベントン視覚記銘検査（視覚記銘力障害（＋）、視覚認知機能障害（−））、〔5〕観念運動失行（ハトの手で手掌手背が逆）から、被告人に記銘力障害があると診断したことは明らかであり、田中ビネー知能検査を主たる根拠としているとの指摘は本件鑑定を曲解又は誤読するものといわざるを得ず、これに賛同することはできない。付言すると、P 鑑定人は、上記のような心理検査や頭部 CT、MRI 等の画像診断の検査結果などの客観的な所見から被告人を中等度の血管性認知症であると診断し、そのため記銘力障害等が生じていると診断したものであり、P 鑑定人の鑑定手法に不合理な点があるとはいえない。

　これは同じレトリックにしても、やや低品質である。M 医師の指摘は、田中ビネー知能検査によって認知機能を判定していることの不合理性であるが、裁判所はこの指摘には全く答えず、被告人に記銘力障害があったという P 鑑定人の判断は不合理でないと答えている。全く話にならない。「認知機能」と「記銘力障害」を混同しているのでなければ、裁判所は M 医師の指摘に故意に答えないようにしていると考える以外にない。

　　更に、M 医師や Q 医師は、被告人の応答に的外れなものがあるとは認められず、これがあることを根拠の 1 つとして被告人の意思疎通能力が限定されているとする本件鑑定は不十分であると指摘している。確かに、P 鑑定人の鑑定書中の鑑定時面接記録（抜粋）によれば、P 鑑定人の質問に対する被告人の応答の多くは、問われた内容を理解した上で自らが思っていたり、考えていることを発言しているようにみられる。しかしながら、P 鑑定人は、被告人の応答の全てが的外れであるといっているわけではなく、現に上記鑑定時面接記録の中には、2 回目の面接の際、被告人が、「この前いつ会いましたか」との問いに「初めて会うと思います」と答え、「こちらへ来たと思いますが・・・」との問いに「ここへ来るのは初めてです」と答え、更には「人を傷つけて捕まったのではないですか」との問いに対しては「俺としては別のことで捕まったが、記憶通りに他の病院でそ

ういう薬を飲んでいたか調べてもらった」と答えるなどしたことが
記載されているところ、これらの応答は見方や捉え方如何によって
は的外れな応答と考えることも可能であるから、本件鑑定が直ちに
不十分であるとはいえない。

　誠実な裁判官はおそらくお疲れになったのであろう。もはやレトリックとい
う範囲を超え、論理が解体している。「P鑑定人は、被告人の応答の全てが的
外れであるといっているわけではなく」などというのは当然すぎるほど当然で
ある。応答の全てが的外れであるようなケースは精神科臨床でもまず絶対と
言っていいほど出会うことはない稀なケースであるし、本件被告人の応答記録
を見れば全てが的外れではないことは誰が見ても明白である。そもそも上記引
用部分の冒頭にも記されている通り、M医師とQ医師の指摘は「被告人の応
答に的外れなものがあるとは認められず」であるから、「被告人の応答の全て
が的外れであるといっているわけではなく」は全く答えになっていない。「こ
の木になっている実の中にはリンゴは一つもないではないか」という指摘に対
して、「この木になっている実のすべてがリンゴだといっているわけではない」
と答えているのと同値であり、論理が破綻した答えである。また、「これらの
応答は見方や捉え方如何によっては的外れな応答と考えることも可能である」
は、専門家の指摘に対する非専門家の答えとしては全く意味をなさない。いか
なる症状についても、「見方や捉え方如何によっては」「・・・と考えることも
可能である」のは当然であって、まさにその「見方や捉え方」にこそ専門性が
あるのであるから、非専門家が自らの「見方や捉え方」によって専門家の判定
を覆すのは不条理である。

以上の検討結果によれば、鑑定人の公正さや能力に疑いが生じた
り、鑑定の前提条件に問題があったりするなど、本件鑑定を採用し
得ない合理的な事情があるとは認められない。

　かくして裁判所は、数々の医学的誤りを重ねたうえで、P鑑定を採用したの
である。

　しかしながら裁判所がP鑑定を採用したことは、裁判の手続き上は何の問
題もない。本項を「潜在する問題」と題した通り、判決文に見られる医学的問
題は、本件裁判の最終結論には影響していないのみならず、法の観点からすれ

ば問題ですらないとも言える。法的には、鑑定を採用する・しないは、その鑑定が医学的に正しいか否かとは無関係で、上記判決文引用の最後の記載の通り、「鑑定人の公正さや能力に疑いが生じたり、鑑定の前提条件に問題があったりする」ということさえなければ、裁判官の判断が定義上正しいのである。仮に本件が控訴されたとしても、P鑑定を採用したことについて高裁から咎められる可能性はほぼゼロであろう。

すると我が国の裁判は医学的・科学的事実を軽視していると批判すべき状況か。それは一面では正当な批判であり、一面では失当な批判である。なぜなら、本事例にも見られた通り裁判所は、多数の医学的誤りを犯しても、裁判の最終結論としては正しく着地しているからである。それは、裁判所の結論が定義上正しいという意味で正しいのではなく、被告人の診断と認知機能の評価について医学的に正しい判断がなされたとしても、裁判の最終結論は同一になったという意味で正しいということである。本件に限らず、それは多くの裁判に共通する事態である。それは、一つには、裁判所の犯す医学的誤りが致命的に大きいことは非常に少ないからであるが、もう一つのより大きい理由は、被告人についての医学的事実は、大部分の場合、裁判の結論に直結しないからである。臨床医学においては、患者の医学的事実（診断、検査所見等）が、医学的判断すなわち治療法の選択にほぼ直結するが、裁判においては、医学的事実と法的判断の間に、様々な要因や事情が介在する。たとえば本書**民事篇**の**財産被害・養子縁組・遺言能力** で、当事者の認知機能以外に人間関係の総合判断が加わるように、**刑事篇**の**刑事責任能力**で、岡田の8ステップ（第7章 **Case 17**）に⑤**善悪の判断や行動の制御への焦点化**、⑥**法的な弁識・制御能力としての特定**が見出されるように、医の領域の外にある要因が、法的結論を下すにあたって大きな重みを持つのが常なのである。したがって、判決文に見られる医学的誤りをあげつらうのは、多くの場合は失当な批判ということになる。

しかしながら、訴訟能力においては事情が大きく異なる。いや、事情が大きく異なることに、今後の裁判ではなるかもしれない。

なぜなら、本事例 **Case 24** で裁判所が示した訴訟能力基準は、純粋に医学的なものだからである。同基準とは、要約すれば、「著しい記憶障害があれば、訴訟能力はない」である。

このとき、法で「基準」とされるものの大部分に共通する通り、「著しい」という部分に法的判断が関与する余地があるように見える。裁判所の結論は定義上正義であるから、裁判官が著しいと言えばそれは著しいのであり、裁判官が著しくないと言えばそれは著しくないのである。だが本事例で示されたの

第9章 訴訟能力 367

は、個々の公判期日における手続や訴訟行為についての記憶であるから、そうであれば認知機能検査によって、被告人の記憶機能がそれを保持できるかできないかをかなり正確に示すことができる。それはつまり、問題となっている法的能力（ここでは訴訟能力）と認知機能が直結しているということである（前掲図9-1）。そうであれば、多くの民事事件や刑事責任能力判断とは異なり、医学的判断と法的結論の間に他の要因を介在させる余地はなく、認知機能検査の結果が出された時点で法的結論は一義的に決定されることになる。この状況では、医学的誤りは即致命傷になる。

　判例とは一般に事例判断であり、本事例で裁判所が示した訴訟能力基準が、他の裁判でそのまま採用されるとは限らないが、訴訟能力はその性質上、認知機能との距離が非常に近いものであると言えるから、医学的判断の誤りが法的判断の誤りに繋がる可能性は非常に大きいと言える。本書6章 **Case 16 アメリカンフットボール選手集団訴訟** で指摘したように、医学的問題の解決を裁判官に委ねるのは本来無理な要求である。だからこそ鑑定が行われるのであるが、本事例 **Case 24** のように複数の鑑定や医学的意見が提出されたとき、裁判所はどれが正しいかを決定しなければならないから、結局は医学的判断を医学の非専門家である裁判官に求めるという不合理が発生する。このような場合、裁判官による医学的判断は、判決文には非常に簡潔にしか記されていないのが常で、ほぼブラックボックス状態であり、誤りが顕在化することはほとんどない。それに対し本事例 **Case 24** は、複数の鑑定・医学的意見を裁判所が如何なる論考を通して判断したかを詳細に判決文に記すことによって、他の多くの裁判において潜在していた問題を浮上させ議論の俎上に載せるまたとない機会を提供している。鑑定が批判され淘汰されなければ進歩があり得ないように[2] 裁判も、批判を受けなければ問題は水面下で成長し続け、気づいた時には巨大なモンスターのように肥大化しているかもしれない。訴訟能力は今後の我が国の裁判において、争われることが増加すると考えられ、訴訟能力と認知機能の関係がどのように整理されていくことになるにせよ、本事例は問題の所在を明確化したランドマークとなる貴重な判例である。

参考
1) 判例タイムズ 1421号 369頁.
2) 村松太郎：淘汰なくして進化なし，排斥なくして正確さなし．司法精神医学 9: 85-89, 2014.

Case 25

公判停止 19 年、
裁判打ち切り

殺人、銃砲刀剣類所持等取締法違反被告事件
最高裁判所第一小法廷平成 27 年（あ）第 1856 号 [1,2]
平成 28 年 12 月 19 日判決

殺人事件で逮捕 2 年後に訴訟能力なしとし
て公判が停止されたまま時が過ぎ、事件発
生から 21 年後、最高裁が裁判打ち切りの判
断を示した。

> **刑事訴訟法 第314条1項（抜粋）**
> 被告人が心神喪失の状態に在るときは、検察官及び弁護人の意見を聴き、決定で、その状態の続いている間公判手続きを停止しなければならない。

Case 23 にも示した刑訴法314条1項に示されているのは、上記の通り、公判停止までであって、その後については何も法には定められていない。訴訟能力が回復すれば公判は再開されるが、では、訴訟能力の回復見込みがない場合はどうなるのか。本件はそれが最高裁によって示された有名な事件である。

事件発生後の経過

- 1995年5月3日 事件発生。殺人。
  被害者は66歳と1歳の2人。通り魔事件である。
- 1995年9月25日　　　起訴
  罪名は殺人及び銃砲刀剣類等取締法違反である。
- 1997年3月28日　　　公判停止　（刑訴法314条の心神喪失）
  犯行時被告人は統合失調症に罹患していたことがP鑑定によって示された。さらに複数重ねられた鑑定結果を受け、裁判所は被告人が心神喪失（刑訴法314条）であると認定し、公判は停止され、以後、被告人は精神科病院に入院を続けることになった。
- 2014年3月20日　　　第一審判決：公訴棄却
  M鑑定を受けて名古屋地裁は公訴棄却を宣告した。
- 2015年11月16日　　　第二審判決：原判決破棄
  高裁は公訴棄却は違法であるとして一審判決を破棄し、名古屋地裁に差し戻した。
  被告人側上告。

2016年師走に出された最高裁の結論は、二審判決の破棄。すなわち一審判決である公訴棄却が支持された。次の通りである。

最高裁の判断

所論に鑑み、職権をもって調査すると、原判決には、刑訴法 338 条 4 号の解釈適用を誤った違法があり、同法 411 条 1 号により破棄を免れない。その理由は、以下のとおりである。

上記「原判決」は二審判決を指している。
刑訴法 338 条 4 号および 411 条 1 号は次の通り。

刑事訴訟法 第 338 条 4 号

左の場合には、判決で公訴を棄却しなければならない。

4. 公訴提起の手続きがその規定に違反したため無効であるとき。

刑事訴訟法 第 411 条 1 号

上告裁判所は、第 405 条各号に規定する事由がない場合であっても、左の事由があって原判決を破棄しなければ著しく正義に反すると認めるときは、判決で原判決を破棄することができる。

1. 判決に影響を及ぼすべき法令の違反があること。

1　第 1 審の審理経過と第 1 審判決の要旨

（1）　第 1 審の審理経過

本件公訴事実の要旨は、「被告人は、平成 7 年 5 月 3 日、愛知県豊田市内の神社境内において、当時 66 歳と 1 歳の被害者 2 名を、いずれも殺意をもって文化包丁で刺殺し、その際、業務その他正当な理由による場合でないのに、上記文化包丁を携帯した」というものである。

被告人は、上記殺人、銃砲刀剣類所持等取締法違反の事実により、平成 7 年 9 月 25 日に起訴された。同年 11 月 20 日の第 1 回公判期日において、人定質問、起訴状朗読が行われた後、弁護人により、被告人が精神疾患に罹患していることを理由に公判手続の停止の申立がされ、第 2 回公判期日以降、公判手続の停止に関する審理が行われた。そして、平成 9 年 3 月 28 日の第 7 回公判期日において、第 1 審裁判所は、被告人が心神喪失の状態にあると認め、刑訴法

314条1項により、その状態の続いている間、公判手続を停止する旨決定した。その後、第1審裁判所は、被告人の勾留の執行を停止する旨決定し、被告人は、精神保健及び精神障害者福祉に関する法律に基づく措置入院を受けた。被告人の入院治療はその後も続けられ、平成26年3月20日の第1審判決まで約17年間にわたり公判手続が停止された。

この途中経過は新聞にも大きく報道されている[3]。

(2) 第1審判決の要旨
第1審判決は、被告人について、非可逆的な慢性化した統合失調症の症状に脳萎縮による認知機能の障害が重なっており、訴訟能力はなく、その回復の見込みがない旨判示した。
そして、第1審判決は、被告人に訴訟能力の回復の見込みがなく、裁判所による公訴の取消しの検討依頼等に対し、検察官が公訴を取り消さない旨繰り返し回答している本件においては、公訴提起後に重要な訴訟条件を欠き、後発的に「公訴提起の手続がその規定に違反したため無効」になったものとして、刑訴法338条4号を準用して、公訴棄却の判決を言い渡した。

すなわち、検察官の公訴提起が無効であるというのが一審裁判所の判断である。
ところが二審（高裁）はこれを覆す。以下、「原審」は二審を指している。

2 原審の審理経過と原判決の要旨
(1) 原審の審理経過
検察官が控訴し、第1審判決には不法に公訴を棄却した誤りがある旨主張した。
(2) 原判決の要旨
原判決は、第1審判決が、被告人について、訴訟能力が欠けており、その回復の見込みがないとした判断には、誤りはない旨判示した。

ということはすなわち、裁判を再開できる見込みはないという点までは高裁も認めているのである。だがそれでもなお公訴は棄却できないというのが高裁

372　刑事篇

の判断であった。

　　　　そして、原判決は、刑訴法上、公判手続を停止した後、被告人に訴
　　　訟能力の回復の見込みがないのに検察官が公訴を取り消さない場
　　　合、裁判所がいかなる措置を講ずべきかについては規定がなく、訴
　　　追の権限を独占的に有している検察官が公訴を取り消さないのに、
　　　裁判所が訴訟手続を一方的に打ち切ることは基本的には認められて
　　　おらず、検察官による公訴の取消しの合理的な運用が期待されてい
　　　るというのが自然な理解であり、当事者追行主義とも整合する旨説
　　　示し、裁判所が訴訟手続を打ち切ることができるのは、公判手続を
　　　停止した後、訴訟能力の回復の見込みがないのに検察官が公訴を取
　　　り消さないことが明らかに不合理であると認められるような極限的
　　　な場合に限られる旨判示した。

　ここまでは万人が納得するところであろう。但し法的議論の常として、この
「明らかに不合理」の「明らか」とは具体的にどのような場合を指すかが大問
題である。**「訴訟能力の回復の見込みがないのに検察官が公訴を取り消さない」**
とすればその時点で**「明らかに不合理」**のようにも思えるが。

　　　　その上で、本件については、公訴を取り消さない判断をした検察官
　　　の裁量を合理的でないと断定することはできず、検察官が公訴を取
　　　り消さないことが明らかに不合理であると認められる極限的な場合
　　　に当たるとはいえないとし、本件公訴を棄却した第 1 審判決は、刑
　　　訴法 338 条 4 号の解釈適用を誤り、不法に公訴を棄却したもので
　　　あって、破棄を免れないとして、第 1 審裁判所に差し戻した。

　本件被告人には訴訟能力回復の見込みはない、そこまでは高裁も認めてい
る。だがそれでも検察官が公訴を取り消さないことは**「明らかに不合理」**では
ないというのが高裁の判断である。その判断は常識的には納得し難いが、法の
権威である高裁が言うのであるから、納得するしかない。
　しかしながら最高裁は高裁の判断を覆した。次の通りである。

　　　3　当裁判所の判断
　　（1）　被告人は、非可逆的で慢性化した統合失調症の症状に加え、脳萎縮

による認知機能の障害が重なり、訴訟能力が欠けており、その回復
の見込みがないとした原判断は、正当として是認することができる。

　順序としてまずこのように最高裁は、被告人に訴訟能力がなく、回復の見込
みもないと認定する。
　ここまでは一審、二審の認定と共通している。問題は、では、訴訟能力回復
見込みがない被告人の裁判を、検察官が公訴を取り消していないのに、裁判所
が打ち切ることができるかという点である。

　(2)　訴訟手続の主宰者である裁判所において、被告人が心神喪失の状態
　　　にあると認めて刑訴法 314 条 1 項により公判手続を停止する旨決
　　　定した後、被告人に訴訟能力の回復の見込みがなく公判手続の再開
　　　の可能性がないと判断するに至った場合、事案の真相を解明して刑
　　　罰法令を適正迅速に適用実現するという刑訴法の目的（同法 1 条）
　　　に照らし、形式的に訴訟が係属しているにすぎない状態のまま公判
　　　手続の停止を続けることは同法の予定するところではなく、裁判所
　　　は、検察官が公訴を取り消すかどうかに関わりなく、訴訟手続を打
　　　ち切る裁判をすることができるものと解される。

　「**と解される。**」　受動態の文章であるが、実質は「最高裁はそのように解す
ることと決定した」である。

　　　　　刑訴法はこうした場合における打切りの裁判の形式について規定を
　　　　置いていないが、訴訟能力が後発的に失われてその回復可能性の判
　　　　断が問題となっている場合であることに鑑み、判決による公訴棄却
　　　　につき規定する同法 338 条 4 号と同様に、口頭弁論を経た判決に
　　　　よるのが相当である。
　　　　　したがって、被告人に訴訟能力がないために公判手続が停止された
　　　　後、訴訟能力の回復の見込みがなく公判手続の再開の可能性がない
　　　　と判断される場合、裁判所は、刑訴法 338 条 4 号に準じて、判決
　　　　で公訴を棄却することができると解するのが相当である。

　「**と解するのが相当である**」も裁判独特の表現であるが、そのニュアンスは
ともかく、実質的な意味は「と裁判所は判断する」と同義である。すなわち最

374　　刑事篇

高裁は、検察官が公訴を取り消さなくても、「被告人に訴訟能力がないために公判手続が停止された後、訴訟能力の回復の見込みがなく公判手続の再開の可能性がないと判断される場合」には、「公判手続を停止した後、訴訟能力の回復の見込みがないのに検察官が公訴を取り消さないことが明らかに不合理である」として裁判所の判断で裁判を打ち切ることができると判断したのである。

　　　　高裁の判決は刑訴法338条4号の解釈適用を誤った違法があり、
　　　　この違法は判決に影響を及ぼすことが明らかであって、原判決を破
　　　　棄しなければ著しく正義に反するものと認められる。

　かくして二審判決は破棄され、第一審判決が正当とされた。1995年の殺人事件発生から21年経過しての終結であった。

JCOPY 498-22904

第9章　訴訟能力　375

解説　永続する一時停止

　一時停止の標識があれば、自動車の運転者は自動車を停止させなければならない。そして間もなくその自動車を再発車させなければならない。一時停止の標識は、自動車を再発車させることを前提として、停止を命ずるものである。しかし一時停止した自動車がそのまま発車しなかったらどうなるのか。一時停止の標識はそんなことは想定していない。いつまでも自動車が一時停止したままであれば、人々は困惑するしかない。これと同じことが法廷で発生したのが本件である。

　一時停止は実に19年間継続した。運転者である検察官は、再発車する・しないの権限は全面的に自分にあると主張した。道路の管理者である裁判所の権限は一時停止を命ずるところまでであって、廃車まで命ずるのは違法であると検察官は主張した。法の理屈上はそれが正しいようにも思える。だが現実はそうはいかないのである。もうこの自動車は動く見込みはない。そんな自動車をいつまでも一時停止線の前に停留させるわけにはいかない。一時停止は一時停止であって、永続するのであればそれは一時停止ではない。

　刑事訴訟法314条1項は、被告人が心神喪失の状態に在るときは、その状態が続いている間公判手続きを停止しなければならないと定めている。これは一時停止規定である。その状態が「続いている間」とはつまり、その状態は一時的であることを前提としており、永続することは想定していない。本件最高裁判決文に「形式的に訴訟が係属しているにすぎない状態のまま公判手続の停止を続けることは同法の予定するところではなく」と記されている通りである。一時停止の予定が予期せぬ永続停止になったのであれば、一時停止規定を超えた断をくださなければならないのである。その意味で本件最高裁の判決は、そして遡って名古屋地裁の判決は、現実に即した至当なものであった。

　もっとも、停止が一時的か永続的かの判断は慎重に下さなければならない。その自動車は動く見込みがあるのか、ないのか。それを正確に判断できるのは、運転者でもなければ道路管理者でもない。自動車の技師である。本件、技師すなわち医師から、訴訟能力なしと最初の判断が下されたのは1997年であ

る。かくして本件は一時停止し、その状態のまま延々と年月が過ぎた。最終的にもはやこの自動車は動かないと裁判所が結論したのは 2014 年、8 人目の技師である M 医師の鑑定結果を受けてのことであった。最高裁判決文には裁判官からの補足意見として「**訴訟能力の回復可能性についての判断は、医師等の専門家の意見を聴取するなどして時間をかけた経過観察が必要なものである**」と記されている。本件、19 年という「**時間をかけた経過観察**」を経て、訴訟能力の回復可能性なしと裁判所は判断した。その慎重さは適切に見える反面、技師の目から見れば一瞬でこの自動車は動かないと正確に結論を下すことができるケースも十分にあり得る。逮捕勾留後に統合失調症と診断され、慢性化して人格荒廃が進み、さらに認知症が発症し進行した本件はそれにはあたらないと思われるが、犯行時から中〜重度の認知症であったようなケースでは、認知機能に回復の見込みがないことは医師が見れば短期間で判断可能である。むしろ長期に経過観察することは、認知症の進行を手をこまねいて見ていることになりかねず、不適切であろう。

　裁判所の判断で裁判打ち切りができるという判断を最高裁が示した本件は、訴訟能力についての大きなランドマークとなる判例である[1]。そして認知症の被告人をめぐって直ちに発生する課題は、訴訟能力回復の見込みを如何にして判断するかということになろう。認知症は進行性に認知機能が低下する疾患であるから、いま訴訟能力がなければ、将来も訴訟能力はないと総論的には言うことができる。だが認知症であっても認知機能はある程度時間とともに変動する。さらに言えば、10 年後、あるいは 20 年後に、認知症の認知機能を改善させる新たな治療法が開発されるかもしれない。現時点ではそれは夢物語であっても、夢が次々に実現されてきたのが医学の歴史であることに鑑みれば、夢物語だからという理由で却下して裁判を打ち切ることが妥当とは言えまい。認知症の増加、そしてそれに伴う医学の発展は、法廷にいくつもの問題を提起している。

参考
1) 松代剛枝：訴訟能力欠如を理由とする控訴棄却の適否. ジュリスト臨時増刊 1505 号 192 頁; 宇藤　崇：訴訟能力が回復する見込みがない場合の手続打切り. 法学教室 437 号 147 頁; 中島　宏：被告人の訴訟能力と手続打切りの可否. 法学セミナー 747 号 126 頁.
2) 吉岡眞吾：最高裁判所判決にて訴訟無能力・回復不可能として公訴棄却が確定した一例. 第 13 回 日本司法精神医学会大会. 大阪. 2017.
3) 朝日新聞, 2009 年 10 月 15 日. 記事には「精神鑑定で「訴訟能力なし」とされ, 裁判所が公判を停止した. 入院中だが, 回復のめどは立たない. 判決を受け, 罪を償って欲しいという遺族の願いは宙に浮き, 時間だけが過ぎている」と記されている.

終章

法と医を結ぶ認知機能

人は日々、認知機能を駆使して生きている。

　理解する。記憶する。学習する。判断する。会話する。自動車を運転する。時には不動産を売買する。養子縁組をする。遺言をする。稀には犯罪をする。どれも正確に行うためには、あるいは行わないためには、認知機能が必要である。

　認知機能の低下は、人が生きる様々な局面に影響する。その影響は周囲の人々に、そして社会に波及する。正常な認知機能によって保たれていた均衡が揺らぐ。崩れる。争いが生まれる。裁判になる。

　裁判の重要な機能は事実の発見にある。そして認知症がかかわる裁判が発生するのは、認知機能の低下が様々な歪みを生むからである。認知機能を評価するのは医が発展させてきた技術であり、裁判では法と医の的確な協働作業が求められる。

　終章は全書からそのためのポイントを抽出する。

1 | 認知機能は結論ではない

　結論は常に裁判所が下す。それは裁判官の総合判断によるものであり、認知機能評価はその一要素にすぎない。如何に認知機能が正確に評価されても、そこから結論までの間には長い距離がある。

1-1　裁判官は総合判断をする

> このような事情を総合考慮すれば、本件売買は、被控訴人の判断能力の低い状態に乗じてなされた、被控訴人にとって客観的な必要性の全くない（むしろ被控訴人に不利かつ有害な）取引といえるから、公序良俗に反し無効であるというべきである。（1章 財産被害 Case 2）

　Case 2 で裁判所は、認知機能低下につけこんで不当な安値で土地を買い取った不動産会社の行為は公序良俗に反するから無効であると結論した。

　ここでは認知機能が低下していること自体がポイントで、その低下の度合いはほとんど問われていない。認知症のため騙されて全く不利な契約をしてしまった。いかにもありがちな本書1章の各ケース、意思能力が失われていれば契約は無効になるが、そこまでの著しい認知機能低下が仮になかったとして

も、本人保護に活用できる法の条文は他にも複数あり（本書1章 Case 3 解説の図1-2参照）、裁判では契約の内容や本人の社会的状況や人間関係などの論考を経たうえで結論が導かれる（図1）。これは他の法的行為、養子縁組（2章）や遺言（3章）においても同様である。人は周囲の人々との関係の中に存在するのであって、争いは常に本人と周囲を巻き込んで発生する。このとき、本人の認知機能は争いを構成する一要素にすぎず、法は認知機能だけにはとらわれず大所高所から人を見る。

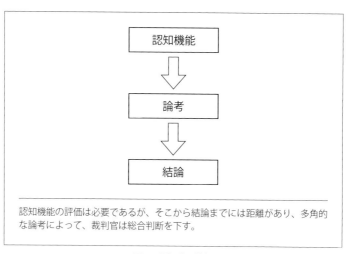

図1　認知症の裁判

1-2　認知機能は一要素にすぎない

> E鑑定人のいうワーキングメモリーがいっぱいになるという説明も、欲求が増大して一時的にそのような状態に陥ることが反対動機形成不能とまで結論づけられるものであるかは問題がある。（7章　刑事責任能力　Case 18）

Case 18 は脳出血の既往を有する女性が、コンビニからたばこを盗んだ刑事事件である。鑑定医Eは被告人に重度の前頭葉機能障害ありと診断し、犯行時は心神喪失であったとした。裁判所はE医師の医学的診断は受け入れたが、心神喪失との意見は採用せず、独自に責任能力の判断を行った。

E鑑定の瑕疵は、医と法の距離感を大きく誤り、図1に示した「認知機能」

と「結論」を直結させ、最も重要な「論考」をスキップしたことであった。争いにおける認知機能とは、結論に至る論考のための一要素にすぎない。**Case 18** は法が医を的確に諫めた例であると言える。

1-3　一定の影響が正当

> 被告人の認知症の症状が本件犯行に一定の影響を及ぼしていることは否定できず、被告人が本件犯行に及んだことに対する非難は、ある程度限定されるというべきである。(8 章　前頭側頭型認知症 Case 21)

スーパーからリンゴを窃盗した **Case 21** の被告人は前頭側頭型認知症に罹患していた。裁判所は鑑定医の意見を聴いたうえで、認知症は犯行に「一定の影響」があったと認定した。認知機能検査の精密な検討を欠いたこの認定は、ラフな手続しか行われていないようにも見えるが、逆に検査結果からの過剰な推論を控えた至当なものである。

1-4　認知機能 = 結論 となる例外事例

> その時点までに積み重ねられてきた訴訟手続や訴訟行為を具体的・実質的・概括的に理解する能力ないし意思疎通能力がなければ、的確な防御活動を行うことはできないと考えられる。(9 章　訴訟能力　Case 24)

認知機能がそのまま裁判の結論となる唯一の例外が、訴訟能力なしの判決が下された **Case 24** である。裁判所の論拠は、「著しい記憶障害（近時記憶障害）があれば、訴訟能力はない」であった。この論法においては、認知機能と結論を介在する図1の「論考」は不要である。それはすなわち、一方で医の責務はきわめて重大であることを意味し、他方ですぐれて客観的・科学的な裁判が可能になることを意味する。総合的な事情を考慮して大所高所から判断するということは、裏を返せば、裁判官の恣意が介入する要素が強いという欠点があることを否定できない。それに対して認知機能のみで法的結論が一義的に決まるのであれば、客観的な事実以外の要因が入り込む余地はなく、公平性が科学で担保されることになるように見える。

しかしながら、Case 24 に記した通り、認知機能検査を最も強力な証拠にすることは、検査不能なレベルの重い障害を有する被告人が不利な扱いを受けるという結果を招く。検査成績が著しく低い場合に訴訟能力なしと認定する手法には、検査可能であるケースだけを選別するという見えにくい前提があり、逆に公平性を大きく損なうことになるのだ。

一方、認知症では、訴訟能力が失われているとひとたび認定されれば、それが回復する可能性はほとんどないから、裁判打ち切りとなる可能性が高く、するとその後の処遇をどうするかという深刻な問題を残すことになる。こうした事情まで考慮したうえで訴訟能力を判定するためには、認知機能と結論の間に総合的（政治的？）論考を介在させることが望ましいと考えられるが、**Case 24** の判定法ではそうした介在の余地はない。訴訟能力についての争いが今後増加することも視野に入れると、訴訟能力と認知機能の関係についてはまだまだ深い議論が必要である。

2 │ 法廷は学会ではない

裁判所の下す総合判断とは司法上の判断であり、科学的判断ではない。裁判所はもちろん事実に基づいて判断するのであるが、その「事実」とは裁判官の主観によって決定される、いわば「主観的事実」である[1]。主観的事実は客観的事実ではなく、客観的事実に基づかない判断は科学的判断ではないが、理想を求めて科学的判断を追究しても、人間社会における多くの問題は解決できない。

2-1 司法判断の優越と越権

> 当裁判所の判断は、司法上の判断であり、医学上の厳密な意味での科学的判断ではなく、（6 章　脳損傷　Case 15）

当然である。人間社会に生起する様々な因果関係や、個々の人間の行動を、正確に説明・判定するだけの知見を、現代の科学は有していない。もし裁判において厳密な医学的・科学的判断が必須というのであれば、「解なし」すなわち「判決は下せない」という事件が大半を占めることになる。

だが医学的・科学的判断という足枷を外された司法的判断は、放埒に走る危険も孕んでいる。既述の通り、**Case 15** の裁判所がいう「司法上の判断」は、「外

JCOPY 498-22904

終章　法と医を結ぶ認知機能　383

傷性による高次脳機能障害は、・・・、その診断が極めて困難となる場合があり得るため、真に高次脳機能障害に該当する者に対する保護に欠ける場合があることをも考慮し、当裁判所は、控訴人が本件事故により高次脳機能障害を負ったと判断する」という判決文にあまりにも明らかな通り、論理が破綻している。このような論理が通るのであれば、「性犯罪は・・・その事実認定が極めて困難となる場合があり得るため、真に性犯罪に遭った被害者に対する保護に欠ける場合があることをも考慮し、被害者が性犯罪に遭ったと判断する」も正当な論ということになり、冤罪が莫大な数にのぼることになろう[2]。裁判所が医学的・科学的判断には必ずしもとらわれないのは、血の通った判決を導くための優れた特性であるが、だからといって無論理でいいということになろうはずがない。

2-2 主観的事実が合法

> CM の供述には被告に対するバイアスが入っていることは否定することができない。(2章 養子縁組 Case 4)

　これは証人の証言の信用性についての裁判所の判断が記された部分である。証言の信用性の判断はまさに裁判官の判断の主要部分であり、信用性なしと裁判官が判断すればそれが結論とみなされ、もはや反論の余地はない。裁判ではこうして証言が事実と非事実に選別され、事実を積み重ねることによって結論が導かれる。すなわち裁判における「事実」とは裁判官の「主観的事実」にほかならない[1]。

　それは科学でないから不当であるという批判は、裁判とは必ず結論を出さなければならない場だという事情を看過した失当なものである。学会であれば「それは今後の研究課題であると考えております」という万能の言い逃れフレーズが通用するが、裁判ではそうはいかないのだ。

2-3 非客観的事実は非科学

> 第二遺言当日の医療記録から推定できることは、A には根深い意識障害が存在しなかったということのみ (3章 遺言能力 Case 8)

　主観的事実を事実と決定できるのは裁判官だけに許された特権である。裁判

官以外の人間がこれを行えば、「空想と事実の区別ができていない」とあまりにも的確な批判を直ちに浴びることになる。

　上記 Case 8 からの引用は鑑定医 N の判断部分である。遺言能力鑑定は、死者の認知機能の判定であって、本人を直接診察せずに下す医学的判断には当然に大きな限界がある。上記 N 医師の結論は、医学的にここまでなら言える、それ以上は言えないという限界を設定した、謙抑的で正確なものである。

　N 医師のこの医学的結論を出発点として、図 1 の通り、さらに幅広い論考を加えて法的結論を導くのが司法の役割である。Case 18、Case 21、そして後述の Case 13 の裁判所は正確かつ粛々とこの仕事を遂行している。

　だが Case 8 の裁判所は、N 鑑定を排斥し、はるかに不正確な P 鑑定を採用するという、医学的観点からは不当な判断を下した。その背景には、裁判所が決めた結論をより強化するほうの意見の採用に傾くという法廷力学が作用したものと思われる。そして P 医師の意見を採用しようとする裁判所は、相対的に N 医師の意見を批判し、それは中傷と言えるレベルに達している。

　「N 証人は、第二遺言当日の記述から分かることは、A に根深い意識障害がなかったことのみである旨証言するが、知的能力の発揮によるものではない理由について、首肯するに足りる理由を示していない。」と論難した Case 8 の裁判官は、空想と事実を同一視するのは裁判官のみに許された特権であるということを忘れていたようである。

2-4　理想の裁判とは

> A は既に本件事故当時、老人性認知症が進んでいたものであり、その発症は、本件事故に原因するものではない。また、事故後生じたせんもう状態は、初期においては本件事故に遭遇したことによる心理的要因が関与していると見られるものの、これが長く続いたのは、認知症としての認知力障害、見当識障害があったためであり、そのせんもう状態に対する身体拘束や刺激の少ない入院という事態が、認知症の増悪を招いたものである　（6 章　脳損傷　Case 13）

　Case 13 は鑑定医による正確な医学的判断と、裁判所による正確な論考が見事に合体した事例である。本章に前掲の図 1 に照らせば、認知機能の部分を医が担当し、それに依拠した論考を法が担当し、その論考においては必要時に医から補完する意見を聴き、結論は法が下したのが Case 13 で、それは医と法の

分業的協働作業である。医と法が互いの領域を批判的に尊重しつつ自らの領域内で真摯に質の高い仕事をすれば、この **Case 13** のように理想に近い展開が得られる。

そして認知症をめぐって真摯で質の高い仕事をするためには、検査結果の正しい解釈、すなわち検査の偉力と限界を認識したうえでの解釈が必須である。

3 | 検査結果は認知機能ではない

認知機能検査（神経心理学的検査、高次脳機能検査と同義）は、その客観性・定量性ゆえ、裁判でつきとめようとする事実のうちの、科学的事実の部分を導くうえで強力なツールである。だがいかに強力であっても、検査の本質が理解されないままにされた解釈は様々な誤解を含むリスクがあり、それは裁判の結論を歪める。

3-1　検査レッテルリスク

> HDS-R とは認知機能、特に遅延再生という近時記憶や前頭葉の機能などを検査するもので（9章　訴訟能力　Case 24）

HDS-R は「特に遅延再生という近時記憶や前頭葉の機能などを検査するもの」ではない。したがって **Case 24** の判決文中の上記記述は明白な誤りである。

この種の誤り、すなわち「○○は○○の検査である」というレッテルの誤りは、実は他の判決文中にも膨大に認められ、指摘すればきりがなくなる。だがこの誤りが判決の誤りに繋がることはまずないので、いちいち指摘するに足らない些細な誤りとみなすのが妥当なのであろう。

但し、検査の種類によってはレッテルの誤りが判決を歪める場合がある。その一つは、前頭葉眼窩面損傷の検査として開発されたギャンブリングタスクである[3]。前頭葉眼窩面損傷では脱抑制という特徴的な症状があるが、この検査はあくまでも、前頭葉眼窩面損傷者に特徴的な、将来の帰結に対する無関心・無感情に起因する利那的な行動様式をとらえるために開発されたものであり、「脱抑制の検査」ではない。ましてや「行動制御能力の検査」でもないが、法廷ではそれに近い主張が散見される。

このように、検査のレッテルそのものが不適切であったり、または特に法律用語とたまたま一致ないし類似しているとき（ギャンブリングタスクでは「行

動制御能力」に類似）、検査結果の解釈に混乱や誤解を招く[4]。検査の本質から離れ、検査に冠されたレッテルのみに依拠した主張は、鑑定医のレベルで回避しなければならない。

3-2 認知機能用語リスク

> 被告人の現在の知能の程度は田中ビネー知能検査で IQ55、精神年齢は 9 歳 8 か月である（9 章　訴訟能力　Case 24）

この記述にはどこにも誤りはない。但し、精神年齢という用語は、最近の医学界ではほとんど使われていない。なぜなら精神年齢とは、認知機能についての、すでに過去の中に葬り去られた仮説に基づく概念だからである。すなわち、20 世紀初頭頃には、認知機能とは「知能」という単一のもので、それは体力と同じように、子どもの発達につれて一定の率で増加するものであると考えられており[5]、この理論に基づいて生まれたのが精神年齢であり、田中ビネー知能検査であった。しかしながら言うまでもなく現代では、認知機能は単一でなく、たとえば記憶、たとえば言語というように、複数の特異的な機能に分けられることが明らかになっている。したがって「精神年齢」という概念を殊更に持ち出すのは時代錯誤的であるし、さらには、たとえば「被告人の精神年齢は客観的検査により 9 歳 8 カ月と判明した。すなわち被告人の精神機能は 14 歳未満である」というような深刻な誤解を招くことにもなりかねないので不適切であるとも言える[6]。

認知機能に冠せられたレッテルから生まれる誤解という意味では、同様の問題は他にも多数認められる。顕著なものを 2 つのみ例として示す。

・知能（そして知能指数）

「知能」や「知能指数」は、日常会話でもよく口にされ、法廷でもしばしば証拠として取り上げられているが、知能とは何かについては、精神医学界でも心理学界でも多数の定義が乱立している状況である。知能検査の成績を知能とし、それは知能指数という数値で示されるのが一般的であるが、知能検査とは複数の認知機能検査の組み合わせであり（そのような検査は「検査バッテリー」と呼ばれる）、その合計点から算出した数値を知能指数と呼んでいるにすぎない。この種の合計点は、学校の成績などとの相関は高いものの、非常に多くの認知機能を反映しているので、逆に特定の認知機能を評価

するうえでの価値は非常に低い[7, 8]。

・前頭葉機能

前頭側頭型認知症が広く知られるようになり、法廷でも前頭葉機能が論じられる頻度が高まりつつある。前頭葉機能検査を正しく解釈するためには、二つのポイントの理解が必須である。第一は、認知機能が階層構造を取っているという点である。

前述の通り、認知機能とは複数の機能に分けることができるが、それぞれの機能は独立して存在するわけではない。まず基本的な下位の構造があって、それを土台としてより高次な機能がある。したがって下位の機能が障害されれば上位の機能についての検査結果は低成績になる。たとえば記憶機能は多くの認知機能を支えているから、記憶機能が著しく低下していれば、他の多くの認知機能が、少なくとも検査上は著しく低下することになる[9]。前頭葉機能に関して言えば、進化論的にも前頭葉はかなり上位の認知機能を担当していると推定でき、現に脳損傷者の神経心理学的データはそれを概ね支持している。それはすなわち、下位の認知機能が障害されれば、その上位にある前頭葉機能は少なくとも検査上は自動的に障害されることになることを意味するから、いわゆる前頭葉機能検査の成績低下により前頭葉機能低下ありと結論するためには、下位の検査、たとえば WAIS のような知能検査成績が一定以上に保たれていることが必要条件である[10, 11]。

第二のポイントは、検査開発過程にかかわるものであるが、これについては次項 3-3 に後述する。

3-3　ときめきリスク

> 同認知症が本件当時の被告人の行動等に与えた影響に係る説明部分についても、被告人の神経・心理検査の結果を前提としつつ、同認知症に基づく前頭葉眼窩障害や前頭葉前部帯状回の障害があるがゆえに過去の習慣的行動が惹起されたり、特定の物が際立って見えるようになったりする機序や、前頭葉背側面の障害があるがゆえに記憶容量の総体が減少し、自己の気づきや論理的思考力、高次遂行機能、記憶が欠落し、意識障害が生じて現実的状況が意識野から消え去ったり、遂行機能に障害が生じて段取りを飛ばしたりする機序等を詳しく説明できている。（8 章　前頭側頭型認知症　Case 20）

これは、Case 20 の鑑定を高く評価する裁判官の文章である。**詳しく説明できている**のは事実だったのであろう。だが詳しく説明できているだけではせいぜいよくできた医学生の試験答案にすぎず、そこから裁判の結論までにはまだまだ長い距離がある。ところが Case 20 では、この説明を裁判官が判決に直結させている。それは神経心理学的検査（認知機能検査と同義である）に依拠して鑑定医が示した被告人の行動の機序が、犯行をきれいに説明していたからであることが判決文から読み取れる。だがしかし、前頭葉機能検査が行動をきれいに説明するのは（法廷用語でいえば、「説得的に」説明するのは）、検査の性質上、当然である。理由は前頭葉検査の開発過程にある。それが前項 3-2 で示した、前頭葉機能検査についての第二のポイントである。

　認知機能検査が検査として開発される過程には 2 種類ある。一つは、たとえば記憶検査で、記憶障害があることが明らかな患者を見て、その記憶障害を客観的に測定する手技として開発されたものである。もう一つは、たとえば前頭葉機能検査で、患者の行動から明らかなのは何らかの障害があるというところまでで、ではその障害の本質は何かを探究していく中で、検査の開発が進められ成立に至ったものである。後者の場合は、行動をどう説明すれば合理的かということを出発点にした検査であるから、検査結果をもとに患者の行動を合理的に説明できるのはあたり前である。裁判官が「・・・したりする**機序等を詳しく説明できている**」と鑑定を称賛するとき、それは実は鑑定についての評価ではなく、前頭葉機能検査という検査そのものについての評価なのである。

　もっとも、Case 20 の前頭葉機能が障害されているという検査結果が得られたことは事実なのであるから、裁判所は決して検査そのものだけについて評価したわけではないと指摘されればそれは合理的な反論である。しかし Case 20 には第二の深刻な誤りがある。それはいわば「因果と強制の混同」である。

　話を単純化するため、Case 20 の検査結果が 100% 正しかったと仮定しよう。そしてその検査結果は今回の犯行を、脳機能障害という観点から 100% 正確に説明できていたと仮定しよう。これらは現実にはあり得ない理想状況の仮定であるが、これらの仮定が正しかったとしても（100% 正しかったとしても）、それでもなお Case 20 の判決は誤っている。なぜなら、脳機能から証明できるのは、脳機能障害と犯行に因果関係があるということのみだからである。それは決して、Case 20 が本件犯行時において、他の行動を選択することが不可能であったことを意味しない。比喩的に言えば、脳機能障害があるために犯行が強制されたわけではない。ここに因果と強制の混同がある。前述 1-2 の Case 18 の裁判官はこの問題を次のように的確に指摘している。

E鑑定人のいうワーキングメモリーがいっぱいになるという説明も、欲求が増大して一時的にそのような状態に陥ることが反対動機形成不能とまで結論づけられるものであるかは問題がある。（Case 18）

　これが裁判所の正当な論考というものであろう。100% 法の領域の用語であり、かつ、刑事責任の認定における重要な概念であり、かつ、現在の認知機能検査の射程外の機能である「反対動機形成」を、鑑定医の意見を丸呑みにする形にした Case 20 の認定は遺憾であるが、その背景には、行動を美しく説明する脳科学の言葉へのときめきがあったのであろう。そのときめきの背景には、あるいは、「主観的事実」を積み重ねて論ずる従来の裁判手法の問題点を認識し、客観的かつ公平な裁判を希求する裁判官の良心があったのかもしれない。だが良心がいくらあっても、ときめきに目が眩んでいては正しい判断を下すことはできない。認知症をめぐる裁判においては認知機能検査の本質についての正確な理解が必須であり、それは本来は鑑定医のレベルで実現し、法廷に提出されなければならない。

4 ｜ 脳は認知機能ではない

　認知症や高次脳機能障害のような脳器質疾患の最大の特徴は、脳に目に見える所見を示すことができるという点である。脳画像検査は診断において非常に強力な説得力を有している。しかしその反面、脳の所見の誤った解釈が、いかにももっともらしい重大な誤解を生み、ひいては誤った結論が導かれることがしばしばある。

4-1　脳過剰重視症候群

　　　70 歳から 80 歳程度の人にはよく見られ、通常の生活を維持することができる程度のものと認められるのであるから、責任能力への影響を認めなかった原判決が、脳の萎縮が病的なものである点を軽視しすぎて不当であるとはいえない。（8 章　前頭側頭型認知症 Case 22）

　脳所見と責任能力を結びつけるこの判決の不条理については、Case 22 で詳述した通りである。この問題は、脳過剰重視症候群（Brain overclaim syndrome）という名に一般化することができる[12]。ペンシルバニア大の法学・心理学・精神医学の教授である Stephen J. Morse が 21 世紀初頭に唱えたこの症候群は、脳科学の急激な進歩に伴い、人間の行動がすべて（または大部分）脳から説明し尽くせるかのように、人々が誤信することを指す。特に医学者や法律家がこの症候群に「罹患」した場合の影響は甚大かつ悲惨で、直ちに歪んだ治療や判決を生み出しやすい。

　もちろん脳の所見は重要である。しかし脳は認知機能ではない。脳が認知機能を生むのは事実であるが、脳をいくら見つめても認知機能は見えない。認知機能の追究には、脳の所見と認知機能検査の両方が必要であるし、認知機能から法的結論までの間には、それらを総合したうえでのさらなる論考が不可欠である。

　Case 22 は、裁判所が脳の所見の意味を過大に解釈し、被告人の認知機能を過剰に高く評価する結果となった例であるが、実際には脳の所見の過大な解釈は認知機能を過剰に低く評価することに繋がる場合の方が多い。特に誤解されやすいのは PET や SPECT などの脳機能画像検査である。これらの検査は、結果としての画像だけを見れば、正常所見との相違が明白であったり、広範な障害があるように見えたりするが、そうした視覚的インパクトは人の目を欺く。言うまでもないことだが、脳機能画像とは、平均的な脳機能との統計的な違いを色に変えて脳を着色した、いわばヴァーチャルな絵にすぎない。したがって、正常との差が明瞭であったり障害が広範であったりしても、画像から受ける視覚的印象と実質的な所見は全く別次元の事象である。しかるに法廷で美しいカラー画像だけを呈示されると、人の目は幻惑させられる。これはクリスマスツリー効果として米国では陪審員の目を欺くものとしてよく知られているが、我が国の裁判員裁判でもきわめて重要な留意点であるといえよう[4]。したがって鑑定医には、脳機能画像の所見を裁判所が過大解釈しないように適切な説明をすることが求められるが、公判における鑑定医の尋問調書には逆に誤解を煽るような証言記録も散見される[13]。

　脳画像所見は、特に脳過剰重視症候群を発生させやすい原因だが、認知機能検査もしばしばこの症候群の原因になる。前項 3-3、本書 **Case 20** がその典型例で、因果と強制の混同は、脳過剰重視症候群に高頻度に見られる症状として Morse の原著にも指摘されている[12]。Q 鑑定がトートロジーだという検察官からの的確な指摘も（**Case 20**）、この症候群の治癒に資することはなかった。脳画像や認知機能検査といった科学的・客観的なデータを幻の味方につけた脳過剰症候群は、いったん罹患するときわめて難治であり、やはりここでも鑑定医

のレベルで感染を食い止める最大限の努力が必要である。**Case 24** の M 医師は、本人は罹患していなかったとはいえ、この症候群の猛威を軽視した法廷証言をしたという意味において軽薄であったと言うべきであろう。

4-2　真に信頼すべき脳所見

> オマル医師はマイクの死後脳の切片を免疫染色し、脳の広汎な部位にタウ蛋白を見出したのである。（6章　脳損傷　Case 16）

Case 16、アメリカンフットボール選手集団訴訟の経過は、慢性外傷性脳症（Chronic Traumatic Encephalopathy; CTE）の医学的解明の経過とほぼ並行的に進行したという点で、歴史上に例を見ないユニークなものであった。その皮切りになったのが、オマル医師によるマイク・ウェブスター選手の脳の精査である。死後脳の顕微鏡下に見られる異常所見は、脳が病的状態であることを示す最も雄弁な証拠で、その確実性は脳画像所見の比ではない。圧倒的な財力をバックにした NFL の反撃も、結局はこの確実な脳所見の前に全面降伏して裁判は終結した。

　認知機能をめぐる様々な訴訟の中で、脳損傷の損害賠償を求める事件においては特に、脳に目に見える所見が示されることの意義は大きい。但し、「目に見える」といっても、そこには様々な段階がある。脳切片を顕微鏡で観察して得られる所見は、文字通り「目に見える」事実であるが[14]、CT や MRI などの脳画像所見は目に見えないものをテクノロジーによって可視化したいわば影を見ているのであるし、SPECT や PET などの脳機能画像所見は統計値を画像に乗せたものにすぎないから影ですらない。やはりここでも認知機能検査と同様、検査の本質の理解がなければ所見の正当な評価はできない。そして所見の正当な評価はまだ第一歩にすぎず、その所見の原因の同定、およびその所見と認知機能障害の因果関係の証明という困難な仕事が残っている。この一連の大仕事を達成しアメリカンフットボール選手の慢性外傷性脳症を証明できたのは、医学の専門家が何年もかけて法廷の外で自由に論争したからこそであって、非専門家である裁判官に全過程の判断を求めるのは全く無理な要求である。

4-3 脳所見解釈の自由度

原告には、受傷直後の頭部画像上、脳の器質的損傷が認められ、また、受傷当初から一定期間意識障害が継続しており、症状の推移等も併せ考慮すると、本件事故の脳外傷に起因する高次脳機能障害が後遺障害として残存したものと判断される。（6章　脳損傷　Case 14）

　大学在学中に交通事故で受傷し、卒業後教師となった **Case 14** は、そもそも高次脳機能障害が存するのか、そして存するとして、それが交通事故に起因するものかが争われた難解な事件であった。上記引用は判決の結論部分である。

　裁判所は難解な論考をスキップする形で断を下したが、判決を導く上で脳画像に見られた損傷の証拠が大きかったことは想像に難くない。だが目に見える脳の所見の、証拠としての雄弁さと、医学的な真の意義は区別しなければならない。脳画像にいかにインパクトある所見があっても、第一に、そのインパクトと真の損傷程度を結びつけるためには、前述の通り、その脳画像検査の本質の理解が必要である。第二に、脳の損傷と症状を結びつけるためには、脳と認知機能の関係についての医学的知識が必要である。

　Case 14 においては、上記第一の点については、受傷直後に脳挫傷の所見が認められ、それは非可逆的な脳損傷であるから、脳に実質的な損傷が存したことは確かである。第二の点については難解であり、医学的には不明すなわち「解なし」であるから、自由心証主義に依拠する以外に結論は出せない。すると難解な事例であればあるほど、脳所見解釈の自由度は高いということになる。医学にも科学にも限界がある以上、それは健全な状況であると言えるが、脳科学は急速に進歩しているのであるから、昨日は自由な心証が容認されても、明日は科学的知見が確立され、心証が関与する余地がなくなるかもしれない。こうした刻々と変化する状況を裁判所に正確に伝えることも、鑑定医の重要な責務である。

4-4 不可知論を土台とする可知論

本件犯行は、認知症の症状である支配観念に著しく影響された行為であったと評価できる。（7章　刑事責任能力　Case 17）

認知症の刑事事件におけるポイントは多くの場合上記第二の点、すなわち、脳と症状を結びつける段階にある。寝たきりの妻をアルツハイマー病の夫が絞殺した Case 17 は心神耗弱が認定されたが、脳器質性疾患でない精神疾患を有している被告人であれば、「支配観念」は正常範囲の思い込みとみなされ、完全責任能力と認定された可能性が小さくない。「妄想」なら病的、「支配観念」なら正常とするのは、臨床精神医学の実態から見ると不合理で滑稽でさえあるが、現実にはこのような言葉による表現の違いが裁判所の責任能力認定を大きく左右することが少なくない。必ず白か黒かの結論を出さなければならない裁判という空間においては、何かに依拠して判定しなければならないのであり、すると精神疾患が法廷に持ち込まれたとき、症状を定義する言葉が大きな意味を持つのは、精神医学の持つ限界的な性質の反映にほかならない。裁判が言葉に拘泥することに感じられる滑稽さは、実は精神医学の現状の滑稽さなのかもしれない。

　しかし認知症をはじめとする脳器質疾患では事情が異なり、脳の所見という客観的な診断根拠がある。裁判で重視されるポイントも症状を表す言葉から脳に移行する。それは、一歩間違えば脳過剰重視症候群に陥る危険はあるが、診断の客観性・確実性を高めるという確かな長所もある。この長所は法廷においては、病的な部分が軽視されにくくなるという実質的な利点になっている。脳に客観的所見がない精神病では了解可能であるとあっさり認定されていた同じ行動が、脳器質疾患ではその了解可能性の奥にある病理に目が向けられやすくなる。それはより精密な精神医学的考察がなされやすくなるという意味では大いに望ましいことであるが、「脳に所見があるからには行動は異常」というように、本来必要な考察が省略されて結論に飛躍される危険性があることも否定できない。そうなればこれも脳過剰重視症候群であり、かつ、刑事責任能力論としては旧来の不可知論とほぼ同値になる。おそらく最も正当な論考手法は、脳に所見があり、それは確かに行動に影響する、だがその影響の詳細までは不可知な部分が相当にある、そこまでを前提としたうえで、行動を慎重に検討し、見かけの了解可能性にはとらわれずに結論を出す、というものであろう。この手順を犯行心理フローチャートにあてはめれば、「先行事情」としての脳所見重視（本書 7 章参照）ということになり、いわば「不可知論を土台にした可知論」になる。それは脳器質疾患のみならず、精神障害の行動（犯罪など）への影響についてほぼ普遍的に正当な論考手法である。

5 認知症の心を守る

　認知症をめぐる争いが発生し、助言や協力を求められたとき、医師はまず自らの取るべき基本姿勢について慎重に考える必要がある。医師である以上、医療倫理の4原則[15]はいかなる場合も遵守しなければならないといえばそれは一つの考え方だが、争いは医療ではないから、同原則の適用は微妙である。一方、司法精神医学の倫理ガイドラインには、依頼人である当事者の側に偏ることなく、誠実に客観的な意見を呈示しなければならないと明記されている[16]。争いにおいては認知症は一方の当事者であるから、殊更に認知症側の利益を擁護することを意図した医学的意見は倫理ガイドライン違反になる。結局のところ、それをガイドラインと名づけようと、規定と名づけようと、原則と名づけようと、倫理に関する事項については、書かれたものを読んで解決できる部分は寡少であって、倫理とはリアルタイムで創造していかなければならない性質を有している。

　本項タイトル「認知症の心を守る」は、認知症の利益を擁護するという偏った姿勢を示しているようだがそうではなく、あくまでも事実を発見することが一義的で、その二次的な結果としては認知症を守ることになることを意味している。心を守るとは、真意を尊重することである。認知機能が低下した人物の真意を知るのはしばしば困難であるが、さらに難しいのは、**真意とは何か**という点である。心は変化する。様々な影響を受けて変化する。そして著しく変化した心からは、犯罪が生まれることもある。

5-1 真意を守る。悪意の他人から守る。

> 　同人宅にいる猫にエサをやりに行ってもいた。(1章　財産被害
> Case 2)

　同人とは財産を有する認知症A。猫は彼女が家に飼っていた猫。エサをやりに行っていたのは、彼女の財産を狙う他人Y。Yの意図は、Aに取り入ってAの財産を自分に有利な形で獲得することであるのは明白。

　さて、では、Yの行為は倫理的に非難されるべきか。

　人に取り入るのが悪なのであれば、中元も歳暮も悪ではないか。社会常識を超えた高額な物品を贈ればそれは賄賂であり悪であろう。だが明らかに猫にエサをやるのは賄賂というレベルの話ではない。非難されるいわれはない。とY

終章　法と医を結ぶ認知機能　395

は言うであろう。

　この **Case 2** では、その他の事情を含めて巨視的に見れば Y の悪意は明らかであったから、上記 Y の反論は虚しく響く。

　しかし多くの事例において、悪意はそこまで明らかではない。有利な財産取引をしたければ、遺産がほしければ、養子になりたければ、本人に取り入るのは誰でもすることである。取り入ったのではなく他意のない親切だったのだと言われれば、そうかもしれないし、そうでないかもしれないが、他意があろうとなかろうと、猫にエサをやったり、補聴器の電池を買いに行ったり、そのほか、身の回りの世話をすれば、本人は感謝するであろうし、その感謝から生まれる意思決定を、たとえば遺産を譲るという意思決定を、真意でないと言うことはできまい。本書 1 章から 3 章、財産被害・養子縁組・遺言能力には、こうした人間関係が明に暗に渦巻いている。それを整理して正義の結論を出すという困難な仕事を裁判所が行うにあたって、本人の認知機能を評価し報告するのが医の役割であるが、事の複雑さからみると認知機能は多くの場合ごく部分的な一要素にすぎないから、認知症の真意を守るうえで医の貢献できる部分は小さいということになるのかもしれない。

5-2　真意を守る。病気から守る。

> SW に対する悪感情については A の妄想としかいいようのないものであるが、理由はどうあれ、A は、SW や N といった親族ではなく、誰かを養子にして、自分の財産を譲り、墓を守ってほしいということを考えていた（2 章　養子縁組　Case 4）

　思惑を持って近づいてくる他人の言動によって変わる真意を、外から変えられる真意と呼ぶとすれば、内から変えられる真意もある。それは脳の病気によって変えられる真意である。妄想がその顕著な例で、**「理由はどうあれ」**という言葉に象徴される論考を展開する **Case 4** の裁判官は、たとえ妄想であってもそれは真意であると考えていたようにも読み取れるが、常識的に考えれば妄想は真意でないとみなすのが普通であろう。すると、その思考が妄想（病的思考）なのか単なる思い込み（正常思考）なのかという、刑事裁判で繰り返し激しく論じられてきた問題が[17]、民事裁判でもクローズアップされることになる。それは専ら医学的事項であるから、医から法廷に提出される意見の重要性は大きい。

もっとも、妄想ではない場合でも、たとえば、徘徊による事故を防止すべく、家族があくまでも本人のためを考えて施設に入所させ、しかし本人はそのことを恨み、ひいては遺産を家族に相続させたくないと決意した場合はどう考えるか。事実、**Case 4** も「**Aは、原告を施設に入れたことに対して不満を持っており、Nのことも快く思っていなかった**」ことが、Aの意思決定に影響している。認知症の「真意」をめぐっては、あらゆる領域を巻き込んだ複雑な問題が発生し、何を守るのが正当かの判断には広く深い洞察が求められる。

5-3　保護か制限か：徘徊

> 本人に責任を問わないとしても、監督者が責任を問われるとなると、監督者に本人の行動制限をする動機付けが生ずる。本人が行動制限をされる可能性としては、本人に責任を負わせる場合よりも監督者に責任を負わせる場合の方が大きい（4章　徘徊事故　Case 10）。

　行動制限とはすなわち自由を奪うことである。外を歩きたいと望む認知症の意思に反することである。本人の意思に反してでも国家権力の行使が正当化される唯一の目的は、他人に対する危害の防止のみであるというのはミルが『自由論』で述べた「危害理論」である[18]。この理論をそのまま受け入れるかどうかについては賛否があるが、順序を逆にした「他人に対する危害を防止するためなら、本人の意思に反して国家権力を行使することは正当化される」であれば、ほぼ100％の人が受け入れるであろう[19]。

　Case 10 は、徘徊が鉄道事故という他害につながった例である。だがこの場合、行動制限を発動するのは国家でなく家族であり、他害といっても故意によるものではなく事故であり、あのような重大な他害事故が起きることまで予見できたと確定的に言うこともできない。それでも行動制限は正当化されるだろうか。

　他方、認知症の行動制限は決して他害防止の目的だけによるのではなく、認知症本人の保護という目的の方がむしろ普通である。ミルも危害理論について「この理論は、成熟した能力をもつ人間に対してだけ適用されるものである」とし、保護が必要な人間の存在を認めている。

　したがって（仮にミルに従うとした場合）、認知症では、第一に、他害のおそれがあれば、第二に、保護の必要があれば、行動制限は正当ということにな

る。

　しかし、これは精神障害者の臨床で繰り返し論じられてきたテーマであるが、他害の「おそれ」はきわめて曖昧なものであり、行動制限を正当化する「おそれ」の閾値を明確に定めることはできない。「保護の必要」も同様で、必要と判定する閾値は常に曖昧である。だから最高裁から指摘されるまでもなく**「監督者が責任を問われるとなると、監督者に本人の行動制限をする動機付けが生ずる」**となるのが自然であり、それはすなわち、本来なら行動制限されなくていいレベルの認知症までが行動制限されるという事態を招く。保護か制限かという精神医療の古典的なジレンマが認知症徘徊による事件として社会化したCase 10、最高裁の判決文は**「責任者が法の要請する責任無能力者の意思を尊重し、かつその心身の状態及び生活の状況に配慮した注意義務をもってその責任を果たしていれば、免責の範囲を拡げて適用されてしかるべきであって、そのことを社会も受入れることによって、調整が図られるべきものと考える」**という美しいが空虚な文言で結ばれている。が、この空虚さの背景には、認知症の症状に伴う様々なリスクが予測しきれないという現状があることは明らかであって、その現状を改善できるのは医学的研究にしかないこともまた明らかである。

　徘徊に比べると、はるかに他害のリスクが切迫しているのが自動車運転で、医師が認知症と診断すれば免許取消しまたは停止という現在の道路交通法は、医の立場から見れば不条理そのものであるが、ここにもまたリスク予測困難という現状があり、やはり現状の改善は医学的研究にしかない。

5-4　刑事責任能力

　　　　　M医師の証言によると、被告人の当時の客観的な経済状況は、余裕
　　　　　はないものの、差し迫ってはいなかったのであるから、これを理由
　　　　　として愛する妻を殺害したというのは、認知症の影響を考慮しなけ
　　　　　れば理解し難く、被告人の金銭的不安は、認知症の症状としての病
　　　　　的なこだわりである支配観念であって、その結果、被告人は、「妻
　　　　　を殺すしかない」という思考から逃れられなくなり、本件犯行に及
　　　　　んだと認められる。（7章　刑事責任能力　Case 17）

　「責任なければ刑罰なし」という責任主義を我が国の刑法が採る以上、認知症の刑事責任能力を正当に評価しないことは、認知症当事者の大きな不利益に

なる。精神障害者の刑事責任能力については膨大な判例の蓄積があり、**Case 17**
は判例に見られる刑事責任能力判定手法がほぼそのまま適用された例である。
もっとも、本章 4-4 に既述の通り、**Case 17** の論考は「不可知論を土台とする
可知論」という性質を有しているが、むしろこの一見奇妙な論の合理性が評価
され、昨今の過剰な可知論の不合理性の見直しの嚆矢となることが期待され
る。

5-5　人格の尖鋭化と非難

> 被告人の元来の人格の延長線上の行為と理解し得るから、その意味
> で、FTD の影響を強く受けたものではないというべきであるが
> (8 章　前頭側頭型認知症　Case 19)

　認知症の刑事責任能力をめぐっては、伝統的な判定手法がほぼそのまま適用
できる **Case 17** のような例もあるが、そうでない例もある。あるべきである。
なぜなら、伝統的な判定手法は、その大部分がいわゆる内因性の精神障害をモ
デルとして発展・確立してきたものであって、したがって症状形成の脳内メカ
ニズムが不明のまま、表面的に見られる症状の観察・分析のみを根拠とするも
のであるのに対し、認知症（及び高次脳機能障害などの脳器質疾患）において
は脳内メカニズムの少なくとも一部は解明されているのであるから、責任すな
わち非難可能性はそのメカニズムに照らして判定するのが至当である。このと
き、脳過剰重視症候群に陥るリスクは否定できないものの、認知機能と脳につ
いて今わかっていることとわかっていないことを峻別し、また、法に定められ
た概念と脳機能の対応を熟慮するという慎重な姿勢を維持することによって、
そのリスクは最小限にすることができる。
　元々の人格が尖鋭化するという認知症の症状特性に鑑みれば、「**元来の人格
の延長線上の行為と理解し得る**」ことで非難を強めるという伝統的な手法の墨
守が認知症の刑事責任能力判断においては不適切であることは、**Case 19** に水
があふれる比喩で論じた通りである。ここではなぜ元々の人格が問われるのか
という根本的な問題に立ち返って考える必要があり、それもまた昨今の法廷に
蔓延しつつある人格異質性の乱用[20]を見直す嚆矢となろう。

5-6 裁判打ち切りの波紋

> 第1審判決は、被告人に訴訟能力の回復の見込みがなく、裁判所による公訴の取消しの検討依頼等に対し、検察官が公訴を取り消さない旨繰り返し回答している本件においては、公訴提起後に重要な訴訟条件を欠き、後発的に「公訴提起の手続がその規定に違反したため無効」になったものとして、刑訴法338条4号を準用して、公訴棄却の判決を言い渡した。(9章 訴訟能力 Case 25)

　ひとたび刑事事件が発生すれば、万人が納得する結論はあり得ない。心神喪失で無罪という判決は、責任主義からは正当とは言え、犯罪を確かになしたのにもかかわらず無罪という判決には決して納得できないという人々の心情も十分に理解できるところではある。しかし訴訟能力なしとなれば、犯罪を確かになしたのにもかかわらず公判を停止するというのであるから、納得できない感はさらに高まり、そして認知症のために公判停止となれば訴訟能力の回復は期待できず、したがって犯罪を確かになしたのにもかかわらず裁判を打ち切るというのであるから、もはや納得からはかけ離れている。だが認知症の増加に伴い、そうしたケースはますます増えることは必定である。

　一般に、医学的な認知機能評価から裁判の結論までの間には、裁判官による論考が介在するが、訴訟能力については、「今、ここ」の認知機能が問題で、しかもそれは「当該事件についての訴訟能力」という、かなり限定された認知機能であるから、かなり正確な医学的評価が可能で、かつ、その医学的評価から裁判の結論までの距離はかなり短く、**Case 24** のように両者が直結する例さえある。よって医の関与する部分は他の法的争いに比べてかなり大きく、責任も大きいと言える。しかしながら我が国における訴訟能力の争いは少なく、判例が十分に蓄積されていないという現状では、今後の法の領域での議論の展開を注視しつつ、訴訟に求められる認知機能とその医学的評価法を確立していくということになろう。もっとも、認知症の急激な増加に鑑みれば、訴訟能力をめぐる事項は喫緊の課題であり、「・・・ということになろう」などと余裕を持って構えていられる状況ではないのであるが。

参考

1) Jerome Frank: Courts on Trial. 1949.（邦訳:『裁かれる裁判所（上）（下）』古賀正義訳. 弘文堂. 東京. 1970）

2) 性犯罪の例は刑事事件であり, Case 15 は民事事件だから認定手法が異なるのだという反論がありそうだが, 指摘した部分は純粋な論理にかかわるものであるから, 刑事か民事か, 医学か司法かということとは無関係である.

3) Bechara A, Damasio AR, Damasio H, et al: Insensitivity to future consequences following damage to human prefrontal cortex. Cognition 50: 7-15, 1994.

4) 村松太郎, 野崎昭子, 小口芳世, 高畑圭輔: 法廷に踊る生物学的検査. 臨床精神医学 41: 907-913, 2012.

5) Binet A & Simon Th: Le développemnet de l'intelligence chez lex enfants. L'Année Psychologique 14: 1-94, 1908.

6) 刑法第 41 条「14 歳に満たない者の行為は, 罰しない」

7) Lezak MD: Neuropsychological Assessment 3 rd ed. Oxford University Press, U.S.A. 1995.（邦訳 レザック神経心理学的検査集成. 鹿島晴雄総監修, 三村將・村松太郎監訳. 創造出版. 東京. 2005.

8) 下位検査に目を向けて分析すれば別である.

9) 記憶障害が著明なコルサコフ症候群である Case 24 の田中ビネー知能検査が著しく低成績なのは, 階層の下位にある（すなわち他の認知機能を支える）記憶機能の著しい低下の反映であって, 決して知能が 9 歳程度であるなどということは意味しない.

10) 加藤元一郎: 前頭葉損傷における概念の形成と変換について. --- 新修正 Wisconsin Card Sorting Test を用いた検討 ---. 慶應医学 65: 861-885, 1988.

11) 村松太郎: 前頭葉機能の簡便な検査法を教えてください. Modern Physician 30: 50-53, 2010.

12) Morse SJ: Brain Overclaim Syndrome and Criminal Responsibility: A Diagnostic Note. Penn Law: Legal Scholarship Repository. 2006.

13) しかし脳画像を自分で読んで判断すると豪語する裁判官に出会って私は唖然としたことがある. これはまさに「余が法律である」という独裁者の態度にほかならず, 彼は一体どんな裁判を行ってきたのかと戦慄せざるを得ない. まあ例外的な裁判官だったのであろう.

14) 但し, オマル医師が発見した所見は, 彼が脳切片の免疫染色を行って初めて見出されたものである. 映画『Concussion』では, ウィル・スミスが演ずるオマル医師が顕微鏡をのぞいた途端に発見がなされたという感動的シーンになっているが, 現実はそういう簡単な話ではない.

15) 自律尊重・善行・無危害・正義の 4 原則を指す.

16) Ethics Guidelines. American Academy of Psychiatry and the Law. www.aapl.org/ethics.htm なお, 日本司法精神医学会には「刑事精神鑑定倫理ガイドライン」のみ存在する.

17) 村松太郎: 妄想の医学と法学. 中外医学社. 東京. 2016.

18) John Stuart Mill: On Liberty. 1859.（邦訳: 自由論. 山田洋一訳. 日経BP社. 東京. 2011）

19) もちろん「他人に対する危害」が 100％確実に存在する場合を仮定してのことである.

20) 村松太郎: うつ病の医学と法学. 中外医学社. 東京. 2017.

あとがき

　気がつけば著者が鑑定を担当するなどして深くかかわった裁判は 100 例を超えている。振り返って強く感じるのは、一つは正義を追求する関係者の真摯な姿勢であり、もう一つは裁判の閉鎖性である。

　日本の裁判は公開されている？　その通りだが、しかし、刑事事件であれば検察段階での膨大な不起訴があり、民事事件であれば膨大な和解がある。これらの事件の経緯や論考過程は公開されることはなく、したがって、エキセントリックな言い方をすれば、闇から闇へと葬られている。これで「裁判は公開されている」などと言えるのだろうか。

　だが非現実的に理想を求めても意味がないから、今そこにあるデータとして、判決文に目を向けてみる。するとその多くは、最も重要な事実認定についての記載がきわめて乏しいことに気づく。世の判例研究の論文もそれを反映して、法解釈の議論に終始している。もちろん法解釈も重要だろう。しかし人が裁判に求めるのは事実の究明である。そして特に認知症が関与すれば、認知機能の評価という事実認定の過程が判決に密接に関係し、時には直結する。

　事実認定の部分の記載があまりに簡潔で、正しいか否か判定不能な判決文が多い中、本書で取り上げたものの多くは、当事者双方の主張と裁判所による論考が詳細に公開されていた貴重なケースである。民事・刑事ともに、認知症がかかわる事件の増大が不可避の我が国において、法と医の接点を論じ、相互理解を促進するランドマークとなる判例であると著者は確信している。各事件の関係者に深く感謝したい。

　本書、法的な考察部分については、法曹、法学者に種々ご教示をいただいた。ここに改めて深謝したい。御名前を記さないのは、あまりに多くの人々であるためであり、また、本書の責はすべて著者にあることを確認するためでもある。

2018 年 5 月　　　　　　　　　　　　　　　　　　　　著者

著 者●村松太郎

精神科医。医学博士。米国 National Institutes of Health（Laboratory of Molecular and Cellular Neurobiology）などを経て、現在、慶應義塾大学医学部精神・神経科准教授、司法精神医学研究室主宰。慶應義塾大学病院精神神経科診療副部長。専門は司法精神医学、神経心理学。

認知症の医学と法学　　　　　　　　Ⓒ

発　行	2018 年 6 月 10 日　初版 1 刷
著　者	村　松　太　郎
発行者	株式会社　中外医学社
	代表取締役　青　木　滋
	〒 162-0805　東京都新宿区矢来町 62
	電　話　　（03）3268-2701（代）
	振替口座　　00190-1-98814 番

印刷・製本／三和印刷（株）　　　　　　　　　　＜HI・YI＞
ISBN978-4-498-22904-4　　　　　　　　　Printed in Japan

JCOPY　＜(社)出版者著作権管理機構 委託出版物＞

本書の無断複写は著作権法上での例外を除き禁じられています．複写される場合は，そのつど事前に，(社)出版者著作権管理機構（電話 03-3513-6969，FAX 03-3513-6979，e-mail: info@jcopy. or. jp）の許諾を得てください．